心血管内科
疑难病例诊疗解析

XINXUEGUAN NEIKE YINAN BINGLI ZHENLIAO JIEXI

主　编　贾辛未　陈春红　王占启　解俊敏

副主编　冯惠平　陈彦霞　赵文萍　潘焕军

编　委（以姓氏笔画为序）

王　喆	王占启	王艳飞	王鹏然
冯惠平	刘胜辉	安　淇	李　雅
李向欣	李建龙	李海明	李金凤
吴艳民	张　芳	张　晶	张　靖
张卫锋	张兰芳	张伊超	张岭楠
张继伟	陈春红	陈彦霞	赵文萍
赵艳莎	祖玉刚	贾辛未	崔春便
韩思梁	程　华	解俊敏	潘焕军

河南科学技术出版社

·郑州·

内容提要

本书以心血管内科病例为引导，包含病史、体格检查、辅助检查、初步诊断、诊治经过、出院诊断、病例总结及讨论等。通过对典型病例诊疗全程的深入剖析，着眼于临床遇到疑难问题时如何探究和解决症结所在，旨在训练临床医师如何发现疑难病例的诊断线索，面对棘手的病例如何制订治疗方案。本书对各级医院，尤其是基层医院心内科医师具有较大的参考价值和指导作用。

图书在版编目（CIP）数据

心血管内科疑难病例诊疗解析/贾辛未等主编． —郑州：河南科学技术出版社，2023.3
ISBN 978-7-5725-1122-6

Ⅰ.①心…　Ⅱ.①贾…　Ⅲ.①心脏血管疾病－疑难病－病案－分析　Ⅳ.①R54

中国国家版本馆 CIP 数据核字（2023）第 028975 号

出版发行：河南科学技术出版社
　　　　　北京名医世纪文化传媒有限公司
　　　　　地址：北京市丰台区万丰路 316 号万开基地 B 座 115 室　　邮编：100161
　　　　　电话：010-63863186　010-63863168
策划编辑：赵东升
文字编辑：杨永岐
责任审读：周晓洲
责任校对：龚利霞
封面设计：中通世奥
版式设计：崔刚工作室
责任印制：程晋荣
印　　刷：河南瑞之光印刷股份有限公司
经　　销：全国新华书店、医学书店、网店
开　　本：787 mm×1092 mm　1/16　　**印张**：16　　　**字数**：390 千字
版　　次：2023 年 3 月第 1 版　　　2023 年 3 月第 1 次印刷
定　　价：99.00 元

如发现印、装质量问题，影响阅读，请与出版社联系并调换

主编简介

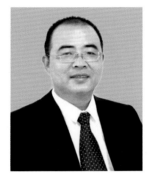

贾辛未　医学博士,美国印第安纳大学/普渡大学博士后。现任河北大学附属医院心血管内科主任、教授、主任医师、首席医师,博士研究生导师。兼任中华医学会心血管病学分会心血管急重症学组委员,中国心胸血管与麻醉学会基层心血管病分会常务委员,中华医学会心血管病学分会专科会员,卫生部海峡两岸医药卫生交流协会心血管分会委员,中国老年保健协会心血管专业委员会委员,河北省电生理学会心电分会副主任委员,河北省生物医学工程学会心脑介入委员会副主任委员,河北省欧美同学会医师专业委员会副主任委员,河北省医师协会心脏重症分会常务委员,河北省心律学会常务委员,河北省医学会心血管病分会委员,河北省医学会电生理与心脏起搏分会委员,河北省保定市医学会电生理与心脏起搏分会主任委员。《中华心血管杂志》通讯编委,《中华医学杂志英文版》等期刊审稿人。

主要研究领域为动脉粥样硬化发病机制、冠状动脉介入治疗及围 PCI 期处理。分别在 *Circulation*、*American Journal of Cardiology*、*Heart and Vessels*、*Chinese Medical Journal*、《中华心血管病杂志》等期刊发表论文百余篇,其中,SCI 论文 20 篇。主编《实用冠心病介入治疗学》《心血管疾病临床合理用药》《心血管疾病临床诊疗思维》等著作 6 部。作为主研人之一承担国家自然科学基金 1 项,作为第一主研人担任河北省自然科学基金项目、卫生厅项目 2 项。获河北省科研成果 4 项。获中华医学科技进步奖三等奖 1 项,北京市科技进步奖三等奖 1 项,河北省科技进步奖三等奖 1 项,保定市科技进步奖一等奖 2 项、二等奖 1 项、三等奖 2 项。

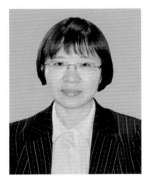

陈春红　教授、主任医师、医学博士、硕士研究生导师、河北大学附属医院心内科副主任。任河北省医学会心血管病学会委员,河北省电生理学会心电学分会常务委员,河北省生物医学工程学会心律学分会委员,保定市起搏与电生理学会常务委员。曾于英国安特里大学医院研修学习。擅长快速心律失常室上性心动过速、室性心动过速、室性期前收缩的射频消融治疗,复杂心律失常心房扑动和心房颤动等心律失常的射频消融手术,缓慢心律失常及心力衰竭的起搏器植入,包括单腔起搏器、双腔起搏器、核磁兼容起搏器、希氏束起搏、左束支区域起搏,以及 ICD、CRT-D 的植入手术,在冠状动脉介入治疗领域也有丰富经验。多年来,潜心临床研究,对临床疑难重症患者能够迅速做出判断,提出诊断和处理意见,指导抢救,积极开展新技术和新业务。发表 SCI 论文及中文核心期刊论文 20 余篇,主持并获得市科学技术进步奖一等奖 3 项,出版论著 3 部。研究方向为心脏起搏电生理与冠脉介入诊治。

王占启　医学博士、主任医师、首席医师、硕士研究生导师、住院医师规范化培训基地全科医师导师。现任河北大学附属医院心内科副主任,河北省医学会医疗事故技术鉴定专家库成员。兼任中国老年保健协会心血管病专业委员会委员,河北省心脏起搏与电生理学会青年委员,河北省健康教育与康复学会双心医学专业委员会常务委员,河北省临床医学工程学会心脑介入技术分会委员,河北省血管健康与技术协会心血管介入专业委员会委员,保定市心脏起搏与电生理学会常务委员。2010—2011 年在北京大学人民医院心脏起搏及电生理中心研修,2015—2016 年在德国 Soest 城市医院心脏中

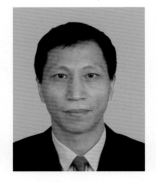

心导管室研修。擅长人工永久起搏器植入、CRT-P/D 植入及复杂冠脉病变介入治疗,以及心脏急危重症的抢救与处理,并积极开展心律失常电生理检查及心房颤动、心房扑动、室性期前收缩、室性心动过速等复杂心律失常射频消融治疗,积累了丰富的临床经验。发表专业学术论文 30 余篇,承担河北省科学技术厅及卫生健康委员会课题多项。获河北省医学科技进步奖一等奖 2 项,保定市科技进步二等奖 2 项。参编著作 4 部。

解俊敏　副主任医师、医学博士、硕士研究生导师、河北大学附属医院心血管内科副主任。2011 年毕业于香港中文大学内科及药物治疗学系。擅长心血管内科常见疾病的诊疗,危急重症的救治。兼任中国老年保健协会心血管专业委员会委员,河北省临床医学工程学会心脑介入技术分会委员,河北省药学会心血管药学专业委员会第一届委员会委员,河北省医学会医疗事故技术鉴定专家库成员,CVIA 青年编委,保定市预防医学会慢性内分泌代谢性疾病防治专业委员会第一届委员会副主任委员,保定市医师协会内科医师分会

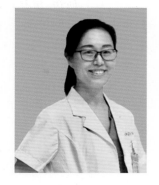

心力衰竭学组副组长。主要研究方向是冠脉介入及心血管疾病影像诊疗技术,发表学术专著 3 部,SCI 论文 10 余篇。

前　言

从医 30 余载,深感扎实的基本功和广博的知识面对临床医师的重要性。常言道:行医如履薄冰,稍有不慎,可能酿成大祸。多年来,河北大学附属医院心血管内科坚持基于病例的教学(case based learning,CBL)模式,每周进行疑难病例讨论,针对形形色色的病例,各级医师积极准备,畅所欲言,针对讨论病例发表自己的见解,然后针对提出的问题再一次丰富病例,再次讨论,抽丝剥茧,最终得到正确的诊断。多年来,我们积累了许多富有教学意义的病例。每每与年轻医师和研究生讨论病例时,年轻医师总会感到恍然大悟、原来如此,扪心自问为何没有想到,都感到收获颇多。配合河北省专业学位研究生教学案例(库)建设项目,我萌发了要编写一部不同于教科书的、基于疑难病例的心内科学习图书的想法,从我们讨论过的病例中,进一步优选更典型的病例出版。试图结合疑难病例,重点突出诊断、治疗思维过程训练,并适当进行相应的知识拓展。期望通过对典型病例的学习、讨论,使年轻医师少走几年弯路,通过对疑难病例的深刻认识,增长经验,从而快速成长,能够尽早独当一面。

本书汇集我科近年来遇到的疑难病例,涉及多学科,既有可遇不可求的几十年难遇的病例,也有经常遇到的难治性疾病。为便于阅读查找,本书分为七章。第一章为交叉学科篇,包括嗜铬细胞瘤、多发性骨髓瘤、席汉综合征、甲亢患者[131]I 治疗后诱发急性心肌梗死、免疫抑制药相关性心肌损伤、甲状旁腺功能减低性心肌病;第二章为各种心源性原因导致的晕厥,有恶性心律失常导致的晕厥、有严重冠脉病变缺血导致的晕厥、应激性心肌病导致的晕厥、咳嗽性晕厥;第三章为冠心病篇,有左主干 PCI 术后上消化道出血、急性心肌梗死合并胰腺炎、急性心肌梗死急诊 PCI 术后痛风发作、PCI 治疗后心脏不完全破裂致假性室壁瘤、罕见的冠脉畸形——双侧冠状动脉左室瘘、血管内超声引导下心肌桥近端冠脉介入治疗、高压球囊不能回抱回撤的紧急处理等;第四章为心力衰竭篇,有罕见的铁超载铁负荷过重性心肌病、Becker 型肌营养不良性心力衰竭、沙库巴曲缬沙坦成功救治大心脏心衰、CRT-D 治疗难治性心衰、射血分数保留的心衰治疗;第五章为心律失常篇,包括持续性房颤伴反复脑卒中植入兼容 MRI 起搏器、永久性心脏起搏器植入遇上永存左上腔、伊布利特转复阵发性心房颤动、室性期前收缩的消融等;第六章为肺栓塞篇,恶性肿瘤合并肺栓塞、利伐沙班和华法林孰优孰劣、普佑克溶栓治疗;第七章为心肌炎及其他,包括急性暴发性心肌炎、亚急性感染性心内膜炎、血糖不高的酸中毒等。对每一例病例,我科均进行病例讨论、查阅大量国内外文献,既有老专家的丰富临床经验,又有骨干医师追踪国内外文献、指南。对每例病例,重点介绍临床诊断思维、鉴别诊断和诊疗经过,并配有大量图片。相信读者必将受益匪浅。

本书编写过程中得到相关科室专家大力支持,在此深表谢意!

贾辛未

2021 年 5 月

目　录

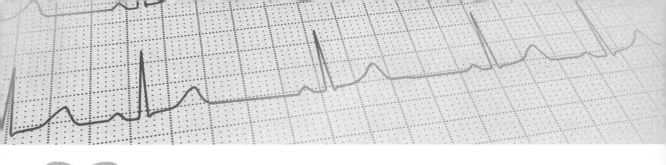

第一章　交叉学科篇

病例 1　山重水复，柳暗花明——探秘奇怪的心肌梗死

患者中年女性。因腹痛，大汗就诊。心电图检查胸前导联 ST 段抬高，T 波双向、倒置；肌钙蛋白检查增高。诊断急性前壁心肌梗死。急诊冠脉造影 RCA 中段斑块，狭窄 50%，前降支、回旋支正常。什么疾病导致患者心肌梗死样心电图改变？让我们一起追根溯源，探索真正的病因。

一、病史

患者：女性，49 岁。

主诉：发现血糖升高 4 年，恶心、呕吐 1 天入我院内分泌科。

现病史：慢性病程，病史 4 年。患者缘于 4 年前无明显诱因出现口干、多尿、多饮、多食，体重下降；无发热、咳嗽；无咽痛、易怒；无恶心、呕吐。空腹血糖＞7.0mmol/L（具体不详）。当地医院诊断为"糖尿病"，给予药物治疗（具体药物及剂量不详），自诉血糖控制可。1 天前患者无明显诱因出现恶心、呕吐，呕吐物为胃内容物。无腹痛、腹泻；无手足麻木，无视物模糊；无头晕、头痛。就诊于当地医院。查空腹血糖 19.93mmol/L，肌酐 101μmol/L，电解质正常；尿常规尿糖（卌），隐血（卄），尿蛋白（卄），酮体（－）；头颅 CT 未见明显异常；血压 200/120mmHg。为进一步诊治，今日来我院，门诊以"①糖尿病；

②高血压病"收入院。

患者自发病以来，精神、睡眠可，饮食欠佳，无明显多尿，大小便正常，体重近 2 年下降约 10kg。

既往史："高血压"病史十余年，血压最高 200/120mmHg。目前口服拜新同硝苯地平控释片，每次 1 片，每日 1 次；厄贝沙坦，每次 1 片，每日 1 次，自诉血压在（140～150）/（90～95）mmHg。否认"冠心病、脑血管病"病史；否认"肝炎、结核"等传染病病史；有"剖宫产"手术史；否认重大外伤史及输血史；否认药物及食物过敏史。

个人史：生于原籍（河北保定）、久居本地，未到过疫区及牧区。无禽流感及家禽接触史。无吸烟、饮酒嗜好。

婚育史：26 岁结婚，爱人体健，育有 2 子。

月经史：初潮 15 岁，周期（6～7）天/（28～30）天，末次月经 2017-09-26，月经规律，量中等，无痛经，2-0-0-2。

家族史：家族中无肿瘤及遗传性疾病史可记述。

二、体格检查

体温 36℃，脉搏 106 次/分，呼吸 20 次/分，血压 201/110mmHg，身高 160cm，体

重 65kg，BMI 25.39kg/m²。发育正常，营养中等，神清，言语流利，自动体位，查体合作。无皮疹、皮纹及皮肤色素沉着。眼睑无水肿，口唇无发绀。无颈静脉怒张及颈动脉异常搏动。胸廓对称无畸形，双侧呼吸动度均等；语颤正常，无胸膜摩擦感；双肺叩清音，肺肝浊音界位于右锁骨中线第 5 肋间；双肺呼吸音清，未闻及干、湿啰音及胸膜摩擦音。心界不大，心率 106 次/分，律齐，心音可，各瓣膜听诊区均未闻及病理性杂音，无心包摩擦音及心包叩击音。腹平坦，肝脾肋下未触及。叩诊鼓音，移动性浊音阴性，肠鸣音正常，无异常血管杂音。双下肢无指凹性水肿。生理反射正常存在，病理征未引出。

三、辅助检查

空腹血糖：19.93mmol/L。

肾功能：肌酐 101μmol/L。

尿常规：尿糖（卌），隐血（艹），尿蛋白（艹），酮体（—）。

血常规：白细胞（WBC）20.46×10⁹/L，红细胞（RBC）5.28×10¹²/L，血红蛋白（HGB）151g/L，血小板计数（PLT）319×10⁹/L，中性粒细胞计数（NEU）17.83×10⁹/L，中性粒细胞百分比（N%）87.2%。

血气分析：酸碱度（pH）7.36，二氧化碳分压（$PaCO_2$）46mmHg，氧分压（PaO_2）75mmHg，二氧化碳总量（TCO_2）27mmol/L，血氧饱和度（SAT）94%。

凝血四项：纤维蛋白原（FIB）4.06g/L，余正常。

D-二聚体：正常。

电解质：钾 5.6mmol/L，氯 94mmol/L。

血淀粉酶：正常。

复查血常规：WBC 21.38×10⁹/L，RBC 5.32×10¹²/L，HGB 152g/L，PLT 319×10⁹/L。

尿常规：尿隐血（卌），尿微量白蛋白＞0.15g/L，葡萄糖（卌），酮体（±）。

肝功能：乳酸脱氢酶 361U/L，天门冬氨酸氨基转移酶 37U/L，总胆红素 22.4μmol/L，间接胆红素 18.9μmol/L。

葡萄糖：13.46mmol/L。

糖化血红蛋白：7.8%。

胰岛素抗体（IAA）：60.85U/ml，余正常。

红细胞沉降率：正常。

肿瘤标志物：甲胎蛋白（AFP）、癌胚抗原（CEA）、糖类抗原 125（CA125）、糖类抗原 153（CA153）、糖类抗原 199（CA199）均正常，神经元特异性烯醇化酶（NSE）102.5ng/ml。

脑钠肽（BNP）：477pg/ml。

头颅 CT：未见明显异常。

四、初步诊断

1. 2 型糖尿病，糖尿病酮症？ 依据：患者中年女性，慢性起病，院外多次化验静脉血糖升高，＞7.0mmol/L，达糖尿病诊断标准，支持糖尿病诊断。患者恶心、呕吐、腹痛，尿常规提示尿糖（卌），酮体（±），病程中有自发酮症倾向，应进一步排除。

2. 甲状腺功能亢进？ 依据：患者女性，心率最高达 140 次/分，多汗、恶心、呕吐为主要表现，暂不除外，进一步检查明确诊断。

3. 高血压 3 级（很高危）。

4. 电解质代谢紊乱。高钾血症。高钙血症。

5. 泌尿系感染。

6. 剖宫产术后。

五、诊治经过

入院后给予药物降压、头孢孟多及左氧氟沙星抗感染、降糖等综合治疗。

患者入院第 2 天诉上腹不适，腹痛，出汗，烦躁，急查床旁心电图：①窦性心动过速（窦速）；②电轴正常；③V_1～V_3 QS 型，V_1～V_4 ST 段抬高 0.05～0.2mV，V_3～V_6 T 波双向倒置（图 1-1）。

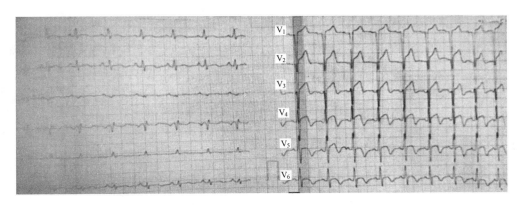

图 1-1 入院第 2 天心电图

心肌三项:示肌酸激酶同工酶(CKMB)7.67ng/ml,肌红蛋白(Myo)400.8ng/ml,肌钙蛋白I(cTnI)0.615ng/ml。

心肌酶谱:示磷酸肌酸激酶同工酶(CK-MB)34U/L,磷酸肌酸激酶(CK)333U/L,羟丁酸脱氢酶(HBDH)209U/L,乳酸脱氢酶(LDH)350U/L。

急请心内科会诊,考虑冠状动脉性心脏病、急性前壁心肌梗死、Killip 1 级,转入心内科进一步诊治。

转入心内科心电图(图 1-2,图 1-3):

测血压 210/88mmHg,10 分钟后自行降到 135/64mmHg。

超声心动图(UCG):示左室射血分数(LVEF)60%,各室壁运动无减低。

血压不稳定,波动在 135/75 ～ 170/93mmHg,心率波动在 61～92 次/分。

冠脉造影:左前降支(LAD)、左回旋支(LCX)共开口;LAD 未见明显斑块及狭窄;LCX斑块;右冠状动脉(RCA)中段斑块,狭窄 50%。

综合患者临床资料及冠脉造影结果,暂不考虑急性心肌梗死。患者腹痛、大汗、血压波动大,怀疑嗜铬细胞瘤不除外,行腹部超声、胸腹部 CT 检查。

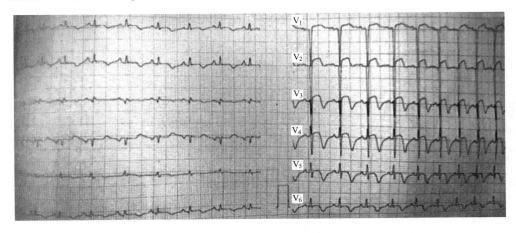

图 1-2 转入心内科心电图(一)

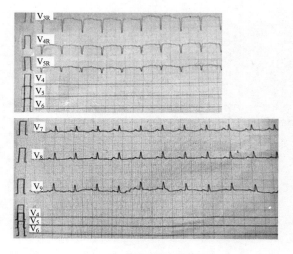

图 1-3　转入心内科心电图（二）

胸腹部 CT：①右肺下叶磨玻璃结节，建议随访；②右肺下叶炎性病变；③两侧胸膜增厚；④心包少量积液；⑤左侧肾上腺混杂密度灶，嗜铬细胞瘤可能性大，建议强化；⑥子宫体积增大，左侧附件区低密度（图 1-4）。

床旁双侧甲状腺超声回报：甲状腺未见明显异常。床旁双侧下肢动脉、双肾动脉、肾上腺、输尿管、膀胱超声回报：①双下肢动脉细小斑块形成；②左肾门前方实性低回声团。

CT 提示，左侧肾上腺混杂密度灶，进一步查 24 小时尿儿茶酚胺。

泌尿外科、内分泌科会诊，泌尿外科建议

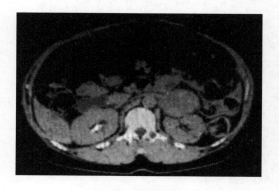

图 1-4　腹部 CT：左侧肾上腺占位

内科控制症状后外科手术。经家属同意后转内分泌继续治疗。

强化 CT：肾上腺增强、腹部及胸部 CT 平扫结果如下。①左侧肾上腺占位，嗜铬细胞瘤可能性大；②右肺下叶磨玻璃结节，建议随诊；③双肺下叶少许纤维条索；④心包少量积液；⑤双侧胸膜增厚。

24 小时儿茶酚胺升高。

患者血压最高 170/93mmHg，血压波动在 135/75～170/93mmHg，用特拉唑嗪降压治疗。继续目前的补液、抗感染、改善微循环等治疗。

内分泌九项：血清促甲状腺激素（TSH）2.8μU/ml，促卵泡生成激素（FSH）16.49mU/ml，促黄体生成素（LH）10.36mU/ml，泌乳素（PRL）11.58ng/ml，雌二醇（E_2）59.24pg/ml，睾酮（T）0.17ng/dl，黄体酮（P）0.05ng/ml，生长激素（GH）0.36ng/ml，促肾上腺皮质激素（ACTH）＜0.5pg/ml。

血糖 2.1mmol/L，考虑与嗜铬细胞瘤释放儿茶酚胺有关。

须进一步行[131]碘-间碘苄胍（MIBG）闪烁扫描，以明确定位。患者家属拒绝，转北京治疗。出院时心电图：Ⅰ、Ⅱ、aVF、V_3～V_6 T 波倒置（图 1-5）。

六、出院诊断

1. 嗜铬细胞瘤。
儿茶酚胺心肌病。
2. 冠状动脉性心脏病。
3. 2 型糖尿病。
4. 电解质代谢紊乱。
高钾血症。
高钙血症。
5. 肺炎。
6. 高血压 3 级（极高危）。
7. 泌尿系感染。
8. 剖宫产术后。

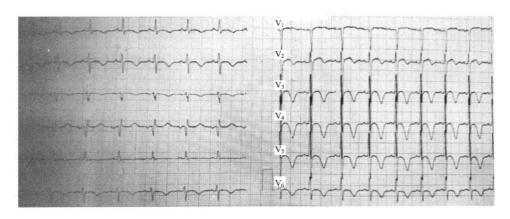

图 1-5 出院时心电图

七、病例总结及讨论

(一)概述

嗜铬细胞瘤（pheochromocytoma，PHEO）是起源于肾上腺髓质嗜铬细胞的肿瘤，合成、存储和分解代谢儿茶酚胺（CA），如去甲肾上腺素（NE）、肾上腺素（E），引起患者血压升高等一系列临床症候群，并造成心、脑、肾等严重并发症。PHEO 特指肾上腺 PHEO，多为单侧，而将传统概念的肾上腺外或异位的统称为副神经节瘤（PGL）。

表现高血压和代谢紊乱症，是因为大量儿茶酚胺类引起冠脉痉挛，心肌耗氧量增加所致。PHEO 患者儿茶酚胺类物质分泌大量增加，其可通过与心肌细胞膜上肾上腺能受体结合，使心脏相关活动发生异常，导致心肌酶升高、心力衰竭及心脏扩大现象。

当嗜铬细胞瘤引起胸闷、胸痛症状，同时心电图呈心肌缺血表现时，有可能误诊为急性冠脉综合征。但嗜铬细胞瘤患者症状发作时有特殊的表现，如血压骤升、心率加快、面色苍白、大汗；部分患者出现腹痛、腹泻、恶心等。

血压呈波动性升高是嗜铬细胞瘤最常见和最重要的表现。该患者以 10～15 分钟间隔反复出现血压和心率的周期性变化。

(二)临床表现

本病是由于病变产生的儿茶酚胺引起的生理效应所致，多种多样。国外报道，在普通高血压门诊中 PHEO 的患病率为 0.2%～0.6%，各年龄段均可发病，发病高峰为 30—50 岁，男女发病率基本相同。存在 VHL、RET、NF1、TMEM127 或 MAX 基因突变。主要临床表现为高 CA 分泌所致的高血压及其并发症，由于肿瘤持续性或阵发性分泌释放不同比例的 E 和 NE，故患者的临床表现不同。

1. 典型症状包括头痛、心悸、多汗"三联征"，其发生率在 50% 以上。

2. 高血压是最常见的临床症状，发生率为 80%～90%，50%～60% 为持续性，40%～50% 为阵发性。

3. 其他表现多种多样，但均无特异性。如①体位性低血压，10%～50% 患者可出现，由血容量减少所致；②心血管并发症，约 12% 患者首次以心血管并发症就诊，特别是肿瘤较大患者。

(三)诊断

本病主要根据临床表现对可疑患者的筛查、定性诊断、影像解剖和功能定位诊断等，对于有遗传倾向者尚须基因筛查诊断。

1. 可疑病例的筛查指征

（1）伴有头痛、心悸、大汗的高血压。

（2）顽固性高血压。

（3）血压易变不稳定者。

（4）麻醉、手术、血管造影检查、妊娠中血压升高或波动剧烈者，不能解释的低血压。

（5）有嗜铬细胞瘤/副节瘤（PHEO/PGL）家族遗传背景者。

（6）肾上腺偶发瘤。

（7）特发性扩张性心肌病。

2. 定性诊断

（1）推荐指标：①24 小时尿 CA，是目前定性诊断的主要生化检查手段；②血浆游离 MNs，包括甲氧基肾上腺素（MN）和甲氧基去甲肾上腺素（NMN）。

（2）可选指标：24 小时尿总 MNs（MN＋NMN）和 24 小时尿 VMA、血浆 CA。

3. 定位诊断

（1）CT 平扫＋增强：首选推荐，优点是价格适中、敏感度高、扫描时间短，可发现肾上腺 0.5cm 和肾上腺外 1.0cm 以上的 PHEO/PGL，肿瘤内密度不均和显著强化为其特点，能充分反映肿瘤形态特征及与周围组织的解剖关系。

CT 表现：大多数 PHEO 在 CT 上表现为圆形、椭圆形或梨形，边界清晰的实性肿块，一般均较大，多数为 3～5cm，个别可达 20cm，肿块多数密度不均匀，以低等混杂密度为主，少数伴有出血或钙化者密度可增高。增强扫描由于嗜铬细胞瘤血供丰富，多呈明显增强，边缘增强更明显，而实质除坏死囊变部分外亦增强，增强后可类似厚壁内腔不规则囊肿样改变。

（2）磁共振成像（MRI）：敏感度与 CT 相仿，但有无电离辐射、无造影剂过敏等优点；PHEO/PGL 血供丰富，T1WI 低信号、T2WI 高信号，反向序列信号无衰减为其特点。

（3）[131]碘-间碘苄胍（MIBG）闪烁扫描，以明确定位。

4. 遗传性综合征的基因筛查 约 1/3 的 PHEO/PGL 有遗传因素参与，当出现以下情况应考虑遗传疾病。

（1）有 PHEO/PGL 家族史者。

（2）双侧、多发或肾上腺外 PHEO。

（3）年轻患者（＜20 岁），特别是儿童患者。

（4）患者及其亲属具有其他系统病变，如脑、眼、甲状腺、甲状旁腺、肾、颈部、胰腺、附睾、皮肤等。

筛查内容如下。①家族史的问询；②系统临床体征和辅助检查；③基因筛查。

（四）儿茶酚胺心肌病

高儿茶酚胺（catecholamine，CA）血症引起的心脏损害称为儿茶酚胺心脏病。尸检发现 58％的嗜铬细胞瘤和副节瘤（PHEO/PGL）患者存在儿茶酚胺心肌病，其病理改变除了因长期严重高血压造成的心室肥厚外，高儿茶酚胺血症还可导致心肌损伤、心肌纤维化、心肌缺血和心律失常等。

CA 心肌病目前尚无统一诊断标准，较多使用以下标准。

1. 有 PPGL 的实验室和影像学证据。

2. 有心脏异常的临床和（或）实验室发现，临床表现有胸痛、心力衰竭症状和体征。心电图提示持续 3 个或 3 个以上导联 T 波低平或倒置，S-T 段偏移或心律失常。超声心动图提示心肌肥厚、左心室舒张功能减低、左心室射血分数降低、室壁运动异常等。

3. PGL 切除后上述病变明显改善或消失。

4. Takotsubo 心肌病又称短暂性左心室心尖球样综合征，是极罕见的 PPGL 心肌病变，患者的临床表现和心电图变化与急性心肌梗死相似。左心室造影显示心尖部及心室中部室壁运动障碍和心底部过度收缩运动异常，而冠状动脉无异常。由于部分 CA 心肌病因冠脉收缩和心肌缺血所致，故使用 α-受体阻滞药及甲基酪氨酸治疗后不仅能控制患者血压，并能有效逆转心脏损害。

（五）治疗

确诊嗜铬细胞瘤后应尽早手术切除肿瘤，但术前必须进行充分的药物准备，避免麻醉、术中、术后血压出现大幅度波动危及生命。

1. 术前准备

（1）药物的选择：术前充分的准备是手术成功的关键，控制高血压推荐α受体阻滞药。同时，术前药物准备的目标如下。①阻断过量 CA 的作用，维持正常血压、心率/心律，改善心脏和其他脏器的功能；②纠正有效血容量不足；③防止手术、麻醉诱发 CA 的大量释放所致的血压剧烈波动，减少急性心力衰竭、肺水肿等严重并发症的发生。

建议除头颈部 PGL 和分泌 DA 的 PGL 外，其余患者均应服用α受体阻滞药做术前准备。可先用选择性α受体阻滞药或非选择性α受体阻滞药控制血压，如血压仍未能满意控制，则可加用钙通道阻滞药。用α受体阻滞药治疗后，如患者出现心动过速，则再加用β受体阻滞药，但是绝对不能在未服用α受体阻滞药之前使用β受体阻滞药。

（2）术前药物准备充分的标准：①患者血压控制正常或基本正常，无明显体位性低血压；②血容量恢复，血细胞比容降低，体重增加，肢端皮肤温暖，微循环改善；③高代谢症候群及糖代谢异常得到改善；④术前药物准备时间存在个体差异，一般为 2～4 周，对较难控制的高血压并伴有严重并发症的患者，应根据患者病情相应延长术前准备时间。

2. 手术治疗 根据病情、肿瘤的大小、部位及与周围血管的关系和术者的经验合理选择开放性手术或腹腔镜手术，推荐首选腹腔镜手术，其具有术中 CA 释放少、血压波动幅度小、创伤小、术后恢复快、住院时间短等优点（图 1-6）。

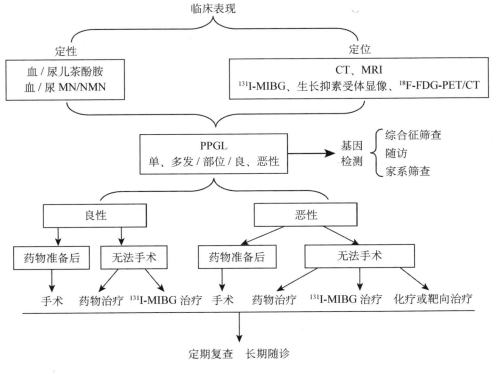

图 1-6 PPGL 诊断治疗流程

综上所述,本例患者因血糖高就诊于内分泌科,出现急腹痛,心电图呈急性心肌梗死样图形改变,心肌三项高,冠脉造影结果除外急性心肌梗死,结合患者持续不稳定血压波动、心率波动、大汗、心悸等现象,进一步怀疑患者患有嗜铬细胞瘤,CT及实验室检查确诊嗜铬细胞瘤。结合心脏超声无局限性室壁运动异常及心肌损害证据,诊断为儿茶酚胺心肌病。

此例患者提示,仔细观察体征,详细询问病史,熟悉疑难不常见疾病的诊断要点,解开"伟大演员"的神秘面纱,追根溯源,寻找真凶。嗜铬细胞瘤手术后,高血糖、高血压、心悸等可完全恢复正常。

(冯惠平　贾辛未)

参 考 文 献

[1] 中华医学会内分泌学分会肾上腺学组.嗜铬细胞瘤和副神经节瘤诊断治疗的专家共识.中华内分泌代谢杂志,2016,32(3):181-187.

[2] 那彦群,叶章群,孙光,等.中国泌尿外科疾病诊断治疗指南.北京:人民卫生出版社,2014.

病例 2　按图索骥,追本溯源——巨大倒置 T 波的真凶

最近我院收治了一例中年女性胸闷患者,心电图检查下壁和胸前导联巨大倒置的T波;两肺呼吸音清,未闻及干、湿啰音;肌钙蛋白升高。患者巨大倒置的T波原因何在?让我们一起追根溯源。

一、病史

患者:女性,46岁。

主诉:发作性胸闷1天,再发6小时。

现病史:患者于1天前夜间无明显诱因出现发作性胸闷,位于左心前区,无心悸、气短、头晕、乏力、出汗等,症状持续数分钟,休息后缓解,未重视。6小时前,患者无明显诱因再次出现胸闷,自觉呼吸困难,程度较前加重,无胸痛及肩背部放射,持续数分钟,自行含服"速效救心丸"后缓解,于当地医院就诊,查心电图提示多导联T波倒置,建议到上级医院就诊(遂来我院急诊)。查心肌三项异常,BNP升高,血常规、肾功能、电解质、凝血、血气分析均无明显异常;心电图示多导联T波倒置;心脏彩超示左心室增大、左心室壁运动幅度弥漫性减低。急诊以"胸闷原因待查"收住入院。

患者自发病以来,睡眠尚可,食欲欠佳,大小便正常。体重较前无明显变化。

既往史:左侧下颌骨部分切除术后20年,具体不详;产后大出血史17年,北京某医院诊断为"席汉综合征",间断口服激素(左甲状腺素片、雌二醇、醋酸泼尼松龙、多烯酸乙酯软胶囊)。2年前因低钾、心搏骤停于当地医院行心肺复苏,间断补钾。否认高血压病、糖尿病、脑血管病等病史;否认药物、食物及其他过敏史。

个人史:否认吸烟及饮酒史,无毒麻药药品接触史。

婚姻史:22岁结婚,爱人体健,2女,均体健。

月经及生育史:初潮17岁,(6~7)天/30天,30岁绝经。第二胎产后大出血,产后无乳汁分泌,无月经。3-0-1-2。

家族史:父母体健,一哥两姐,均体健,无家族性遗传病史及传染病史。

二、体格检查

体温36.2℃,脉搏73次/分,呼吸18次/分,血压138/96mmHg。

发育正常,营养中等,神志清楚,问答切题,卧位,查体合作。口唇无发绀,左下颌部可见 10cm 手术瘢痕。未见颈静脉怒张及颈动脉异常搏动,甲状腺不大,未闻及颈部血管杂音。双肺呼吸音粗,未闻及干、湿啰音及胸膜摩擦音。心前区无隆起,心尖冲动不明显,未触及震颤。心界无扩大,心率 73 次/分,心律齐,心音低钝,各瓣膜听诊区未闻及病理性杂音。无心包摩擦音及心包叩击音,P2＜A2。腹平软,肝、脾于肋下未触及。双下肢无指凹性水肿。双侧肱二、肱三头肌腱和跟膝腱反射两侧对称,无增强或减弱。双侧 Kernig 征、Babinski 征、Hoffmann 征、双侧 Chvostek 征、双侧 Trousseau 征均未引出。

三、辅助检查

1. 心电图(2019-11-03 外院) 窦性心律,$V_1 \sim V_4$ 导联 R 波递增不良,Ⅱ、Ⅲ、aVF、$V_2 \sim V_6$ 导联 T 波倒置(图 1-7)。

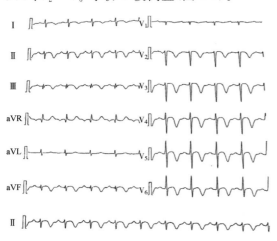

图 1-7 外院心电图

注:心率 76 次/分,QT 间期 410 毫秒。

2. 入科心电图(2019-11-03) 窦性心律,$V_1 \sim V_4$ 导联 R 波递增不良,Ⅱ、Ⅲ、aVF、$V_2 \sim V_6$ 导联 T 波宽大深倒置,QT 间期 720 毫秒,QTc 间期 760.8 毫秒(图 1-8)。

入院第 2 天心电图,QT 间期 760 毫秒,QTc 间期 772.6 毫秒(图 1-9)。

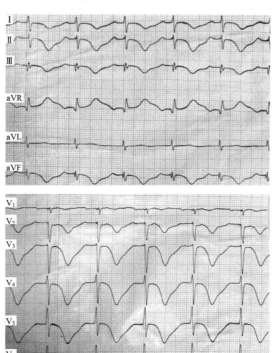

图 1-8 入院心电图

3. 急诊化验(2019-11-03)

(1)心肌三项:肌钙蛋白 1.13ng/ml,余两项正常。

(2)N 端脑钠肽前体(NT-proBNP)6601pg/ml。

(3)血常规、肾功能、电解质、凝血、D-二聚体、血气分析均无明显异常。

4. 心脏彩超 左心室增大[左心室舒张末内径(EDD)5.2cm,射血分数(EF)55％]、左心室壁运动幅度弥漫性减低、二尖瓣少量反流、左心室舒张功能减低。

入院后第 1 天早晨出现胸闷,心电监测反复尖端扭转性室性心动过速(图 1-10),持续 50 秒,自行转复。急查电解质,钾 3.4mmol/L,钠 132mmol/L,氯 98mmol/L。给予利多卡因泵入、补钾、补镁,患者未再次发作室速。

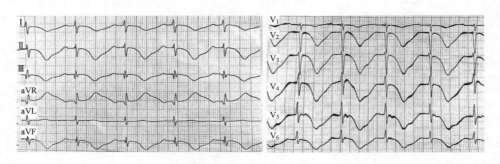

图 1-9　入院第 2 天心电图

注:QT 间期 760 毫秒,QTc 间期 772.6 毫秒。

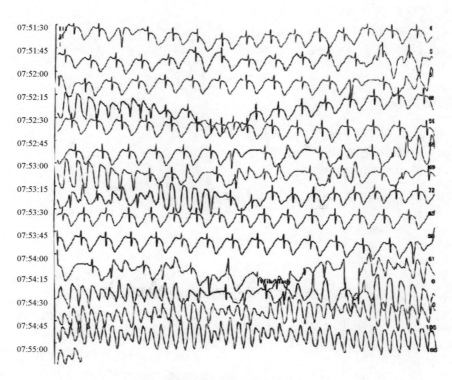

图 1-10　尖端扭转性室性心动过速

四、入院诊断

1. 冠状动脉性心脏病。

急性冠脉综合征。

2. 心律失常。

长 QT 综合征。

阵发性尖端扭转性室性心动过速(TdP)。

3. 席汉综合征个人史。

五、诊治经过

给予低盐、低脂饮食,阿司匹林、硫酸氢氯吡格雷抗血小板聚集,阿托伐他汀调脂稳定斑块,补钾、补镁、维持电解质平衡,预防恶性心律失常及环磷腺苷等营养心肌改善循环等治疗。

患者心电图示 QT 间期延长,阵发性室速;心脏彩超提示心脏扩大、室壁运动异常,EF 值不低,予复查床旁心脏彩超,查 24 小时动态心电图了解心律、心率情况。

患者席汉综合征病史,间断口服激素(左甲状腺素片、雌二醇、醋酸泼尼松龙、多烯酸乙酯软胶囊),停服 3 天,查内分泌九项、肾素-血管紧张素-醛固酮、甲状腺超声等了解内分泌情况,查头颅、腹部 CT。

患者病情复杂,建议行冠脉造影除外冠脉病变。

冠脉造影显示,LM 斑块,LAD 多发斑块,中段狭窄 40%～60%,LCX 多发斑块,开口狭窄 80%,中段狭窄 40%～50%,RCA 多发斑块,近段狭窄 70%～80%,PD 近段狭窄 60%～80%。造影诊断:三支病变累及前降支、回旋支、右冠。于 RCA 病变处植入 3.0mm×24mm 支架 1 枚(图 1-11,图 1-12)。

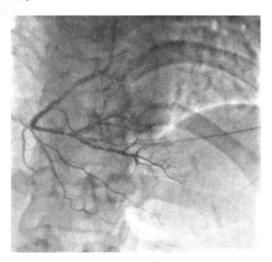

图 1-11　RCA 植入支架前

Holter 监测显示,窦性心律;房性期前收缩,成对房性期前收缩,短阵房速;可见持续 ST-T 改变,QT 间期延长(图 1-13)。

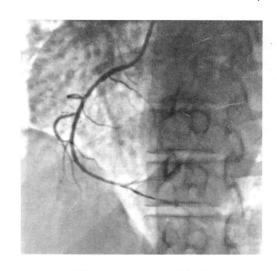

图 1-12　RCA 植入支架后

内分泌科会诊,建议如下。①完善皮质醇节律检查后调整相关药物用法用量;②定期复查甲状腺功能、电解质、皮质醇等。

急诊查胸部 CT:①两肺间质性改变;②右肺上、下叶小结节,考虑炎性结节;③两侧胸膜增厚。

腹部 CT:①颅脑 CT 平扫未见明显异常;②双肾高密度影,考虑造影剂可能。

尿常规:可见少量红细胞,隐血(+),微量尿蛋白。

血常规:血红蛋白(HGB)114g/L,血细胞比容(HCT)32.6%,余正常。

空腹血糖大致正常。

血脂:总胆固醇(TC)6.58mmol/L,三酰甘油(TG)3.12mmol/L,低密度脂蛋白(LDL-C)4.47mmol/L,补充诊断:高脂血症。

肝功能、心肌酶正常。

内分泌九项见图 1-14。

甲功 5 项检测显示:三碘甲腺原氨酸(TT$_3$)0.53ng/ml(↓),甲状腺素(TT$_4$)2.6μg/dl(↓),游离三碘甲状腺(FT$_3$)1.54pg/ml(↓),游离甲状腺素(FT$_4$)0.27ng/dl(↓),促甲状腺激素(TSH)大致正常(图 1-15)。

性别	女		分析通道 Ⅱ V₂ V₅
年龄	46 岁		记录时间 2019-11-06 14:23:52
病人编号			导入时间 2019-11-07 11:53:12

统计报告

总心搏数:72058	记录时长:21 小时 6 分钟	通道数:12

心率

最慢 49 次 / 分　发生于 11-07 02: 24: 57
最快 108 次 / 分　发生于 11-07 02: 54: 22
平均 59 次 / 分

心动过速 / 过缓事件

心动过缓总持续时间:00: 20: 59
心动过速总持续时间:
最长心动过缓心搏数:　　　11 次　发生于 11-07 02: 24: 52
最长心动过速心搏数:

停搏(长 RR 间期)

总计 0 次

室性期前收缩		房性期前收缩			
单发	0	单发	1382		
成对	0	成对	148		
室速	0	室速	121		
		最长	10 次心搏,发生于 11-07 02: 54: 20		
		最快	113 次 / 分,发生于 11-06 23: 27: 33		
二联律	0	二联律	6		
三联律	0	三联律	4		
总计	0	总计	2148 (3.0%)		
交界性心律		其他			
交界性早搏	0	室性逸搏	0	房性逸搏	0
交界性逸搏	0	融合波	0		

结论

　　平均心率为59次/分,最快心率是108次/分,发生于11-07 02:54:22,最慢心率是49次/分,发生于11-07 02:24:57,其中心动过速事件(心率>120次/分),持续时间占总时间的0,心动过缓事件(心率<50次/分),持续时间占总时间的<0.1%。

　　大于2.0秒的P-P/R-R共0次,最长为0.0秒,发生房性期前收缩共发生2148次,占总心搏数的3.0%,包括1382次单发房性期前收缩,148次成对房性期前收缩和121次房性心动过速,共检测6次二联律和4次三联律发生。

　　室性期前收缩共发生0次,占总心搏数的0,包括0次单发室性期前收缩,0次成对室性期前收缩和0次室性心动过速共检测到0次二联律和0次三联律发生。

　　检测到通道发生ST段改变。

　　窦性心律。

　　房性期前收缩,成对房性期前收缩,短阵房性心动过速。

　　可见持续ST-T改变,QT间期延长。

图 1-13　Holter 结果

电解质:钾 3.4mmol/L,钠 132mmol/L。

乙肝 5 项:乙肝表面抗原、乙肝 e 抗体、乙肝核心阳性,余正常;补充诊断:乙型病毒性肝炎。

凝血 4 项、心肌 3 项正常。

N-末端脑钠肽前体（NT-proBNP）:2163pg/ml。

肾素、血管紧张素、醛固酮、肾功能、心肌三项大致正常。

复查 NT-proBNP 1843pg/ml。

复查电解质:钠 123mmol/L,氯 92mmol/L,补充高渗盐,嘱增加饮食摄入。

甲状旁腺激素正常。

皮质醇:0 点-ACTH＜0.5pg/ml(↓),皮质醇 1.36ng/ml(↓)。

8 点-ACTH 5.3pg/ml（↓）,皮质醇 3.55ng/ml(↓)。

16 点-ACTH 1.66pg/ml（↓）,皮质醇 1.76ng/ml(↓)。

入院第 3 天,患者处于嗜睡状态,间断恶病案号：761521　　　　　科室：心内重症一组　　　　床号：30　　　备注：

标准编码	项目名称	结果	单位	参考值
1 ACTH	促肾上腺皮质素	4.62	pg/ml	8:00－10:00 6.0～40 16:00 3.0～30 0:00＜20
2 E2	雌二醇	5.00	pg/ml	女：卵泡期 12～233 排卵期 41～398 黄体期 22～341 绝经期 5～138 男：26～61
3 hFSH	促卵泡刺激素	0.43	mU/ml	女：卵泡期 3.5～12.5 排卵期 4.7～21.5 黄体期 1.7～7.7 绝经期 25.8～134.8 男：1.5～12.0
4 hGH	生长激素	0.75	ng/ml	成人：0.06～5 儿童：(男)0.10～17.3(女)0.10～17.8
5 LH	促黄体生成素	0.10	mU/ml	女：卵泡期 24～12.6 排卵期 14.0～95.6 黄体期 1.0～11.4 绝经期 7.7～585 男：1.7～8.6
6 PRL	泌乳素	1.52	ng/ml	女：非孕期 4.79～23.3 男：4.04～15.2
7 PROG	孕酮	0.05	ng/ml	女：卵泡期 0.06～0.89 排卵期 0.12～11.9 黄体期 1.8～23.7 绝经期 0.05～0.1 男：0.05～0.6
8 TESTO	睾酮	0.03	ng/ml	0.03～0.481
9 TSH	促甲状腺激素	3.220	μU/ml	0.27～4.2

图 1-14　内分泌九项

标准编码	项目名称	结果	单位	参考值
1 TT_3	三碘甲腺原氨酸	0.53	↓ng/ml	0.8～2.0
2 TT_4	甲状腺素	2.60	↓μg/dl	5.1～14.1
3 FT_3	游离三碘甲状腺	1.54	↓pg/ml	2.0～4.4
4 FT_4	游离甲状腺素	0.27	↓ng/dl	0.93～1.7
5 TSH	促甲状腺激素	3.620	μU/ml	0.27～4.2

图 1-15　甲功五项

心、呕吐，肌内注射甲氧氯普胺无效。心电监测提示心率 60 次/分，律齐，血压 105/70mmHg。再次请内分泌科会诊，考虑与激素补充不足有关，建议给予氢化可的松静脉滴注，根据会诊意见调整治疗，并复查电解质、血常规、肾功能。血钠 108mmol/L 且难以纠正，再次给予激素及高渗盐静脉滴注，口服醋酸泼尼松，3 天后加用左甲状腺素片。

电解质变化：见表 1-1。

表 1-1　电解质钾钠氯变化

项目	3 日 18:33	4 日 08:30	6 日 06:00	7 日 18:45	7 日 23:20	8 日 07:05	8 日 15:00	9 日 06:05	11 日 20:43	11 日 06:05
钾(mmol/L)	4.2	3.4	4.5	5.9	3.9	3.7	3.7	4.1	3.7	3.8
钠(mmol/L)	133	132	123	112	108	110	111	119	135	134
氯(mmol/L)	100	98	92	82	77	79	80	91	102	104

入院第 4 天:QT 间期缩短,520 毫秒(图 1-16)。

出院心电图:QT 间期正常,440 毫秒,倒置 T 波变浅(图 1-17)。

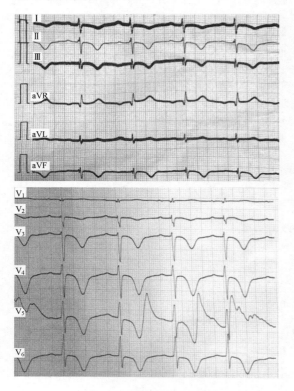

图 1-16　入院第 4 天心电图

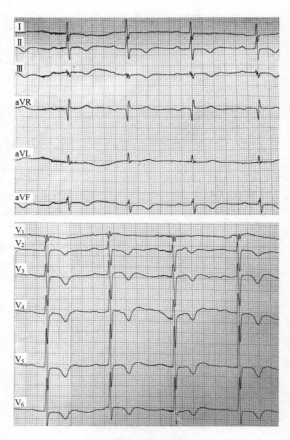

图 1-17　出院心电图

六、出院诊断

1. 席汉综合征个人史。

电解质代谢紊乱。

低钾、低钠、低氯血症。

继发性甲状腺功能减退症。

2. 冠状动脉性心脏病。

不稳定型心绞痛。

冠脉介入治疗术后。

3. 心律失常。

获得性长 QT 综合征。

阵发性尖端扭转室速(TdP)。

房性期前收缩。

短阵房性心动过速。

4. 高脂血症。

七、病例总结及讨论

(一)巨大倒置 T 波的原因

1954 年,Burch 等首次提出急性脑卒中可出现特殊的心电图改变,其典型表现为多个导联广泛深而倒置的 T 波,且倒置 T 波的两肢不对称。因此类巨大倒置的 T 波形态酷似美国与加拿大边界上世界上最大的 Niagara 瀑布,2001 年美国波士顿哈佛医学院著名的 Hurst J. W. 教授将此类倒置的 T 波命名为 Niagara(尼亚加拉)瀑布样 T 波(Niagara falls T wave)。

1. Niagara 瀑布样 T 波的产生机制　由交感神经过度兴奋引起,又称交感神经介导的巨大倒置 T 波。自主神经功能紊乱,交感神经兴奋导致人体产生大量的交感胺释放入血,产生儿茶酚胺风暴,过量的儿茶酚胺能刺激下丘脑星状交感神经节,引起 T 波的改变及 QT 间期的显著延长,过量的儿茶酚胺还可直接作用于心室肌,使心肌一过性电功能障碍、心室复极延迟、离散度增加,产生 Niagara 瀑布样 T 波并易导致恶性室性心律失常。

2. Niagara 瀑布样 T 波的常见病因

(1)各种颅脑病变,包括脑血管意外(脑出血、蛛网膜下隙出血、脑血栓形成)、脑梗死、脑肿瘤、脑损伤等。

(2)完全性房室阻滞或多束支阻滞的患者发生恶性室性心律失常时,常引起急性脑缺血及阿-斯综合征,发作后常出现 Niagara 瀑布样 T 波。

(3)伴发交感神经过度兴奋的其他疾病,包括各种急腹症、神经外科手术后、心动过速后、肺动脉栓塞、二尖瓣脱垂等临床病症都可能出现 Niagara 瀑布样 T 波。

3. Niagara 瀑布样 T 波的心电图特征

(1)倒置的 T 波常出现在胸前导联($V_2 \sim V_6$ 导联),也可以发生在肢体导联上。而在 aVR、V_1、Ⅲ 导联上可能出现宽而直立的 T 波。

(2)由于脑血管意外患者的 T 波变化大多由交感神经过度兴奋引起,且与其他巨大倒置的 T 波有所不同,Niagara 瀑布样 T 波可演变迅速,并可持续数日自行消退。

(3)倒置 T 波宽大畸形,开口及顶部增宽,最低点呈钝圆形,振幅常 >1.0mV,部分可达 2.0mV 以上。

(4)不伴有 ST 段的偏移及病理性 Q 波。

(5)QTc 间期显著延长,常延长 20% 或更多,最长达 0.7~0.95 秒。

(6)U 波出现振幅增大,幅度常 >1.0mV。

(7)常伴有快速性室性心律失常等。

(二)长 QT 的原因

QT 间期反映心室除极及复极的总时间,QT 间期随心率而变动。正常人 QT 间期最高值为 0.44 秒,超过 0.45 秒者被定为 QT 间期延长。长 QT 间期综合征(英文缩写 LQTS)指具有心电图上 QT 间期延长,常伴恶性心律失常(室性心动过速通常为尖端扭转性室性心动过速和心室颤动)、晕厥发作或心脏性猝死的一种综合征。

QT 间期的测量:通常在 Ⅱ 导联或 V_5 导联测量 QT 间期,但应该在任何导联中都可发现长 QT 间期。因为心率直接影响 QT 间期,最好的做法是用经校正的 QT 间期(QTc),可采用 Bazett 公式(QTc=QT/RR)校正。通常,QTc 间期的正常上限男性为 440 毫秒以下,女性为 460 毫秒以下。

长 QT 间期综合征的分类:按病因可分为两类。先天性长 QT 间期综合征是一种遗传性心脏离子通道病,而获得性长 QT 间期综合征代表由外在因素,通常是由药物或电解质异常导致离子通道功能的改变。

1. 获得性长 QT 间期综合征通常与心肌局部缺血、心动过缓(包括完全性房室传导阻滞、病态窦房结综合征)、电解质平衡失调(低血钾、低血钙、低血镁)、某些药物作用(如奎尼丁、丙吡胺、胺碘酮等抗心律失常药,吩噻嗪,三环类抗抑郁药,有机磷杀虫剂,静脉注射红霉素)有关。可能伴有 QT 间期延长的其他内科疾病,包括心肌梗死、肥厚型心肌病、扩张型心肌病、心肌炎、甲状腺功能减退症、嗜铬细胞瘤、蛛网膜下腔出血及 Takotsubo 心肌病。

2. 长 QT 间期综合征发作的诱因有运动、劳累、排便、精神紧张、恐惧、兴奋、焦虑、噩梦等。发作时可有视物模糊、眩晕、出汗、呻吟、喊叫、意识丧失、抽搐、尿失禁,以及类似癫痫。对长 QT 间期综合征患者,一经确诊,必须给予药物治疗,以免发生昏厥,甚至死亡。

3. 长 QT 间期综合征的诊断依据：①通常依靠临床表现，有心电图 QT 间期延长和室性心律失常者应考虑本综合征；②分析起病原因，获得性长 QT 间期综合征患者在临床上根据服药史及血电解质测定，多数可以找到原因。

4. 获得性长 QT 间期综合征的治疗原则为去除病因。治疗以提高心率为主，为此，除寻找病因加以去除或纠正外，对症治疗可用异丙肾上腺素、阿托品或起搏治疗。异丙肾上腺素可作为首选治疗，静脉补钾、补镁（硫酸镁）也有效。持续发作尖端扭转型室性心动过速者，可用直流电击终止。

获得性 QT 间期延长的患者，如果停用药物或电解质紊乱得到纠正后，QT 间期已恢复正常，则不需要进一步治疗。

（三）腺垂体功能减退症

腺垂体功能减退症是指由于各种原因引起的腺垂体激素分泌减少（可以是单个激素缺乏如 GH、PRL，或多种激素同时缺乏如促性腺激素 GH、TSH、ACTH），而出现相应靶腺/靶器官功能减退的一组综合征。

1. 分类

（1）原发性腺垂体功能减退，系指腺垂体本身病变造成的功能低下。

（2）继发性腺垂体功能减退，系指下丘脑的病变引起的功能低下。

2. 病因和发病机制

（1）垂体瘤是成人最常见的疾病。腺瘤可分为功能性（如 PRL 瘤、GH 瘤、ACTH 瘤）和无功能性。

（2）丘脑病变。

（3）垂体缺血性坏死。

（4）蝶鞍区手术、放射治疗和创伤。

（5）感染和炎症。

（6）糖皮质激素长期治疗。

（7）垂体卒中。

（8）其他。

（四）席汉综合征

席汉综合征（Sheehan syndrome）是由于产后大出血，尤其是伴有长时间的失血性休克，使垂体前叶组织缺氧、变性坏死，继而纤维化，最终导致垂体前叶功能减退的综合征。垂体是体内最重要的内分泌腺，是脑基底部靠近视丘下部的樱桃状的一个器官，属于内分泌系统的一部分。他分泌的多种激素可以刺激视丘下部激素的分泌。已知腺垂体分泌的激素有 7 种：生长激素（HGH）、催乳素（PRL）、促黑素（MSH）、促甲状腺激素（TSH）、促肾上腺皮质激素（ACTH）、促性腺激素（GTH）（包括 FSH 和 LH）。TSH 作用在甲状腺，ACTH 作用在肾上腺皮质，GTH 作用在男、女性腺（睾丸和卵巢）等。脑垂体前叶与下丘脑之间有门静脉联系，接受下丘脑分泌的神经多肽物质。产后大出血容易引起这些门静脉发生血栓，最终导致脑下垂体前叶发生坏死，各种促激素水平大大降低，于是发生甲状腺、肾上腺皮质、卵巢等功能减退。

1937 年 Sheehan 发现本病是因为产后大出血导致垂体功能减退，又称 Sheehan 综合征，该病在西方罕见，发病率仅有 0.9‰，但在发展中国家如非洲和南美洲则较为常见，而在我国发病率则较低，仅为 0.12‰～0.16‰。

妊娠期垂体增生肥大，从 500g 增至 1000g，需氧量增多，因此对缺氧特别敏感，一旦发生围生期出血、低血容量休克和 DIC 极易发病。分娩后垂体迅速复旧，血流量减少，其相应分泌的各种激素亦迅速下降。如分娩时发生大出血，引起失血性休克，甚或发生 DIC 时，交感神经反射性兴奋引起动脉痉挛甚至闭塞，使垂体动脉血液供应减少或断绝，垂体前叶组织细胞变性坏死，使垂体前叶及其所支配的靶器官所分泌的各种激素剧烈减少，导致各类激素所作用靶器官的功能过早退化并引起一系列综合征（图 1-18）。如分娩期轻度出血发生率为 8%，严重出血休克者发生率为53％。女性腺垂体功能减退65％是产后出血所致。

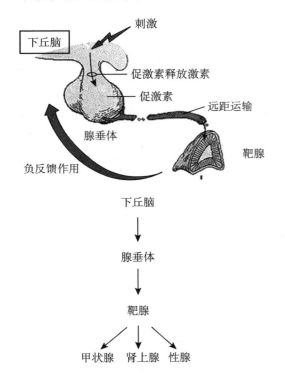

下丘脑
↓
腺垂体
↓
靶腺
↙ ↓ ↘
甲状腺 肾上腺 性腺

图1-18 下丘脑、腺垂体、靶腺调控

1. 流行病学 发病年龄多在20—40岁生育期,经产妇多于初产妇。

2. 临床表现 垂体坏死50％以上可有症状,坏死75％可有明显症状,坏死95％可有严重症状。GnH、GH、PRL最早,TSH次之,ACTH最后。

腺垂体分泌促激素的能力下降,导致靶腺分泌的激素减少引起一系列的临床表现。

(1)性腺功能减退症候群:促性腺激素(FSH、LH)不足及泌乳素(PRL)分泌异常导致:产后无乳、乳房萎缩、长期闭经、性欲减退直至消失、生殖器官萎缩等。

(2)甲状腺功能减退症候群:促甲状腺激素(TSH)不足导致:畏寒,肥胖,皮肤干而粗糙、较苍白、少光泽、少汗、少弹性,严重者黏液性水肿、食欲缺乏、精神抑郁、表情淡漠等。

(3)肾上腺皮质功能减退症候群:促肾上腺皮质激素(ACTH)不足导致:极度疲乏,体力孱弱,厌食、恶心呕吐,体重减轻,抵抗力低,容易感染,心率缓慢,脉搏细弱,血压偏低,严重者有低血糖症发作。

3. 诊断依据

(1)有产后大出血、休克病史。

(2)临床症状,出现哺乳期乳汁减少或缺乳,食欲缺乏、乏力、性欲减退及继发闭经,甚则出现无明显诱因的晕厥、休克等。

(3)结合性激素、甲状腺功能检查、免疫学检查等辅助检查进行诊断。产后大出血史、无乳汁分泌、停经是其诊断依据。生长激素(GH)、泌乳素(PRL)、促甲状腺激素(TSH)、促肾上腺皮质激素(ACTH)、卵泡刺激激素(FSH)、促黄体生成素(LH)等均呈低水平。血清中睾酮、雌二醇、甲状腺激素、皮质醇水平降低。

(五)垂体危象

腺垂体功能减退症危象,在垂体功能减退基础上,各种应激诱发。临床分为:①高热型;②低温型;③低血糖型;④低血压、循环衰竭型;⑤水中毒型;⑥混合型。主要表现为神志障碍、躁狂、休克、昏迷或严重低血糖及水电解质紊乱,或黏液性水肿性昏迷(低体温)。导致危象的诱因常为感染、劳累、中断治疗、服用镇静安眠药物等。若抢救不及时常导致死亡。

垂体危象的治疗措施。

1. 激素替代治疗原则,是缺什么补什么。根据患者的症状分别给予糖皮质激素、甲状腺素和性激素。终身激素替代治疗,同时避免危象发生。

治疗开始,先糖皮质激素→TH,宜经口服给药,从小剂量开始,一般不补充盐皮质激素。

2. 垂体危象的处理

(1)低血糖给予50％葡萄糖注射液40～60ml,静脉滴注。

（2）急性肾上腺功能减退危象给予 10％ 糖盐水 500～1000ml＋氢化可的松 50～100mg，静脉滴注。

3. 有循环衰竭者抗休克。

4. 有感染败血症者抗生素。

5. 有水中毒者利尿，泼尼松/氢化可的松。

6. 低温注意保暖，并给予甲状腺制剂，开始剂量宜小，宜选用快效制剂如三碘甲腺原氨酸（T_3）。

7. 禁用或慎用麻醉药、镇静药、催眠药或降血糖药等。

（六）本病例特点

1. 46 岁中年女性，17 年前产后大出血致席汉综合征，产后无乳，闭经，腋毛、阴毛脱落。协和医院给予口服激素治疗（左甲状腺素片、雌二醇、醋酸泼尼松龙、多烯酸乙酯软胶囊）近 1 年间断服药，近半年减量服药。

2. 患者自觉无症状，自行间断服药，致入院查内分泌 9 项均低于正常。

3. 1 年前因低钾血症致心动过缓，晕厥发作。

4. 此次发病前有情绪激动诱因，下壁导联和胸前导联巨大深倒置 T 波，QT 间期明显延长，有 TdP 发作，血钾低于正常，补钾、补镁，利多卡因泵入，室速未再次发作。

5. 住院期间顽固恶心、呕吐，神志淡漠，不能回答问题，甲氧氯普胺等无效，血钠低至 108mmol/L，血氯 77mmol/L，血浆渗透压 233mOsm/L；激素冲击、补高渗盐治疗后，症状消失，血钠、血氯恢复正常，考虑垂体危象。

6. 出院时 QT 间期恢复正常，倒置 T 波变浅。

7. 其父母、哥哥、两个姐姐、两个女儿心电图均正常。

（七）席汉综合征与冠心病

1. 患者体内缺少促甲状腺激素，通过各靶腺所分泌的甲状腺激素不足，使红细胞内 2,3-二磷酸甘油酯水平降低，致携氧功能障碍，黏多糖代谢异常，则有合并缺血性心脏病可能。机体各种激素分泌紊乱，甲状腺功能减退症造成低血钠、低血钾，进而影响心肌传导性，引起传导阻滞。

2. 甲状腺素和 T_3 可促进胆管排出胆固醇和胆盐，从而加速胆固醇从血中排出。甲状腺分泌不足，胆固醇降解和排泄受阻，亦使胆固醇增高，而胆固醇增高是冠心病易患因素之一。

3. 席汉综合征患者肾上腺皮质激素缺乏，心脑血管对肾上腺素及去甲肾上腺素反应降低，可使心肌收缩无力、冠状动脉痉挛、心肌缺血缺氧。

4. 雌激素降低胆固醇和低密度脂蛋白，提高高密度脂蛋白，故当性腺受损，雌激素水平降低，进一步促使冠状动脉粥样沉积，诱发心肌缺血缺氧。

（八）经验教训

1. 对少见病例缺乏认识，只看表面现象的诊断，不能寻根求源。只考虑患者胸闷、心悸及 ECG 的 ST-T 下降，T 波倒置为心血管病变的常见现象，忽视了引起心血管病变的其他病因。因此，当临床表现以某一脏器功能改变或某一并发症为主时，由于分析诊断片面性而致误诊。

2. 询问病史不全面，体检不仔细。席汉综合征另一大特点是产后大出血史之后十几年至二十几年才发病，由于临床经验不足，不能把心悸、气短的症状和以前的分娩史相联系，40 岁左右，但当询问病史时，却对性器官及性功能改变这一重要临床表现避而不谈，使医师难以获得准确的临床资料。在确诊后追问病史，早已无性生活史。因此，席汉综合征侵犯多个系统，尤其本例合并血脂异常及冠状动脉狭窄，临床表现复杂。不能止步于冠心病的诊断。

3. 席汉综合征激素补充不足导致电解质异常，甲状腺功能减退，垂体危象，应激引起儿茶酚胺风暴致 QT 间期显著延长，巨大倒置 T 波，尖端扭转性室性心动过速发作。

通过本组的诊断治疗过程,提示我们遇有 ST-T 改变的女性患者,不但要考虑冠心病心绞痛或心肌梗死的可能,也应注意席汉综合征也可能导致此种改变。

因席汉综合征是一种可以预防的疾病,对于产妇来说,应该定期产前检查,一旦发生产后大出血,以补充足够量的血液防止垂体缺血。确诊疾病后应采取激素替代疗法,替代药物应从小剂量开始,中途不得随意停药,防止性器官过早萎缩。

(冯惠平　贾辛未)

参考文献

[1] 中华医学会心血管病学分会心律失常学组,《中国心脏起搏与心电生理杂志》编委会,《中华心血管病杂志》编委会.获得性长 QT 间期综合征的防治建议.中华心血管病杂志,2010,38(11):961-969.
[2] 陈英俊,赵静波,张海燕,等.席汉氏综合征误诊为急性心内膜下心肌梗死 3 例.中国现代医药杂志,2013,15(11):57-58.

病例 3　病因意想不到——老年不稳定型心绞痛患者合并贫血

随着我国社会步入老龄化,老年冠心病发病率逐年增高,但 87 岁高龄以不稳定型心绞痛为首发症状的多发性骨髓瘤实属罕见,该患者因要求冠状动脉介入治疗入院,如漏诊多发性骨髓瘤,贸然行冠状动脉介入治疗将导致灾难性后果。

一、病史

患者:女性,87 岁。

主诉:因发作性胸闷 10 年,间断头晕 2 天入院。

现病史:患者于 10 年前出现胸闷,发作性,服用硝酸异山梨醇酯后缓解,上述症状间断发作。4 个月前于我院行心脏 CTA 检查显示,冠状动脉多发斑块伴管腔狭窄,最重处狭窄约 90%。2 天来患者间断感头晕,无恶心、呕吐,无晕厥及视物旋转,门诊以"心绞痛"拟行冠状动脉介入治疗收住入院。

既往史:否认高血压病、糖尿病病史。无吸烟、饮酒史。无药物过敏史。

二、体格检查

体温 36.2℃,脉搏 68 次/分,呼吸 18次/分,血压 112/64mmHg。神清语利,查体合作,贫血貌,未见颈静脉怒张。双肺呼吸音清。心界不大,心率 68 次/分,律齐,心音低钝,无杂音。肝脾肋下未触及。神经系统检查未见异常。

三、辅助检查

1. 心电图　窦性心律,$V_4 \sim V_6$ 导联 ST段稍下移,T 波倒置。

2. 超声检查　双侧颈动脉斑块形成;左室舒张功能减低。EF 56%。

3. 实验室检查　D-二聚体 6.59mg/L,指脉氧饱和度 98%,患者心率慢,心电图无肺栓塞特征性表现,暂不考虑肺栓塞。凝血四项:纤维蛋白原 1.78g/L。甲功五项:TT_3 0.71ng/ml,TT_4 5.07μg/dl,FT_3 1.30pg/ml,TSH 正常,甲状腺抗体正常,考虑低 T_3、T_4 综合征。血糖 4.3mmol/L。血脂:总胆固醇 2.31mmol/L,三酰甘油 0.66mmol/L,高密度脂蛋白胆固醇 0.81mmol/L,低密度脂蛋白胆固醇 0.34mmol/L。心肌酶:肌酸激酶 36U/L,肌酸激酶同工酶 10U/L,α-羟丁酸脱氢酶 126U/L,乳酸脱氢酶 174U/L,谷草转氨酶 24U/L,谷丙转氨酶 19U/L。总蛋白 99g/L,白蛋白 16g/L,球蛋白 83g/L,白蛋白/球蛋白 0.20,球蛋白异常增高。免疫球蛋白 A(IgA)0.24g/L,免疫球蛋白 G(IgG)60.38g/L,免疫球蛋白 M(IgM)0.19g/L。尿常规:尿蛋白(++),隐血(++)。血常规:血红蛋白(Hb)80g/L。贫血三项:维生素 B_{12} 1963.00pg/ml,叶酸(FA)28.02ng/ml,铁蛋白(Ferritin)166.20ng/ml。

四、初步诊断

1. 冠状动脉性心脏病。
不稳定型心绞痛。
2. 贫血待查。

五、诊治经过

给予氯吡格雷抗血小板、匹伐他汀调脂、硝酸异山梨醇酯扩冠等治疗。

1. 免疫风湿科会诊　患者球蛋白异常增高,追问病史,既往有口干、牙齿块状脱落史 20～30 年,夜尿 2～3 次多年,右膝关节肿痛 1 个月。入院后查免疫球蛋白 G 明显升高,尿蛋白阳性,床旁胸片示间质性改变,考虑免疫风湿性疾病。请免疫风湿科会诊,建议:①完善抗核抗体谱、抗链球菌溶血素 O(ASO)+类风湿因子(RF)、24 小时的尿蛋白定量、C 反应蛋白、血沉、补体;②请血液科会诊,化验回报,红细胞沉降率 93mm/h,C 反应蛋白(CRP)、血清淀粉样蛋白 A(SAA)、ASO、RF 正常,抗核抗体谱正常,不考虑免疫风湿性疾病。

2. 血液科会诊　患者贫血貌,血常规:Hb 80g/L,红细胞沉降率 93mm/h,贫血三项正常,除外缺铁性贫血和巨幼细胞性贫血。患者总蛋白 99g/L,白蛋白 16g/L,球蛋白 83g/L,白蛋白/球蛋白 0.20,免疫球蛋白 A 0.24g/L,免疫球蛋白 G 60.38g/L,免疫球蛋白 M 0.19g/L。蛋白电泳:γ 球蛋白含量 66.23%。尿常规:尿蛋白(++),隐血(++)。

$β_2$ 微球蛋白 10.1mg/L,尿本-周蛋白阳性。疑诊多发性骨髓瘤,完善血尿免疫固定电泳,血清和尿免疫固定电泳显示 IgG λ 伴随λ 轻链型,血液科会诊可临床诊断多发性骨髓瘤,行骨髓穿刺确诊。

六、出院诊断

1. 冠状动脉性心脏病。
不稳定型心绞痛。
2. 多发性骨髓瘤。

七、病例总结及讨论

多发性骨髓瘤(multiple myeloma,MM)是克隆性浆细胞或产生免疫球蛋白的 B 淋巴细胞过度增殖的一种恶性肿瘤。发病年龄在 40—70 岁,男女之比为 3:2。其特征为骨髓中出现异常增生的克隆性浆细胞,随病情进展可累及多个系统,如血液系统、泌尿系统、骨骼、心脏等。患者有心脏受累表现的预后差。

本例患者 87 岁高龄,以心绞痛作为首发症状的 MM 实属少见,心绞痛可能与贫血和血液中 M 蛋白增多,可使血液黏滞性增高有关,可引起 D-二聚体异常增高。高黏血症细胞携带氧减少,血黏度升高,引起血流速度减慢,造成组织内瘀血、缺氧,致冠脉供血不足而诱发心绞痛。心绞痛或急性心肌梗死也可作为多发性骨髓瘤的首发症状,其机制可能如下。①肿瘤细胞与血小板、纤溶蛋白和凝血因子的相互作用导致血栓;肿瘤细胞与巨噬细胞、内皮细胞之间的作用促进释放细胞因子,激活凝血反应;②多发性骨髓瘤患者分泌炎性细胞因子(如白细胞介素等)增加,促进组织因子、纤维蛋白原和Ⅷ因子的聚集,激活凝血,同时凝血与抗凝系统失平衡,导致血栓发生;③有报道多发性骨髓瘤导致的心脏病变与恶性骨髓瘤细胞分泌的异常单克隆免疫球蛋白的轻链[κ 和(或)λ]片断在心脏沉积有关,引起心脏淀粉样变性,66%的患者有冠状动脉淀粉样变,管腔狭窄,其中11%的患者发生急性冠脉综合征。

此例患者心脏CTA检查显示,冠状动脉多发斑块伴管腔狭窄,最重处狭窄约90%。本次住院以晕厥就诊,如贸然介入治疗,忽视原发病鉴别诊断,可能会漏诊并产生不良后果,术后需双联抗血小板治疗1年,会影响多发性骨髓瘤的化疗,有多发性骨髓瘤患者行急诊冠脉介入治疗术后死亡的个案报道。因此,优选的治疗方案是先行多发性骨髓瘤的化疗,改善贫血症状,减少心绞痛发作,待病情稳定后再行冠状动脉介入治疗,开通病变血管,如患者条件允许,尽量使用药物球囊治疗。这正是本例患者给我们的经验和警示。

对于非血液专科的心内科医师,由于对血液疾病的认识不足,易出现漏诊、误诊。该患者有口干、牙齿块状脱落史,夜尿增多史,右膝关节肿痛史,胸片示间质性改变,疑诊免疫风湿性疾病,CRP、SAA、ASO、RF正常,抗核抗体谱正常,排除免疫风湿性疾病后才开始考虑血液系统疾病。本例提示心内科医师对于首次就诊的初发型心绞痛的老年患者,如发现红细胞沉降率高于正常值、贫血、血清球蛋白异常,应进一步检查排除多发性骨髓瘤的可能,以免漏诊、误诊,延误患者治疗。

(冯惠平　贾辛未)

参 考 文 献

[1] 喻研,王琳.多发性骨髓瘤的心脏损害.心血管病学进展,2012,33(3):247-249.

[2] Zamagni E,Brioli A,Tacchetti P,et al. Multiple myeloma, venous thromboembolism, and treatment related risk of thrombosis. Semin Thromb Hemost,2011,37(3):209-219.

[3] Auwerda J J,Sonneveld P,de Maat M P,et al. Prothrombotic coagulation abnormalities in patients with paraprotein producing B-cell disorders. Clin Lymphoma Myeloma,2007,7(7):462-466.

[4] Lehtonen J,Kettunen P. Pulmonary hypertension as a dominant clinical picture in a case of amyloidosis and smoldering multiple myeloma. Int J Cardiol,2007,15(1):29-30.

病例4　层层推进,缉拿胸闷真凶——难治性心力衰竭一例

心力衰竭的病因差异很大,原发性心肌损害和异常是引起心力衰竭最主要的病因,除心血管疾病外,非心血管疾病尤其是代谢性疾病也可导致心力衰竭,识别这些病因、尽早采取相应治疗,往往可以有效逆转甚至治愈。1年前,我科成功诊治一例罕见长时间严重心力衰竭合并肺部感染的患者,以期引起同行注意。

一、病史

患者:女性,68岁。

主诉:因活动后胸闷、气短3年,加重10天入院。

现病史:近3年来活动后胸闷、气短,耐力逐渐下降,伴精神倦怠、易出汗、便秘、食欲缺乏。入院前10天,感冒后胸闷、气短加重,伴咳嗽、咳痰,量少,间断低热,低于38.0℃,夜间不能平卧,急诊入我科。

既往史:无高血压病、糖尿病、脑血管疾病病史。

查体:呼吸稍促,半卧位,双肺呼吸音粗,肺底可闻及少许湿啰音,心界稍大,双下肢轻

度水肿。

二、辅助检查

1. X线胸片 示两肺纹理增粗紊乱,心影增大。

2. 实验室检查

电解质低钾、低钙及高磷:钾 2.6mmol/L(正常值 3.5～5.5mmol/L),血清钙 1.0mmol/L(正常值 2.25～2.75mmol/L),血磷 3.0mmol/L(正常值 0.97～1.61mmol/L),血镁 1.02mmol/L(正常值 0.8～1.2mmol/L)。

B型钠尿肽(BNP)25351.16ng/L(正常值<35ng/L)。

D-dimer 稍高,1.13mg/L(正常值 0～0.55mg/L)。

肌钙蛋白稍高,Troponin I 0.07ng/ml(正常值 0～0.04ng/ml)。

心肌酶谱升高,肌酸激酶 1721.0U/L,肌酸激酶同工酶 58.0U/L,乳酸脱氢酶 764.0U/L。

血常规白细胞及中性粒细胞升高,白细胞 12.9×10^9/L,中性粒细胞计数 10.4×10^9/L,中性粒细胞百分比80.1%。

尿常规、便常规、肝功能、肾功能、血脂、凝血四项及肾功能正常。

3. 心电图(图 1-19) ST 段及 QT 明显延长,特征性 ST 段平坦延长,P 波与 T 波融合,QT/QTc=600/660 毫秒。

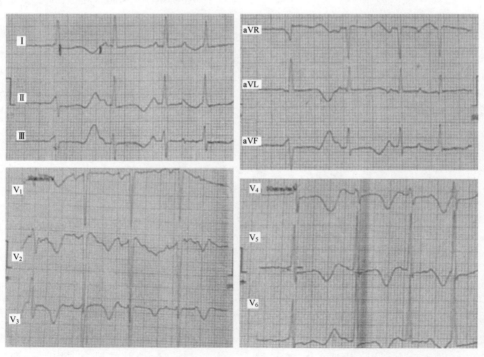

图 1-19 外院心电图

4. 心脏超声 左心室增大,伴运动幅度弥漫性减低:EDD 60mm,EF 37.2%。

三、初步诊断

1. 冠状动脉性心脏病。

急性非 ST 段抬高型心肌梗死。

Killip 2 级。

2. 肺部感染。

3. 电解质代谢紊乱。

低钾血症。

低钙血症。

QT 间期延长。

四、诊治经过

给予相应处理及抗感染治疗。入院第 2 天,突发呼吸困难,存在急性左心衰竭、高热伴肾功能异常、严重低氧。复查电解质报告危急值:钙 1.26mmol/L;测量血压时发现:束臂加压试验(Trousseau 征)阳性(持续性双上肢张力痉挛,图 1-20)。

追问患者病史,以往多次家中测量血压上肢出现手抽搐,支持严重低钙血症。复查心电图,同入院心电图存在特征性 ST 段平坦延长及 QT 延长,P 波与 T 波融合(图 1-21)。

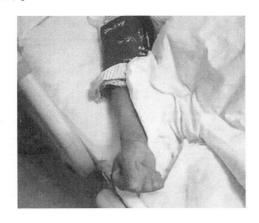

图 1-20　Trousseau 征

经科内讨论及内分泌会诊后,积极完善检查,CT 示甲状腺双侧叶钙化灶,甲状旁腺超声示右侧甲状旁腺下极低回声团。甲状旁腺激素 0.5pg/ml(11～54pg/ml)。内分泌九项、皮质醇节律、抗核抗体、抗双链 DNA 抗体、甲状腺抗体均阴性。修正诊断:①甲状旁腺功能减低(特发性),低钾、低钙、高磷血症,甲状旁腺功能减低性心肌病,心功能Ⅳ级;②肺部感染,Ⅰ型呼吸衰竭。继续给予治疗。

1. 葡萄糖酸钙连续静脉泵入 0.3mEq/分钟(5 支/天),并监测血清钙水平,后续(第 2 天)口服维 D 钙联合骨化三醇促进钙质吸收。

2. 头孢孟多联合左氧氟沙星抗感染、茶碱类解痉平喘。

3. 阿司匹林抗血小板、美托洛尔控制心室率及利尿减轻心脏负荷等治疗。

住院期间各种参数变化(图 1-22),病情逐渐稳定好转,心功能明显改善,住院 20 天,出院前复查心脏超声提示左房稍大(3.8cm),左心室结构及心功能恢复正常(EDD 4.6cm,EF 61%),二尖瓣少量反流;心电图示 QT/QTc 明显缩短,488/527 毫秒(图 1-23)。出院半年电话随访:现患者服用钙片、稳心颗粒及美托洛尔,当地查心脏超声未见异常,未见再次抽搐、出汗等症。

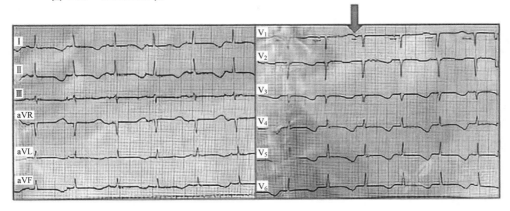

图 1-21　住院心电图

住院期间各项参数变化

参数	入院 (03-23)	病情进展 (03-24~26)	转内分泌 (03-27)	2~4天后 (03-29~30)	明显好转		出院 (04-13)
					(03-31)	(04-01)	
钙 (2.1~2.55mmol/L)	10	静脉:1.18~1.57 动脉血气:0.53~0.65	静脉:1.60 动脉血气:0.71	静脉:1.84~1.9 动脉血气:16	204	176	204
钾(3.5~5.3mmol/L)	2.6	4.2~4.4	4.3	3.6~3.9		3.0	45
钠(137~147mmo/L)	143	140~157	155	136~144		140	136
镁(0.8~12mmol/L)	1.02		1.18			0.93	0.97
磷(0.80~1.50mmol/L)			3.29			1.00	1.57
QT/QTc(400~440毫秒)	600/660			440/488~560/563	500/510	424/501	488/527
BNP(0~125pg/ml)	11 200		14 700	5120		2243	
肌酸(46~92μmol/L)	70	134~212	211	76~81		57.0	
肌酸激酶(24~195U/L)		1751~1759				102	
骨钙素(12.8~55.00μg/L)			小于2pg/ml				

图 1-22　住院期间各种参数变化

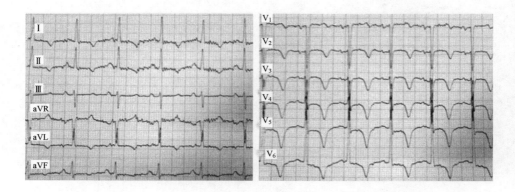

图 1-23　出院时心电图

注:ST 段及 QT 间期明显缩短,QT/QTc:488/527 毫秒。

五、出院诊断

1. 甲状旁腺功能减低(特发性)。

低钾血症。

低钙血症。

高磷血症。

甲状旁腺功能减低性心肌病。

心功能Ⅳ级。

2. 肺部感染。

Ⅰ型呼吸衰竭。

六、病例总结及讨论

(一)病例总结

1. 甲状旁腺功能减退、低钙血症与心肌受损机制　主要造成心肌收缩力降低及心律失常的机制如下。①PTH 与心肌细胞膜上受体结合,激活腺苷酸环化酶,在镁离子条件下,ATP 转变为 cAMP 并使无活性蛋白激酶激活,进而激活磷酸化酶,引起心肌细胞通透性改变,钙离子进入心肌细胞,增强兴奋-收缩耦联,增强心肌收缩力;增加心肌内源性去甲肾上腺素释放;与异丙肾上腺素、去氧肾上腺素等具有协同作用;甲状旁腺激素降低可导致正性变力、变时减弱。②钙离子作为第二信使参与了心肌细胞膜兴奋时钙离子内流-肌浆网释放钙离子过程,钙离子与肌钙蛋白结合触发心肌细胞收缩的整个过程,血浆钙离子长时间降低,引发心力衰竭。再者,低钙血症增加肾钠的再吸收,导致液体滞留。③心肌细胞膜内外钙离子浓度差减小,钙离子内流减慢,电位平台期 ST 段及 QT 间期延长,T 波平坦或倒置,一般不引起心律失常。重度低钙合并低钾可出现 T 波电交替及诱发尖端扭转型室速(torsades de pointes)、传导阻滞,甚至室颤死亡。当血钙恢复后,ST 段很快恢复正常。ST 段平直延长均与钙离子通道功能和结构异常相关,需要和先天性 Long-QT 3(图 1-24)、Long-QT 8(Timothy syndrome)(图 1-25)鉴别。

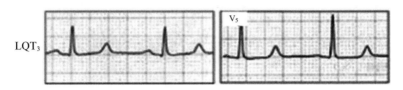

图 1-24　先天性 Long-QT 3

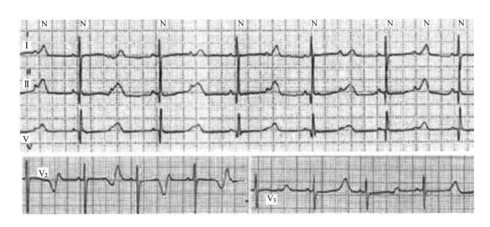

图 1-25　先天性 Long-QT 8,功能性 2∶1房室传导阻滞,T 波电交替(TWA)

来源:Yuanfeng Gao,et al. Inhibition of Late Sodium Current by Mexiletine:A Novel Pharmotherapeutical Approach in Timothy Syndrome. Circulation-Arrhythmia and Electrophysiology,2013,6(3):614-622. DOI:10. 1161/CIRCEP. 113. 000092。

2. 甲状旁腺功能减退性心肌病的诊断流程及标准　甲状旁腺功能减退症(hypoparathyroidism)为甲状旁腺激素(PTH)分泌过少而引起一组临床综合征,存在低钙、高磷、血清免疫活性 PTH(iPTH)减少甚至测不到,伴有低钙引起神经肌肉兴奋性增高(烦躁、易激惹、抑郁或精神异常),长期严重低钙造成心脏扩大出现心力衰竭。甲状旁腺功能减退可分为三类:①全甲状腺切除术后,最常见,容易识别,20%～30%可能出现暂时性甲状旁腺功能减退,约 3%会出现永久性甲状旁腺功能减退,此类患者多数不易漏诊或误诊。②特发性甲状旁腺功能减退，与自身免疫性因素有关，严重低钙易被忽视造成误诊、漏诊。此患者无手术史，3年来，精神倦怠、易出汗伴便秘、食欲缺乏等典型病史。查体可见Trousseau征阳性（持续性双上肢张力痉挛）；血钙严重降低1.0mmol/L，并甲状旁腺激素水平升高[0.5pg/ml（11～54pg/ml）]经补钙等综合治疗心力衰竭迅速好转可明确此类。③假性甲状旁腺功能减退，遗传性因素，非常罕见。甲状旁腺功能减退诊断流程与评估：血清严重低钙并血磷升高，血浆蛋白正常范围，进一步排除肾衰竭，明确血PTH降低，如正常范围，也不能排除。因此，对于低钙血症患者按照以下流程进行评估可使多数患者得到正确诊断及治疗（图1-26）。

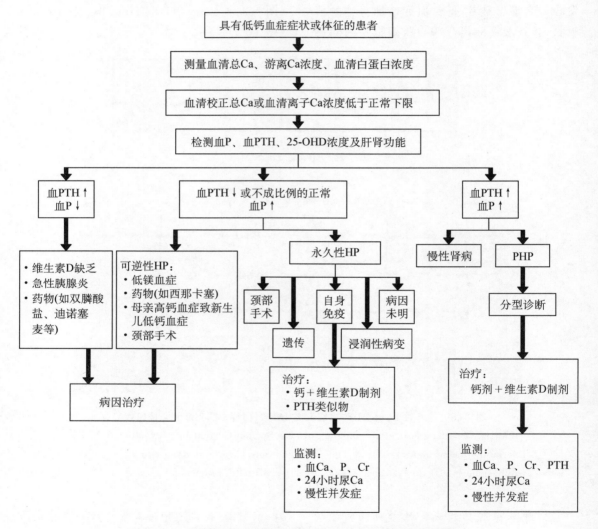

图1-26 甲状旁腺减退症及假性甲状旁腺减退症诊疗流程图

注：HP.甲状旁腺功能减退症；PHP.假性甲状旁腺功能减退症；PTH.甲状旁腺素；25-OHD.25-羟维生素D。

来源：甲状旁腺功能减退症临床诊疗指南，中华医学会骨质疏松和骨矿盐疾病分会，中华医学会内分泌分会代谢性骨病学组．甲状旁腺功能减退症临床诊疗指南．中华骨质疏松和骨矿盐疾病杂志，2018，11（4）：323-337.DOI：10.3969/j.issn.1674-2591.2018.04.001。

甲状旁腺功能减退性心肌病诊断标准：①甲状旁腺功能减退诊断明确，且长期未获有效治疗；②隐匿出现心脏增大及充血性心力衰竭，心电图提示 ST 段及 QT 间期延长；③有效控制甲状旁腺功能减退后心力衰竭症状得以纠正；④排除引起心肌病的其他病因。高危患者冠脉造影检查除外冠状动脉粥样硬化性心脏病。

3. 甲状旁腺功能减退性心脏病治疗及预后　治疗流程图见图 1-27。

少见的几类不用激素替代治疗的内分泌疾病之一，需终身补钙和随访。

（1）甲状旁腺激素：美国指南推荐补充，似乎有效地控制血浆钙水平，缺乏证据指南不推荐；规范化终身补钙和 1-羟基维生素 D_3（骨化三醇）。

（2）门诊随访：注意血钙和磷水平平衡，防止高钙血症及高钙性肾、血管损伤发生。

（3）同时服用 ACEI、β 受体阻滞药及螺内酯等药物。

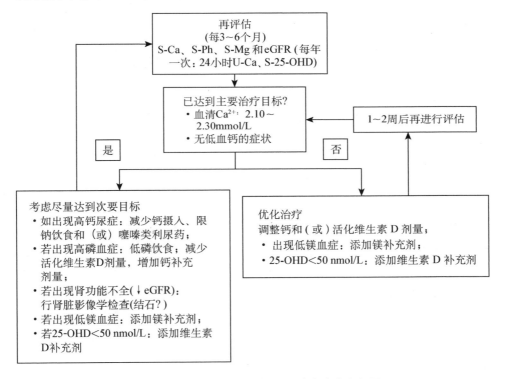

图 1-27　甲状旁腺功能减退性心脏病治疗流程图

来源：Bollerslev J，Rejnmark L，et al. European Society of Endocrinology Clinical Guideline：Treatment of chronic hypoparathyroidism in adults. Eur J Endocrinology，2015，173：G1-G20.

（二）病例讨论

临床医师对甲状旁腺功能减退症引起低钙性心肌病应注意以下方面。

1. 甲状旁腺功能减退引起持续低钙血症是"罕见""可逆"性扩张型心肌病，钙离子水平恢复，心脏功能可快速改善，在心力衰竭鉴别诊断中引起注意。

2. 甲状旁腺切除术后、放疗后、甲状旁腺功能亢进症继发饥饿性骨综合征为最常见病因，原发自身免疫基础或基因突变引起少见，可发现骨骼畸形。

3. 临床表现可变性大，与低钙血症严重程度成正比。症状轻微且隐匿，表现为多汗、乏力及焦虑，临床医师往往"视而不见"，存在低钙血症相关手足搐动、喉痉挛与癫痫发作、严重心力衰竭合并感染及多脏器功能衰竭和室性心律失常,预示着病情严重预后不佳。

4. 其他类型扩张性心肌病,长时间使用利尿药或营养差等原因合并低钙血症,可促使心力衰竭进展。

（陈彦霞　赵文萍　吴艳民）

参 考 文 献

[1] Bilezikian J P,Khan A,Potts J T. Hypoparathyroidism in the Adult: Epidemiology, Diagnosis. Pathophysiology, Target Organ Involvement, Treatment, and Challenges for Future Research. NIH Public Access Author Manuscript. J Bone Miner Res,2011,26(10):2317-2337.

[2] Brandi M L,et al. Management of Hypoparathyroidism: Summary Statement and Guidelines. J Clin Endocrinol Metab,2016,101(6): 2273-2283.

[3] Bollerslev J. European Society of Endocrinology Clinical Guideline: Treatment of chronic hypoparathyroidism inadults. Eur J Endocrinology. 2015,173(2):1-20.

[4] Bilezikian J P. Management of hypoparathyroidism: present and future. J Clin Endocrinol Metab,2016,101(6):2313-2324.

[5] Mariska Vlot, Margriet de Jong, Pim de Ronde,et al. A surprising cause of reversible dilated cardiomyopathy. BMJ,2014. DOI: 10. 1136/bcr-2013-203512.

[6] 中华医学会骨质疏松和骨矿盐疾病分会. 中华医学会内分泌分会代谢性骨病学组甲状旁腺功能减退症临床诊疗指南. 中华骨质疏松和骨矿盐疾病杂志,2018,11(4):323-337.

[7] 中华医学会心血管病学分会心力衰竭学组,中国医师协会心力衰竭专业委员会,中华心血管病杂志编辑委员会. 2018 年中国心力衰竭诊断和治疗指南. 中华心血管病杂志,2018,46(10):760-789.

病例 5　一波三折,治不好的后背隐痛——冠心病合并主动脉壁内血肿

最近我院收治了一例 66 岁女性胸痛患者,急诊冠脉造影示三支病变,经抗血小板、调脂、扩冠等治疗,患者仍有胸痛症状,这是什么原因呢?

一、病史

患者:女性,66 岁。

主诉:持续性胸痛 3 小时。

现病史:3 小时前患者无明显诱因出现胸痛,为心前区闷痛,向颈部、后背部放射,伴周身大汗、恶心、呕吐 1 次,呕吐物为少量胃内容物;稍感气短,无发热、咳嗽、咳痰,无腹痛、反酸,症状持续不缓解。于当地医院查心电图后,考虑"急性心肌梗死",给予"阿司匹林 300mg、硫酸氢氯吡格雷 300mg"口服,后转来我院急诊,直接收住入院。

既往史:"高血压病"病史 10 年,血压最高 180/? mmHg,近 2 年未服用降压药物,未监测血压。

个人史:吸烟史 30 余年,10 支/天;间断饮酒史 30 余年,每次约 250ml。

二、体格检查

体温 36.3℃,脉搏 64 次/分,呼吸 18 次/分,血压 155/89mmHg。神清语利,查体合作,未见颈静脉怒张及颈动脉异常搏动。双肺呼吸音稍粗,未闻及干、湿啰音。心界不大,心率 64 次/分,心音低钝,各瓣膜听诊区未闻及病理性杂音。腹平坦,腹软,肝脾肋下未触及,叩鼓音,肠鸣音正常存在。双下肢无

水肿。神经系统检查未见异常。

三、辅助检查

入院心电图（图 1-28）。

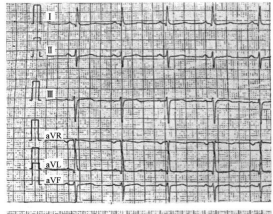

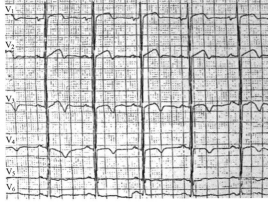

图 1-28　入院心电图

四、初步诊断

1. 冠状动脉性心脏病。
急性前壁心肌梗死。
Killip 1 级。
2. 高血压病 3 级（很高危）。

五、诊治经过

入院后，依据患者为老年女性，有高血压病、吸烟等冠心病易患因素，心前区闷痛持续时间长，心电图可见 ST 段上移，诊断急性前壁心肌梗死。患者为急性 ST 段抬高型心肌

梗死，发病时间 3 小时，仍有胸痛症状，心电图 ST 段稍上移，有急诊 PCI 指征，急诊经桡动脉冠脉造影显示，右优势型冠脉；LM 斑块；LAD 多发斑块，近中段狭窄 40%～50%，D1 近段狭窄 60%～70%，D2 开口狭窄 60%～70%，中段心肌桥。

给予低盐、低脂饮食，低分子肝素抗凝，阿司匹林＋氯吡格雷抗血小板聚集，阿托伐他汀调脂稳定斑块，异山梨酯扩张冠状动脉，美托洛尔控制心率，厄贝沙坦氢氯噻嗪片及硝苯地平控释片降压等治疗。

入院后化验心肌三项、心肌酶谱、BNP、血气分析、葡萄糖、肾功能、肝功能、血常规、尿常规未见异常，血脂稍高，D-二聚体稍高。胸片示两肺间质性改变，两肺少量渗出。心脏彩超、双肾、双肾动脉及双肾上腺区 B 超未见明显异常。

经治疗后，患者症状缓解。

入院 5 天后，患者出现心前区及后背部隐痛，心电图情况如图 1-29－图 1-32。

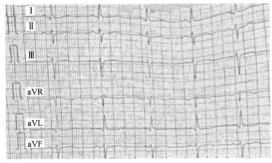

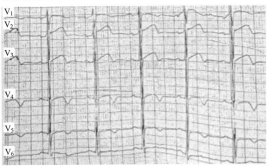

图 1-29　入院第 1 天心电图

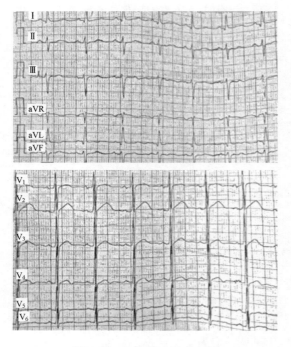

图 1-30　入院第 2 天心电图

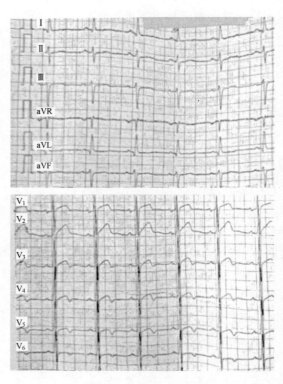

图 1-32　入院第 5 天心电图

化验 D-二聚体：3.57mg/L FEU，血气分析、心肌酶谱未见明显异常。胸部薄层CT：①右肺上叶小片状结节影，考虑炎性病灶；②左肺上叶舌段小结节；③左肺上叶及双肺下叶少许索条；④主动脉弓、降主动脉壁间血肿不除外。肺动脉 CTA 未见明显异常。主动脉 CTA：主动脉弓、降主动脉壁增厚，考虑壁间血肿可能。给予控制血压、心率等治疗，患者症状好转自动出院。

六、出院诊断

1. 主动脉壁间血肿。
2. 冠状动脉性心脏病。
不稳定型心绞痛。
3. 高血压病 2 级（很高危）。
4. 脂质代谢紊乱。

七、病例总结及讨论

1. 胸痛的常见病因有急性冠脉综合征、

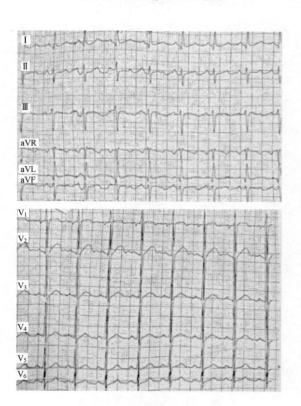

图 1-31　入院第 3 天心电图

急性主动脉综合征、肺栓塞等，急性主动脉综合征是一组有相似临床症状的主动脉疾病，包括主动脉夹层、壁内血肿、穿透性动脉粥样硬化性溃疡。主动脉壁内血肿（aortic intramural hematoma，AIH）是主动脉夹层的特殊类型，定义为没有明确内膜片、假腔形成无血流灌注、主动脉壁环形或新月形"增厚">5mm 或＞7mm。多数研究认为 AIH 的产生是中层滋养动脉破裂的结果，属于主动脉夹层（aortic dissection，AD）的早期表现形式之一，但在主动脉管腔与血肿之间没有直接的血流交通。AIH 发病率占 AD 总数的10%～12.8%，临床上少见，但属临床急症，如不及时诊治，预后差。本例经桡动脉途径非经股动脉途径可除外导管损伤所致。

2. AIH 主要为突发急性胸背部疼痛，性质为切割样、撕裂样痛或钝痛，也可表现为腹痛。典型心绞痛位于胸骨后中下 1/3 区域，性质为压迫憋闷感、烧灼样，可放射至下颌、咽喉部、左上肢等，持续数分钟。发生心肌梗死时疼痛程度加重，持续时间延长，可伴有呼吸困难、恶心、出汗等。本例患者合并冠心病，增加了诊断上的困难。患者胸痛时间长，性质为闷痛或隐痛，但无心肌坏死标记物的异常，心电图无心肌梗死的动态演变过程，化验 D-二聚体高，故进一步行主动脉 CTA，

明确了 AIH 的诊断，得到了及时的治疗。

3. 对于 AIH 的治疗，目前尚无统一的标准，发展成为 AD 之前能否从外科手术或支架治疗中获益尚无定论。积极的内科治疗，控制血压、心率和降低心肌收缩力，血肿可逐渐吸收机化。AIH 是抗凝禁忌证。

（刘胜辉）

参 考 文 献

[1] Birehard K R. Acute aortic syndrome and acute traumatic aortic injury. Semin Roentgenol,2009,44:16-28.

[2] Song J K. Diagnosis of aortic intramural haematoma. Heart,2004,90(4):368-371.

[3] Von Kodolitsch Y,Csosz S K,Koscayk D H,et al. Intramural haematoma of the aotra:predictors of progression to dissection and rupture. Circulation,2003,107(8):1158-1163.

[4] 支爱华,戴汝平,蒋世良,等. 主动脉不典型夹层转归的电子束 CT 研究. 中华放射学杂志,2006,40(5):507-510.

[5] Nienaber CA,Von Kodolitsch Y,Petersen B,et al. Intramural haematoma of the thoracic aorta. Diagnostic and theapeutic implications. Circulation,1995,92(6):1465-1472.

病例 6　网必挈其纲，绳先理其乱——当急性心肌梗死遇上甲亢

我院收治一例急性广泛前壁心肌梗死合并甲状腺功能亢进（甲亢）的患者，伴有心电图广泛导联 ST 段抬高，心脏超声左心室室壁瘤形成，合并附壁血栓。该患者急性心肌梗死同时合并甲亢，近期[131]I 放射治疗史，该患者急性心肌梗死的诱因是什么？与甲亢及近期[131]I 治疗有无关联？请大家一起了解下面这个病例。

一、病史

主诉：发作性胸闷、胸痛 7 年，加重 2 天。

现病史：患者缘于 7 年前无明显诱因出现胸闷、胸痛，位于心前区，向肩背部放射，伴出汗，无气短，无心悸，无晕厥及黑矇，无咳嗽、咳痰，无胃灼热、反酸等。症状持续约 2 分钟缓解，当时未行诊治，此后患者上述症状

偶有出现,自行口服"阿司匹林、异山梨酯"等药物。2天前患者再次出现上述症状,性质及部位同前,但程度加重,持续2~3分钟缓解,伴恶心呕吐,诉呕吐物为黑色胃内容物,当时仍未行诊治。2天来上述症状反复发作多次,来我院急诊,经相关化验检查后以"急性心肌梗死"收住入院。

既往史:既往"甲状腺功能亢进"病史16年,乏力、双手震颤间断发作,频繁更换口服药物,3年前调整为"甲巯咪唑5mg,一日1次;丙硫氧嘧啶1片,一日3次",上述不适仍有发作,并于8天前行^{131}I治疗。"2型糖尿病"病史10余年,发现"糖尿病肾病、糖尿病大血管病变"半个月,现应用"甘舒霖R笔芯,早7U、中10U、晚10U;甘舒霖N笔芯20U,睡前皮下注射"。"高血压病史"1月余,最高达150/90mmHg,口服"酒石酸美托洛尔"控制血压,自诉血压控制可。发现"右肾体积缩小,双肾积水"半个月。发现"双眼白内障"半个月。无外伤及输血史。无肝炎、结核、伤寒、疟疾等传染病病史及其接触史。否认药物、食物及其他过敏史。

个人史:无烟、酒不良嗜好。

二、体格检查

体温37.5℃,脉搏122次/分,呼吸20次/分,血压130/83mmHg。消瘦,神清,精神萎靡,双肺呼吸音粗,两肺未闻及干、湿啰音。心前区无隆起,未触及收缩期震颤,心脏叩诊不大,心率122次/分,律齐,心音低钝,各瓣膜听诊区未闻及病理性杂音。腹平软,全腹无压痛、反跳痛及肌紧张,肝脾肋下未触及,双下肢无水肿。

三、辅助检查

1. 实验室检查

心肌三项:CKMB 79.00ng/ml,Myo 477.8ng/ml,CTnI 39.200ng/ml。

凝血四项:PT 14.20秒,PTR 1.24,余正常。

血常规:WBC $6.48×10^9$/L,RBC $4.82×10^{12}$/L,HGB 131.7g/L,PLT $226.9×10^9$/L,N% 90.5%,L% 4.6%。

肾功能:尿素38.28mmol/L,肌酐222.53μmol/L,尿酸992.58μmol/L。

电解质:钾5.29mmol/L,钠145.23mmol/L,钙2.65mmol/L,磷3.08mmol/L。

血淀粉酶未见异常。

葡萄糖＞34.69mmol/L。

2. 心电图 窦性心动过速,Ⅰ、aVL、Ⅱ、Ⅲ、aVF、V_1～V_7、V_{3R}导联ST段抬高0.1~0.3mV,aVR导联ST段压低。

3. 心脏彩超 示EDD 4.5cm,EF 38%,主动脉瓣退行性病变伴少量反流,二尖瓣、三尖瓣少量反流,左心室收缩功能减低。

4. 胸片 未见明确异常。

四、初步诊断

1. 冠状动脉性心脏病。

急性心肌梗死(广泛前壁、下壁、正后壁、右心室)。

Killip 1级。

2. 高血压病1级(极高危)。

3. 2型糖尿病。

糖尿病肾病。

高血糖高渗状态。

4. 甲状腺功能亢进症。

^{131}碘治疗后。

5. 电解质紊乱。

高钾血症。

6. 双肾积水。

7. 白内障。

五、诊治经过

入院后给予抗血小板聚集、稳定斑块、扩张冠状动脉、抑酸保护胃黏膜、控制血糖、补液支撑等治疗,患者胸闷、胸痛症状缓解。

入院后完善各项检查结果显示:NT-proBNP 22 000pg/ml。尿常规示可见细菌及白细胞计数，隐血（＋），尿糖（卌）。电解质：钾 4.05mmol/L，钠 153.0mmol/L，氯 112.08mmol/L。甲功五项：TT_3 2.04ng/ml，TT_4 20.18μg/dl，FT_3 9.48pg/ml，FT_4 7.77ng/dl，TSH ＜ 0.005μU/ml，TPOAB 383.5U/ml，ANTI-Tg＞4000U/ml。糖化血红蛋白9.2％。空腹血糖7.2mmol/L。D-二聚体2.67mg/L。血脂、CRP、ESR 大致正常。心肌酶谱：CKMB 61.0U/L，CKMB 278.61U/L，HB-HD 524.41U/L，LDH 687.32U/L。甲状腺超声示甲状腺弥漫性病变，甲状腺右叶囊实性结节。双肾超声示右肾体积缩小，双肾皮质回声增强，双肾积水。床旁心脏彩超示 EF 34.1％，符合急性前壁心肌梗死超声改变，心尖室壁瘤，心尖附壁血栓形成，主动脉瓣退行性变伴反流（轻度），二尖瓣反流（轻度），左心室舒张功能明显减低。

会诊经过：患者合并糖尿病高渗状态，请我院内分泌科会诊建议严密监测生命体征，补液纠正高渗状态，加用β受体阻滞药控制心率。患者甲亢病史多年，此次入院8天前曾行^{131}I治疗。

复查心脏彩超：EF 43.0％，符合急性前壁、下壁心肌梗死改变，心尖室壁瘤，心尖附壁血栓形成，主动脉瓣退行性变伴反流（轻度），二尖瓣反流（轻度），左室舒张功能减低。

心电图变化特点：广泛导联 ST 段持续性抬高，持续数日后逐渐回落，自始至终未出现 R 波减低及病理性 Q 波形成。

患者病情相对好转后行冠脉造影：示LM斑块，LAD 近段节段性狭窄80％，LCX斑块，RCA斑块，中段狭窄50％，于 LAD 病变处植入 3.0mm×18mm 支架1枚（图1-33）。

患者入院后心电图演变，见图1-34。

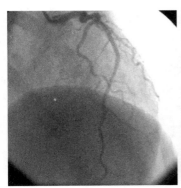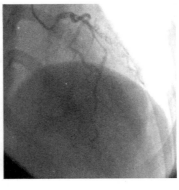

图1-33　前降支病变术前及术后对比

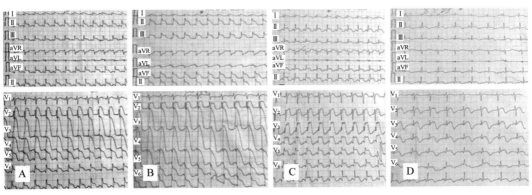

图1-34　心电图演变过程

注：A. 入院后第1天；B. 入院后第3天；C. 入院后第5天；D. 入院后第7天。

术后复查肝功能：GGT 116.17U/L，AST 110.75U/L，ALT 132.96U/L，ALB 30.38g/L。电解质：钠 135.04mmol/L，钙 1.95mmol/L。甲功五项：TT_3、TT_4、FT_3、FT_4 正常，TSH＜0.005μU/ml。血常规、心肌酶、凝血功能、肾功能大致正常。

术后继续双联抗血小板聚集、稳定斑块、控制心室率、控制血糖等治疗。经治疗后患者病情好转出院。

六、出院诊断

1. 冠状动脉性心脏病。

急性心肌梗死（广泛前壁、下壁、正后壁、右心室）。

Killip 1 级。

左心室心尖室壁瘤伴附壁血栓形成。

2. 高血压病 1 级（极高危）。

3. 2 型糖尿病。

糖尿病肾病。

高血糖高渗状态。

4. 甲状腺功能亢进症。

[131]I 治疗后。

5. 电解质代谢紊乱。

高钾、高钠、高氯血症。

6. 双肾积水。

7. 白内障。

8. 支气管炎。

9. 贫血。

七、随访

患者出院 1 周及 30 天复查，规律服药，恢复良好，化验甲功五项大致正常。出院后 30 天复查心电图示 I、aVL、V_2～V_6 导联 T 波倒置，未见 R 波减低及消失（图 1-35）。

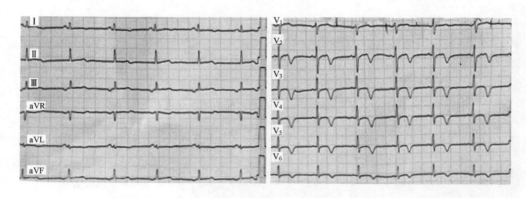

图 1-35　出院后 30 天心电图

八、病例总结及讨论

甲亢是内分泌系统最常见疾病之一，在人群中患病率为 1%～2%，甲亢主要由格雷夫斯病（Graves disease，GD）即毒性弥漫性甲状腺肿引起。目前临床治疗 GD 的方法主要有三种：内科药物治疗、核医学核素示踪靶向 [131]I 治疗和外科手术治疗。[131]I 治疗甲亢已有 70 多年历史，是放射性核素治疗领域应用最成熟和广泛的方法。GD 患者甲状腺滤泡细胞的钠/碘共转运子（natfium iodide symporter，NIS）过度表达，对 [131]I 的摄取会明显增高，核素治疗正是利用这一特点，[131]I 衰变产生 β 粒子通过电离作用破坏甲状腺细胞，由于其电离作用只限于甲状腺组织内，成为安全、准确、有效的核素治疗方法。

甲亢患者合并冠心病的发病机制可能与以下几个因素有关。

1. TH 对心脏具有复杂的作用，可直接作用于心脏的腺苷酸环化酶，从而激起类似儿茶酚胺的作用,还可通过儿茶酚胺作用于心脏。另外,甲亢患者交感神经敏感度增高,导致儿茶酚胺、血管紧张素分泌增加,副交感神经作用降低,同时代谢亢进及增多的儿茶酚胺可耗竭心钠素,可增加蛋白激酶活性,激活蛋白酶C介导的传导途径,增加肾上腺受体的mRNA水平,导致钙离子从肌浆网释放增加,进而引起平滑肌收缩,从而具备了冠脉痉挛发生的条件,可引起冠脉痉挛。两者合一,更易诱发冠状动脉持久痉挛性收缩,血流被完全阻断,导致急性心肌梗死发生。

2. TH的作用使机体的基础代谢率增加、心率加快、心肌收缩力增加、心肌耗氧量增加,同时心肌对缺氧的敏感度也增加,从而使心肌缺血加重。

3. 甲状腺激素促进糖原分解,使血糖水平增高,且甲亢患者体内存在胰岛素抵抗现象,因此甲亢患者同时合并糖耐量异常及糖尿病的较多见,而糖尿病目前作为冠心病的等危症,是冠心病重要危险因素。

4. 甲亢可使细胞膜的通透性及红细胞变形性增加,血小板被激活,聚集、黏附作用增强,同时激活凝血系统,纤溶活性下降,冠脉内皮细胞脱落,功能受损致舒血管物质下降,缩血管物质增高,从而可致冠脉血栓形成,导致急性心肌梗死发生。

此外胰岛素抵抗、冠脉血栓形成、冠脉栓塞及微循环障碍也可能是甲亢合并心肌梗死的原因。

[131]I治疗后诱发急性心肌梗死病例既往少见,其具体机制尚未完全明确。结合本病例的发病过程分析,考虑可能与[131]I治疗初期甲状腺组织破坏,大量甲状腺激素释放入血,导致继发性甲状腺毒症。大量的突然释放的甲状腺激素可能通过诱发冠脉痉挛、增加心肌耗氧量等途径,诱发急性心肌梗死。因此,对于拟行[131]I治疗的甲亢患者,应在[131]I治疗前充分评估其心血管病风险。一旦发现合并冠心病且存在显著的冠脉狭窄,或近期有急性冠脉不良事件发生史者,应首先积极治疗存在的心血管疾病,待病情稳定及充分评估患者[131]I治疗安全性后,再考虑行[131]I治疗。

甲状腺危象也称为甲亢危象,表现为所有甲亢症状的急剧加重和恶化。多发生于较重甲亢未给予治疗或治疗不充分的患者,病死率很高。甲亢危象的诊断主要依靠临床表现综合判断。其主要临床表现为高热或过高热、大汗、心动过速(140次/分以上)、烦躁、焦虑不安、谵妄、恶心、呕吐、腹泻,严重患者可有心力衰竭、休克及昏迷。本例患者考虑[131]I后继发性甲状腺毒症,但整体临床表现不支持甲亢危象诊断,故待患者病情稳定后行冠脉造影检查。本患者冠脉造影术中发现前降支血管虽然存在重度狭窄病变,但并未见明显的斑块破裂征象以及血栓。同时,结合继发性甲状腺毒症诱发急性心肌梗死的上述病理生理机制,此患者符合2型心肌梗死冠状动脉固定狭窄基础上的心肌氧供失衡定义(2018年第四版心肌梗死全球统一定义)。

此外,甲亢患者是否能够使用碘造影剂,目前仍是一个存在争议的问题。部分学者仍为甲亢患者使用碘造影剂存在加重病情甚至诱发甲亢危象的可能性。但临床中面对有此类并发症的冠心病患者时如何决策,需要权衡利弊,整体度量。如果心脏情况较为稳定,可以考虑先控制甲亢后择期行冠脉造影。若病情危重,如药物控制不佳的不稳定型心绞痛或已确诊为急性心肌梗死,甚至出现了血流动力学不稳定,随时有生命危险的情况,应积极行冠脉造影检查,尽早开通罪犯血管降低死亡率。本例患者同时合并糖尿病肾病,入院时检查肾功能,肌酐升高,故此时在强调同步的抗甲亢治疗及早期应用β受体阻滞药之外,对肾的保护也同样重要。术中应注意减少造影剂用量,围术期充分水化加快代谢,注意肾功能的监测。

(张　靖)

参考文献

[1] 吴茜,王荣福.放射性核素¹³¹I 在甲亢治疗中
的应用现状和进展.标记免疫分析与临床,
2015,22(1):66-68.

病例 7　一波三折的三度房室传导阻滞——免疫治疗原来可以这样"伤心"

最近我院收治了一例三度房室传导阻滞的患者,反复发作呼吸困难,气短,两肺呼吸音清,未闻及干、湿啰音,心肌酶、心肌三项显著增高,患者是心肌梗死了吗?三度房室传导阻滞原因何在?让我们一起追根溯源。

一、病史

患者:男性,54 岁。

主诉:发作性胸闷、气短 5 天。

现病史:患者于 5 天前出现发作性胸闷、气短,伴周身疼痛、乏力,双侧眼睑水肿、下垂,无明显胸痛及放射痛,无大汗、咯血,无恶心、呕吐,无发热,无咳嗽、咳痰,无反酸、胃灼热,无晕厥、黑矇,症状持续不缓解,遂来我院急诊就诊。心电图(2020-01-31 15:09)示窦性心律,未见明显 ST-T 改变。心脏超声示前室间隔运动幅度减低、主动脉瓣退行性病变。胸部 CT 示双肺散在炎症、食管裂孔疝。心肌三项:CK-MB 192pg/ml,Myo > 2000pg/ml,cTnI 8.73ng/ml。尿常规:隐血(卅),尿蛋白(卅)。D-二聚体 2.04mg/L。肾功能:尿素 14.4mmol/L,肌酐 153μmol/L。血常规、凝血四项、电解质、随机血糖大致正常。为求进一步诊治急诊以"乏力待查"收住入院。

既往史:既往"胆囊切除术后"病史 1 年余。"肾盂尿路上皮癌"病史 10 个月,行右肾切除,并行化疗 6 期,免疫治疗(拓益)2 次。否认"高血压病、糖尿病"病史。

个人史:饮酒 30 余年,约每日 250ml,否认吸烟嗜好。

家族史:父亲 73 岁死于"肝癌"。

二、体格检查

体温 36.4℃,脉搏 50 次/分,呼吸 19 次/分,血压 125/71mmHg。发育正常,营养中等,神志清楚,问答切题,查体合作。双眼睑轻度肿胀,双眼上睑下垂,提上睑肌肌力:右眼 1mm,左眼 0mm,双眼眼球运动正常。口唇无发绀。双肺叩诊呈清音,肺肝相对浊音界位于右侧锁骨中线第 5 肋间,双肺呼吸音清,双肺未闻及干、湿啰音及胸膜摩擦音。心前区无隆起,心尖冲动不明显,未触及震颤。心界无扩大,心率 50 次/分,心律齐,心音低钝,各瓣膜听诊区未闻及病理性杂音以及额外心音。无心包摩擦音及心包叩击音,P2=A2。肝脾肋下未触及。双侧上肢肌力正常,双下肢肌力Ⅳ级,无指凹性水肿。病理征未引出。

三、辅助检查

1. 急诊心电图(2020-01-31 15:09)　窦性心律(图 1-36)。

2. 入院心电图(2020-01-31 18:22)　窦律,三度房室传导阻滞(图 1-37)。

3. 实验室检查

心肌三项:CK-MB 192pg/ml,Myo > 2000pg/ml,cTnI 8.73ng/ml。

尿常规:隐血(卅),尿蛋白(卅)。D-二聚体 2.04mg/L。

肾功能:尿素 14.4mmol/L,肌酐 153μmol/L。

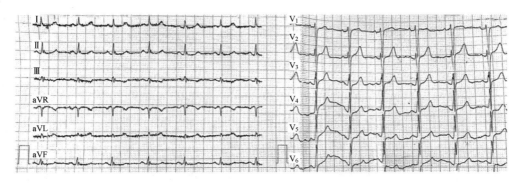

图 1-36 急诊心电图

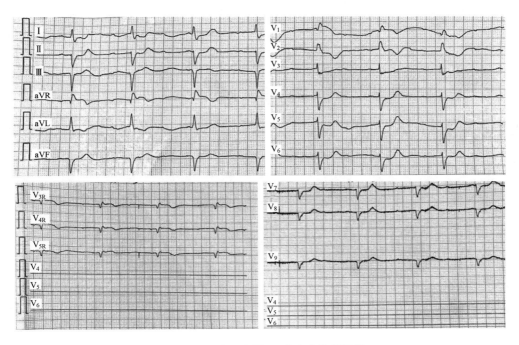

图 1-37 入院心电图:三度房室传导阻滞

血常规、凝血四项、电解质、随机血糖大致正常。

4. 急诊心脏彩超 示 EDD 5.0cm,LA 3.4cm,前室间隔运动幅度减低,主动脉瓣退行性病变(EF 55%)。

5. 胸部 CT 示双肺散在炎症,食管裂孔疝(图 1-38)。

四、初步诊断

1. 冠状动脉性心脏病。
急性冠脉综合征。
心律失常。
三度房室传导阻滞。
2. 肾盂尿路上皮癌。

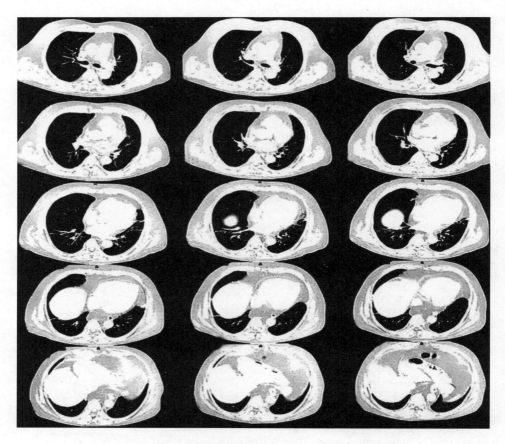

图 1-38　胸部 CT：双肺散在炎症，食管裂孔疝

右肾切除术后。

化疗及免疫治疗后。

3. 肾功能不全。

4. 食管裂孔疝。

5. 双肺炎症。

五、诊治经过

给予低盐、低脂饮食，阿司匹林＋替格瑞洛负荷量抗血小板聚集、阿托伐他汀调脂稳定斑块、雷贝拉唑抑酸保护胃黏膜、环磷腺苷营养心肌改善循环等综合治疗。患者三度房室传导阻滞，给予异丙肾上腺素缓慢静脉滴注提升心率。患者急性心肌梗死不除外，但患者合并恶性肿瘤，右肾切除术后，肾功能不全，行冠脉介入检查及治疗风险高，向患者家属交代，家属商议后表示暂不行冠脉介入检查及治疗。

静脉滴注异丙肾上腺素后，心电图见图 1-39。

应用异丙肾上腺素后出现 QRS 增宽，左束支传导阻滞，加速性室性自主心律，停用异丙肾上腺素。

2020-02-01 09：58，患者心室率 28 次/分（图 1-40），血压 116/67mmHg，植入临时起搏器（图 1-41）。

患者治疗史。

患者化疗史：见图 1-42。病理结果显示，尿路上皮癌伴肉瘤样分化（图 1-43），于 2020-01-05 和 2020-01-22 先后 2 次应用特瑞普利单抗（拓益）治疗，2020-01-25 出现双侧眼

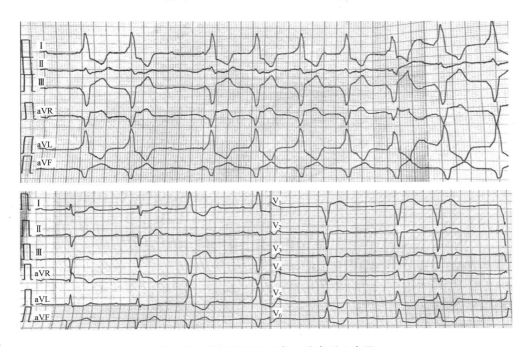

图 1-39　静脉滴注异丙肾上腺素后心电图

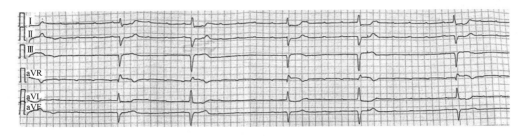

图 1-40　三度房室传导阻滞,心室率 28 次/分

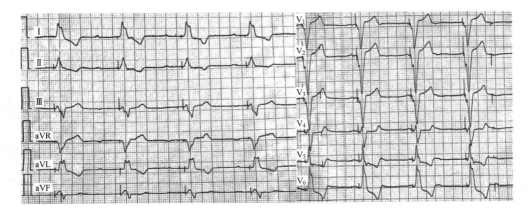

图 1-41　起搏心电图

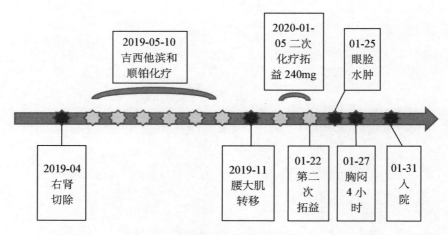

图 1-42 免疫治疗病史

睑水肿、下垂,2020-01-31 出现胸闷、气短,稍活动即感气短,2020-01-31 入院。心肌三项肌钙蛋白,心肌酶:CK、CHMB 异常增高,三度房室传导阻滞,心率下降速度快,考虑患者为免疫抑制药相关心肌炎,停双抗,给予甲泼尼龙琥珀酸钠 180mg 静脉滴注。急请肿瘤内科会诊:患者肾癌应用免疫抑制药拓益后出现双侧眼睑下垂症状,患者诉肢体乏力,患者肾癌应用免疫抑制药拓益后出现气短、胸闷。心电图:三度房室传导阻滞,心肌三项增高,NT-proBNP 增高。患者肾尿路上皮癌术后辅助化疗后,PD-L1 抑制药治疗 2 周期,出现发憋、气短,心电图及心肌酶急性进展表现。胸部 CT 示双肺散在炎性改变。结合病史及治疗史,考虑免疫相关性心肌炎、免疫相关性肺炎。处理:①停止 PD-L1 抑制药继续应用;②甲强龙一日 1g,激素治疗,3～5 天,监测心电图及心肌酶,心脏超声了解心脏功能。

行冠脉造影示冠脉未见狭窄和斑块。

血气分析:pH 7.41,PCO_2 45mmHg,PO_2 68mmHg,PO_2 降低,给予舱外高流量吸氧。

痰涂片:白细胞<25 个/HP,余正常。

血脂:TCH 5.01mmol/L,TG 2.95 mmol/L,HDL 0.92mmol/L,LDL 3.53 mmol/L。A1/B100 0.96。

TP 62g/L,ALB 36g/L。胆红素正常。

糖化血红蛋白 5.4%,空腹血糖 7.96mmol/L。

BUN 18.7mmol/L,Cr 165μmol/L。

血钾 5.5mmol/L,给予降钾治疗。

NT-proBNP 5667pg/ml。

血型:B 型,Rh 阳性,Rh(C)、Rh(E)(卌)。

内分泌九项:ACTH 降低,泌乳素增高,无血钠异常。

甲功五项正常。

光镜所见(图 1-43)。

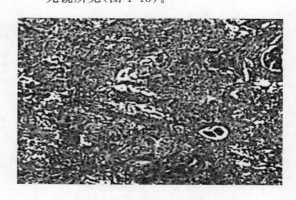

图 1-43 尿路上皮癌伴肉瘤样分化

病理诊断：

（右肾）切除标本，2019-04-12。

——高级别尿路上皮癌伴肉瘤样分化；

——癌组织侵犯肾实质及肾周脂肪组织；

——可见脉管癌栓；

——肾上腺未见特殊；

——原单位免疫组化：AE1/AE3（＋），CK7（＋），CK20（－），CK34bE12（＋），EMA（弱＋），PAX-8（＋），P63（＋），GATA3（－），HMB45（－），Melan A（－），S-100（－），SOX-10（－），CD31（－），CD34（－），ERG（－），Fli-1（－），SDHB（＋），STAT6（＋），CD99（－），Vim（＋），Des（－），SMA（－），Ki-67（＋30％）。

免疫组化结果显示：HER2（0）。

调整治疗方案如下。

1. PO_2低，舱外高流量吸氧，间断无创呼吸机辅助呼吸。

2. 甲泼尼龙琥珀酸钠500mg，一日2次，5天后减量。丙种球蛋白20g，连用3天。

3. 达肝素抗凝。

4. 空腹血糖增高7.8mmol/L，血钾5.5mmol/L，糖液加胰岛素降钾。

5. 患者咳白色痰，给予乙酰半胱氨酸泡腾片祛痰，头孢西丁钠抗炎。

6. 给予维生素B_1、甲钴胺营养神经。

7. 还原型谷胱甘肽保肝，雷贝拉唑抑酸保护胃黏膜。

复查胸部CT（2020-02-02）：①两肺散在炎症；②双侧胸膜增厚；③食管裂孔疝（图1-44）与2020-01-31胸片比较，双肺炎症加重，双侧胸膜新发增厚。据痰培养药敏换用哌拉西林他唑巴坦抗炎。

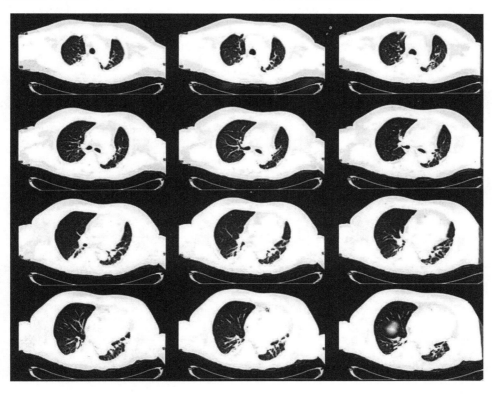

图 1-44　胸部 CT（2020-02-02）

颅脑 CT 平扫（2020-02-02）未见异常。

腹部 CT（2020-02-02）示肝右叶后下段囊肿。

ANA 谱、自身抗体谱、RF、免疫球蛋白、补体、ANCA 均正常。

心电图（2020-02-03）：恢复窦律，一度房室传导阻滞，右束支传导阻滞（图 1-45）。

应用甲强龙冲击治疗后房室传导完全阻滞消除，恢复窦性心律（图 1-46）。

心电图：窦性心律，CRBBB。

复查胸部 CT（2020-02-11）：与 2020-02-02 胸片比较，双肺病灶有所吸收，双侧胸膜增厚程度减轻（图 1-47）。

经治疗肌钙蛋白、NT-proBNP、肌酐、AST、血糖恢复正常，左眼睑肌力恢复，给予甲泼尼龙口服，出院随诊。

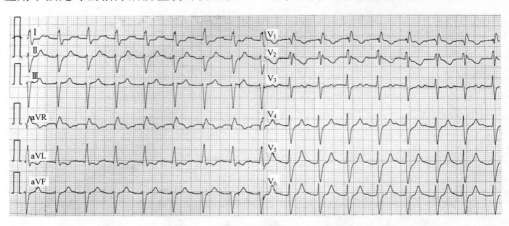

图 1-45　窦性心律，一度房室传导阻滞

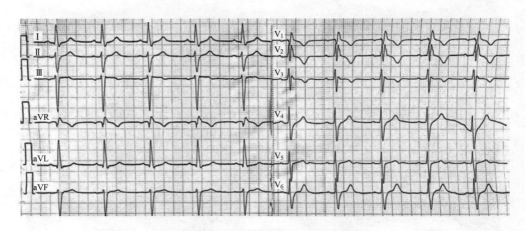

图 1-46　甲强龙冲击治疗后心电图

六、出院诊断

1. 免疫相关性毒性。

免疫相关性心肌炎。

三度房室传导阻滞。

一度房室传导阻滞。

完全性右束支传导阻滞。

免疫相关性肺炎。

免疫相关性肌炎肌痛。

免疫相关性肾功能不全。

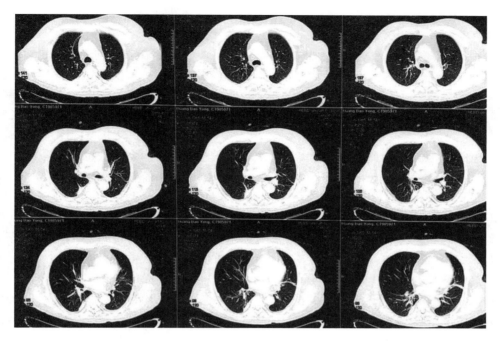

图 1-47 胸部 CT(2020-02-11)

免疫相关性肝功能异常。

2. 肾盂尿路上皮癌。

右肾切除术后。

化疗及免疫治疗后。

3. 食管裂孔疝。

七、病例总结及讨论

(一)PD-L1 抑制药毒性

特瑞普利单抗于 2018 年 12 月 17 日由国家药品监督管理局有条件批准首个国产 PD-1 单抗——特瑞普利单抗注射液(商品名拓益)上市,用于治疗既往标准治疗失败后的局部进展或转移性黑素瘤。

特瑞普利单抗是抗 PD-1 受体的全人源单克隆抗体,可通过封闭 T 淋巴细胞的 PD-1,阻断其与肿瘤细胞表面 PD-L1 结合,解除肿瘤细胞对免疫细胞的免疫抑制,使免疫细胞重新发挥抗肿瘤细胞免疫作用而杀伤肿瘤细胞。特瑞普利单抗推荐剂量为 3mg/kg,静脉输注每 2 周 1 次,直到疾病进展或出现不可耐受的毒性。

PD-L1 抑制药有以下毒性。

1. **心脏毒性** 心包炎、心肌炎、心肌梗死。

2. **肺毒性** 1.8% 的患者出现免疫相关性肺炎,其中 1 级为 2 例(0.3%),2 级为 3 例(0.5%),3 级为 4 例(0.7%),5 级为 2 例(0.3%)。至发生的中位时间为 2.1 个月(范围 0.6~7.7 个月),中位持续时间为 8.3 个月(范围 0.4~15.1 个月)。81.8% 的患者接受了皮质类固醇治疗,泼尼松中位起始剂量 60.0mg(范围 10.0~100.0mg),中位给药持续时间为 22.0 天(范围 3.0~42.0 天)。9.1% 的患者病情完全缓解,至缓解时间为 1.4 个月,8 例(72.7%)患者病情稳定。

3. **肾毒性** 0.8% 的患者出现免疫相关性肾炎。

4. **肝毒性** 3.5% 的患者出现免疫相关性肝炎,至发生的中位时间为 1.4 个月(范围 0.1~8.4 个月),中位持续时间为 1.6 个月

（范围 0.1～15.3 个月）。

5. **神经毒性** 脑炎、脑膜炎、脊髓炎、脑膜脑炎、神经炎、格林-巴利综合征（Guillain-Barre syndrome）、脱髓鞘、重症肌无力综合征、风湿性多肌痛症、神经麻痹、自身免疫性神经病变（包括面部及外展神经麻痹）。

6. **肌炎、肌痛**

7. **眼疾病** 虹膜炎、葡萄膜炎、角膜炎。

8. **内分泌毒性**

（1）甲状腺功能减退，12.9% 的患者发生甲状腺功能减退。

（2）甲状腺功能亢进，4.8% 的患者发生甲状腺功能亢进。

（3）高血糖症及 1 型糖尿病，2.8% 的患者出现高血糖症或 1 型糖尿病。

（4）肾上腺皮质功能不全，0.3% 的患者出现免疫相关肾上腺病皮质功能不全。

（5）垂体炎，0.2% 的患者出现 3 级免疫相关性垂体炎。

9. **类风湿骨骼肌毒性** 多发性肌炎、关节炎、横纹肌溶解症、运动功能障碍。

10. **血液及淋巴系统疾病** 溶血性贫血、血小板减少性紫癜、再生障碍性贫血、组织细胞增生性坏死性淋巴结炎。

（二）免疫相关性心肌炎

PD-1 等免疫检查点抑制药引起的心肌炎并发症的发生率为 1% 左右，虽然比例不是很高，但死亡率很高，因此需要高度警惕。有研究表明，在这些患者当中，有 38 例在心肌炎发作前仅接受 1 次或 2 次免疫药物治疗。33 例患者从用免疫检查点抑制药开始治疗时便出现心肌炎的发生。在这些患者中，心肌炎的中位发病时间为 27 天，其中 25 例发生在治疗后的前 6 周。此外，同时发生的其他严重免疫相关不良事件，最常见的是肌炎和重症肌无力。

免疫相关性心肌炎特点如下。

1. 发生比例越来越高，病死率极高，高达 42%。

2. 大多数患者之前无心脏病，75% 的患者没有心脏相关的疾病，没有同时服用心脏病的药物或糖尿病的药物。57% 的患者接受的是 PD-1 抑制药单药治疗。

3. 发生时间，从接受 PD-1 抑制药到发生严重心肌炎的中位时间间隔是 27 天，76% 的患者心肌炎都在用药 6 周内就出现了，间隔时间最短的患者是 5 天。

4. 异常的心电图，包括非特异性 ST 段和 T 波异常、传导异常（如束支传导阻滞和房室传导延迟，以及所有类型的心律失常）。

5. 收缩功能正常并不能预测更大的生存率。预后较差的患者比预后好的患者更容易出现严重的传导缺陷或室性心律失常。在心肌炎中，心室功能、心腔大小和厚度的时间变化可能很快发生，可出现局部室壁运动异常，需要进行重复超声心动图检查。

6. 心肌内膜活检仍是诊断心肌炎的金标准。为了减少局灶性心肌炎的采样误差，应在病程早期进行心内膜活检，并应收集多个标本。

7. CMR 已成为可疑心肌炎患者无创评估心肌炎症的主要工具。

8. 心肌炎单独发生或与其他免疫相关的不良事件同时发生，如肌炎、重症肌无力、严重的皮疹、肠炎等。

ICI 相关的心脏毒性的严重程度可分为 4 级：1 级（G1）无症状，实验室检查异常（如心脏生物标志物检测异常，包括 ECG 异常）；2 级（G2）是具有轻微症状的异常筛查测试；3 级（G3）是中度异常测试，症状轻微；4 级（G4）包括中度至重度代偿失调，需要药物治疗或干预措施，或危及生命的疾病（表 1-2）。

表 1-2　ICI 相关的心脏毒性

分级	描述	Ⅰ级推荐	Ⅱ级推荐	Ⅲ级推荐
G1	轻度一过性反应,不必中断输液,不必干预	治疗前推荐检查 ECG 和检测 BNP、心肌梗死标志物(肌酸激酶和肌钙蛋白) 轻度异常者治疗期间密切随访		
G2	治疗或者中断输液,对症处置(如抗组胺药、NSAIDs、麻醉药或静脉输液等);24 小时内预防性用药	请心内科积极处置基础疾病(心力衰竭、心房颤动等) 主动控制心脏疾病分析按因素(包括高血压、高血脂、吸烟和糖尿病等)		
G3	延迟性(如不必快速对症进行处置,或暂时停止输液);初始处理后症状再发;住院治疗处理后症状未能完全缓解	立即请心内科会诊 完善 ECG 检查、心肌损伤标志物(肌酸激酶和肌钙蛋白)、炎性标志物(ESR、CRP、WBC) 心脏彩超或 MRI 检查 心电监护 永久停用 ICIs 给予甲泼尼龙冲击,一日 1g,持续 3~5 天,治疗至心功能恢复基线后,在 4~6 周逐渐减量	评估其他原因:病毒滴度、超声心动图、症状严重时行活检	
G4	威胁生命的后果;需要紧急处理	永久停用 ICIs 立即请心内科会诊 完善 ECG 检查、心肌损伤标志物(肌酸激酶和肌钙蛋白)、炎性标志物(ESR、CRP、WBC) 心脏彩超或 MRI 检查 心电监护 给予甲泼尼龙冲击,一日 1g,持续 3~5 天,治疗至心功能恢复基线后,在 4~6 周逐渐减量 针对心力衰竭等,给予对症支持治疗	激素治疗 24 小时无改善,考虑加用 ATG/英夫利昔单抗	

注:上述证据级别全部为 2A 类证据。

(三)本例病例特点

具有多系统损害的临床表现。

1. 中年男性,54 岁。

2. 既往右肾尿路上皮癌右肾切除,应用拓益治疗 2 次后 5 天出现胸闷、气短。

3. 急性起病,有明确肾癌应用免疫抑制药拓益用药史出现气短、胸闷,心肌三项、心

肌酶显著增高,NT-proBNP 增高。心电图示三度房室传导阻滞,心室率下降速度快,C4 级。冠脉造影正常。

4. 眼睑水肿,双眼睑下垂,左侧重,尿蛋白(卌),BUN、Cr 增高。

5. 患者咳少量白痰,双肺散在炎症,复查胸部 CT 示双肺炎症加重,双侧胸膜新发

增厚,白细胞增高,CRP、SAA 增高,PCT 正常。

6. 血糖增高。ACTH 降低,泌乳素增高,无血钠异常。

7. 乏力,四肢、腰部肌肉疼痛,肌酶增高,双下肢肌力Ⅳ级。

本例患者应用特瑞普利单抗后出现气短、呼吸困难,心律失常,肝肾功能异常,肺炎,眼睑下垂,血糖升高,乏力肌痛,肌力下降,累及心、肺、肝、肾、肌炎、肌痛,免疫相关性心肌炎、肺炎、肌炎肌痛、肝肾功能异常。免疫相关性心肌炎、肺炎死亡率高,病情凶险,早期及时诊断,合理使用激素冲击治疗是关键。给予甲泼尼龙琥珀酸钠一日 1g 冲击治疗,联合抗生素、保肝、营养神经等治疗,肌钙蛋白水平迅速下降,三度房室传导阻滞完全恢复,肝肾功能恢复正常,肺炎消退,心肌炎和肌炎(肌无力和面瘫)的症状逐渐减轻,改为甲泼尼龙口服,出院随访。

高剂量的皮质类固醇激素(即甲泼尼龙一日 1000mg,使用 3 ～ 5 天,接着泼尼松 1mg/kg)被认为是急性期的第一线治疗。在对大剂量类固醇没有立即反应的患者中,应考虑使用其他药物,如霉酚酸酯、英夫利昔单抗或抗胸腺细胞球蛋白,大剂量静脉内免疫球蛋白或免疫吸附、血浆置换等疗法。

随着肿瘤免疫治疗研究的深入,免疫抑制药的使用会越来越广泛,对其所导致的心肌炎的发病率越来越高。医师要善于发现隐藏在癌症免疫治疗背后的杀手——免疫相关性心肌炎,监测肌钙蛋白,早期发现,及时有效治疗,让免疫抑制药造福更多的患者。

(冯惠平 解俊敏)

参 考 文 献

[1] 中国临床肿瘤学会指南工作委员会. 中国临床肿瘤学会(CSCO)免疫检查点抑制剂相关的毒性管理指南. 北京:人民卫生出版社,2019.

[2] Prevel R,Colin G,Calès V,et al. Third degree atrio-ventricular blockade during a myocarditis occurring under anti-PD1:Case report and literature review. Rev Med Interne,2020. PII:S0248-8663(20)30011-4.

[3] Mahmood S S,Fradley M G,Cohen J V,et al. Myocarditis in Patients Treated with Immune Checkpoint Inhibitors. J Am Coll Cardiol,2018,71(16):1755-1764.

[4] Tajiri K,Aonuma K,Sekine I. Immune checkpoint inhibitor-related myocarditis. Jpn J Clin Oncol,2018,48(1):e7-12. DOI:10.1093/jjco/hyx154.

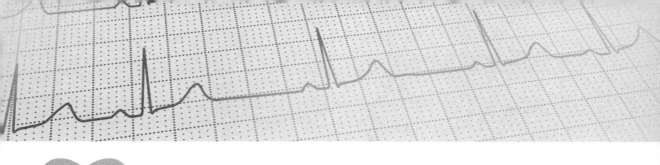

第二章　晕厥篇

病例 8　剥茧抽丝，探寻真相——究竟为何晕厥

以晕厥为主诉就诊的患者临床上并不少见，晕厥的原因多种多样，可分为神经介导的反射性晕厥、体位性低血压、心源性晕厥。我院治疗一例晕厥患者，发作时心率减慢，血压降低，什么原因导致患者反复晕厥发作？让我们剥茧抽丝探索患者反复晕厥真相。

一、病史

患者：男性，77 岁。

主诉：主因发作性胸闷、心悸伴晕厥发作 4 年，加重 2 小时入院。

现病史：患者缘于 4 年前情绪激动后出现胸闷、心悸，自觉心跳不适伴大汗，继之意识丧失，无胸痛，无头晕，否认大小便失禁，数分钟后可自行缓解。缓解后无肢体活动障碍等任何不适，活动无受限，未予重视。入院前 2 小时患者精神紧张后突然再次出现上述症状，伴小便失禁，意识丧失，呼之不应，可触及脉搏搏动，平卧 2 分钟后患者意识恢复，无肢体活动障碍，言语表达可。到本地医院查心电图示窦性心动过缓，47 次/分，Ⅰ、aVL 导联 R 波有顿挫，$V_1 \sim V_6$ 导联 T 波低平，建立静脉通路，给予生理盐水 500ml 静脉滴注。住院后复查心电图提示窦性心律，Ⅰ、aVL 导联 R 波有顿挫，$V_4 \sim V_6$ 导联 T 波双向或倒置，血压 214/101mmHg，双侧血压一致，

反复多次测血压无明显下降，给予卡托普利 25mg 口服，血压逐渐降至 160/100mmHg 左右。入院半小时后患者晕厥再次发作，意识丧失、大汗、四肢抽搐，小便失禁，血压 60/？mmHg，心电图较前比较：一过性 $V_3 \sim V_6$ 导联 T 波倒置加深。紧急给予多巴胺 3mg 静脉推注，约 3 分钟患者意识恢复，无肢体及语言障碍，血压升至 120/90mmHg 左右。

既往史：既往"高血压病"病史 30 年，血压最高 180/90mmHg，长期口服"北京降压 0 号"降压治疗，血压控制在 150 ~ 160/ 80 ~ 90mmHg。吸烟史 50 年，平均 20 支/日。饮酒史 50 年，饮酒 100ml/日。无药物过敏史。

家族史：家族中无同类病患者。

二、体格检查

体温 35.6℃，脉搏 72 次/分，呼吸 20 次/分，血压 137/84mmHg。神清语利，查体合作，未见颈静脉怒张及颈动脉异常搏动，双肺呼吸音清，未闻及明显干、湿啰音，心界不大，心率 72 次/分，律齐，各瓣膜听诊区未闻及病理性杂音，腹平坦，腹软，肝脾肋下未触及，叩鼓音，肠鸣音正常存在，双下肢无水肿，神经系统检查未见异常。

三、辅助检查

1. 晕厥发作时心电图　窦性心律，Ⅲ、aVF 导联 rS 型，$V_4 \sim V_6$ 导联 T 波双向或倒置(图 2-1,图 2-2)。

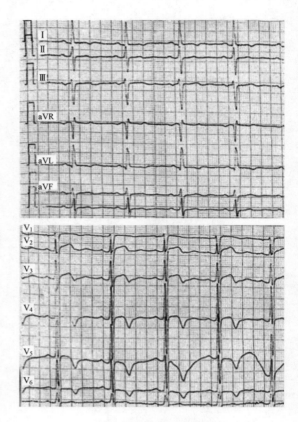

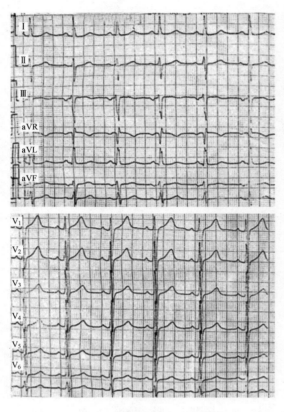

图 2-1　未晕厥时心电图

图 2-2　晕厥发作时心电图

BNP 172.0pg/ml。

空腹血糖 6.7mmol/L。

心肌三项、心肌酶谱正常,血脂、肝功能、电解质正常、凝血四项、D-二聚体正常。甲功五项正常。

2. 心脏超声　主动脉瓣少量反流、二尖瓣少量反流、左室舒张功能减低。

3. 头颅 CT　①右侧基底节区腔隙性脑梗死;②脑萎缩。

4. Holter　窦性心律,最高心率 79 次/分,平均心率 55 次/分,房性期前收缩,短阵房速;室性期前收缩;可见 T 波改变。未见长 RR 间期。

5. 实验室检查

血、尿、便常规:正常。

血气分析:氧分压 127.0mmHg。

肾功能:尿素 7.9mmol/L。

四、初步诊断

1. 晕厥原因待查。

冠状动脉性心脏病。

急性冠脉综合征。

恶性心律失常。

血管迷走性晕厥。

2. 高血压病 3 级(很高危)。

五、诊治经过

给予抗血小板、抗凝、稳定斑块、降压等治疗。

六、病例特点

1. 老年男性,77岁,急性发作,病史长达40年。

2. 有高血压病史,长期吸烟、饮酒史。

3. 发作有情绪激动诱因,发作时心率慢,血压低,小便失禁,意识丧失,出汗。

4. 心电图,Ⅱ、Ⅲ、aVF、$V_2 \sim V_6$导联P波双向或倒置,aVR导联似乎抬高,Ⅰ、aVL导联R波有顿挫,$V_1 \sim V_6$导联T波低平。发作时:一过性$V_3 \sim V_6$导联T波倒置加深。

5. 心脏超声,主动脉瓣少量反流、二尖瓣少量反流、左室舒张功能减低。

6. 头颅CT,右侧基底节区腔隙性脑梗死;脑萎缩。

七、病例总结及讨论

(一)晕厥的鉴别诊断

晕厥是指一过性全脑血液低灌注导致的短暂意识丧失,其特点为发生迅速、一过性、自限性并能够完全恢复。发作时因肌张力降低,不能维持正常体位而跌倒。

晕厥临床常见的病因见表2-1。

1. 神经介导的反射性晕厥

(1)血管迷走性晕厥:由情绪紧张和长时间站立诱发,并有典型表现,如伴有出汗、面色苍白、恶心及呕吐等。一般无心脏病史。

(2)情境性晕厥:发生于特定触发因素之后。

表 2-1 晕厥分类

神经介导的反射性晕厥	血容量不足
血管性迷走性晕厥	出血、腹泻、呕吐等
情绪引起:恐惧、疼痛、操作、恐血症	心源性晕厥
直立体位引起	心律失常性晕厥
情境性晕厥	心动过缓
咳嗽、打喷嚏	窦房结功能异常(包括快-慢综合征)
胃肠道刺激(吞咽、排便、腹痛)	房室交界区功能异常
排尿(排尿性晕厥)	植入设备功能障碍
运动后	心动过速
餐后	室上性(包括心房颤动伴预激综合征)
其他(如大笑、操作、举重)	室性(特发性、继发于器质性心脏病)
颈动脉窦性晕厥	药物引起的心动过缓和心动过速
不典型晕厥[没有明显诱发因素和(或)表现不典型]	遗传性心律失常综合征(如长QT综合征、Brugada综合征、短QT综合征、儿茶酚胺敏感性室速等)
体位性低血压性晕厥	器质性心血管疾病性晕厥
原发性自主神经功能衰竭	心脏瓣膜病、急性心肌梗死/缺血、梗阻型心肌病、心脏肿物(心房黏液瘤、肿瘤等)、心包疾病/心脏压塞、先天性冠状动脉异常、人工瓣膜异常
单纯自主神经功能衰竭、多系统萎缩、没有自主神经异常的帕金森病、路易体痴呆	
继发性自主神经功能衰竭	其他,包括肺栓塞、急性主动脉夹层、肺动脉高压、发绀性先天性心脏病
糖尿病、淀粉样变性、尿毒症、脊髓损伤	
药物引起的体位性低血压	
乙醇、血管扩张药、利尿药、吩噻嗪类、抗抑郁药	

（3）颈动脉窦过敏综合征：晕厥伴随转头动作、颈动脉窦受压（如局部肿瘤、剃须、衣领过紧）。

2. 体位性低血压性晕厥

（1）发作在起立动作后。

（2）晕厥时记录到血压降低。

（3）发生在开始应用或调整引起血压降低的药物剂量之后。

（4）存在自主神经疾病或帕金森病。

（5）出血（肠道出血、宫外孕）。

3. 心源性晕厥　危险性高，预后差，在晕厥中居第二位。

（1）心律失常性晕厥：心电图具有下列征象之一可诊断为心律失常性晕厥：①在清醒的状态下持续窦性心动过缓（<40次/分）、反复窦房传导阻滞或窦性停搏大于3秒，并

且非体育运动训练所致；②二度Ⅱ型和三度房室传导阻滞；③交替性左、右束支传导阻滞；④室性心动过速或快速的阵发性室上性心动过速；⑤非持续性多形性室性心动过速合并长或短QT间期；⑥起搏器或ICD故障伴有心脏停搏。

（2）器质性心血管病合并晕厥：当晕厥合并急性心肌缺血（有或无心肌梗死）证据时，可明确心脏缺血相关的晕厥。在心房黏液瘤、左心房球形血栓、严重的主动脉瓣狭窄、肺栓塞或急性主动脉夹层患者中出现晕厥时，则高度可能为器质性心肺疾病所致的晕厥。

4. 脑源性TIA、脑干梗死　意识丧失鉴别流程图（图2-3），晕厥诊断流程图（图2-4，图2-5）。

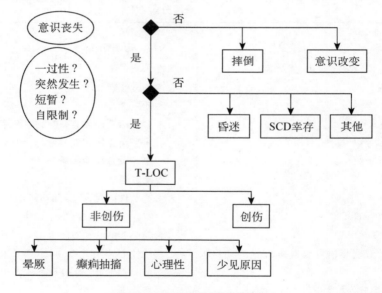

图 2-3　意识丧失鉴别流程图

注：SCD. 心脏性猝死；T-LOC. 短暂意识丧失。

（二）结合本例患者特点的考虑

1. 血管迷走性晕厥　患者发作有情绪激动诱因，发作时心率慢，血压低，出汗，小便失禁，意识丧失，很像高迷走导致的血管迷走性晕厥，可到上级医院做直立倾斜实验检查。

2. 冠状动脉性心脏病（急性冠脉综合

征）　患者有高血压、长期吸烟史等冠心病危险因素，晕厥前有胸闷，心电图未发作时表现为Ⅱ、Ⅲ、aVF、$V_2 \sim V_6$ 导联P波双向或倒置，aVR导联似乎抬高，Ⅰ、aVL导联R波有顿挫，$V_1 \sim V_6$ 导联T波低平。发作时一过性 $V_3 \sim V_6$ 导联T波倒置加深，较前明显动

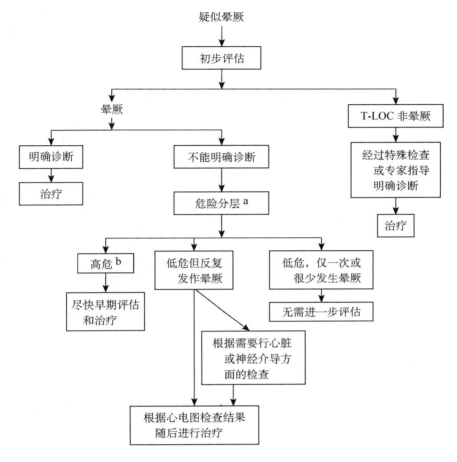

图 2-4 晕厥诊断与评估流程

[a] 可能需要实验室检查；[b] 短期发生严重事件的风险。

态演变,不除外 LAD 近端或左主干严重狭窄病变所致缺血。心肌酶正常可排除心肌梗死,但以上表现,不除外极高危不稳定型心绞痛,建议及早行冠脉造影明确冠脉情况。

3. 心律失常 发作时心率慢,Holter 最高心率 79 次/分,平均心率 55 次/分,有房速发作,住院监护未发现恶性心律失常且心动过缓>40 次/分,因此暂不支持心律失常所致晕厥。

(三)冠脉造影

为明确病因行冠脉造影,表现为 LM 斑块;LAD 多发斑块,中段近端狭窄 90%;D1 近中段狭窄 60%～70%;LCX 多发斑块,近

中段狭窄 60%～70%;RCA 多发斑块,近中段狭窄 50%～60%,PL 分支开口狭窄 90%。诊断三支病变累及前降支、回旋支、右冠(图 2-6)。

(四)前降支近端病变特点

有半数以上的急性致命性心肌梗死患者,其急性病变是在左前降支近端,是急性致命性梗死的高危险部位。冠状动脉前降支是冠状动脉左主干的延续,一旦发生狭窄或闭塞就会严重影响左心室、室间隔及心尖部的供血,从而影响左心室的功能,严重时可导致心肌梗死。冠状动脉前降支从心脏解剖上讲是左心室、室间隔及心尖部的主要供血血管,

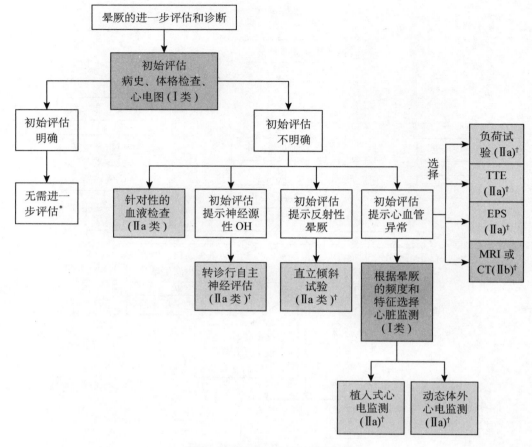

图 2-5 晕厥的进一步评估和诊断

注：不同颜色对应相应推荐类别。* 适用于无明显受伤或心血管疾病的初始评估正常患者；必要时患者有社区医师随访。† 在所选择的患者中。

EPS. 电生理检查；OH. 直立性低血压；TTE. 经胸超声心动图。

其近端有多个较大的对角支和前间隔支分支，其近段发生严重狭窄或梗阻后，行 PCI 术时因手术器械刺激、缩血管物质的释放或介入治疗中血管活性物质的释放，影响微循环自身调节，易发生冠脉前降支远端痉挛或周围微血管和病变内痉挛，并且在此基础上容易继发冠状动脉急性闭塞。在前降支近端 PCI 术时若累及较大的分支，且边支血管开口存在病变，由于球囊扩张时的"铲雪效应"易发生对角支及前间隔支闭塞，即使术中实施边支血管导丝保护，也难免影响边支血管的供血，从而影响心肌细胞供血供氧，进一步

影响心功能，这无疑增加手术风险及远期心血管事件的发生率，从而影响患者预后。

前降支近端病变的临床特点如下。

1. 左前降支近端闭塞易发生致命性心肌梗死。Griffith 等发现，在急性心肌梗死患者中，左前降支近端病变引起的前间隔心肌缺血是室性心动过速及心室颤动的重要原因。

2. 左前降支近端阻塞比冠状动脉的其他支病变更易引起完全性心肌传导阻滞，前间隔心肌是传导系统的所在部位。

3. 前降支支配的前壁、前间壁心肌在心

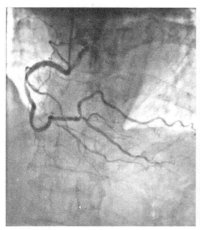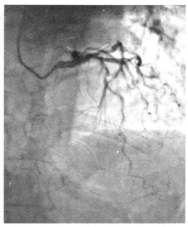

图 2-6 冠脉造影

室壁收缩中最为重要,尤其是 LAD 近段的严重狭窄及闭塞对心功能的影响最大,易发生心功能不全。

4. 前降支近端闭塞与远端闭塞在梗死动脉上有一定的差异,心电图表现也有不同,前降支近端闭塞在Ⅰ、aVL 导联 ST 段抬高的检出率明显高于前降支远端闭塞,对应Ⅱ、Ⅲ、aVF 导联 ST 段压低检出率明显高于前降支远端闭塞。

5. 罪犯血管为前降支时,可以表现超急性期 T 波、Wellens 综合征或 De Winter 综合征。此三种心电图表现具有尚可的敏感性和较高的特异性。

该患者 LAD 多发斑块,中段近端狭窄 90%;PL 分支开口狭窄 90%;PL 支配侧壁供血,考虑 LAD 近段狭窄病变为罪犯血管,易引起恶性心律失常、心力衰竭、致命性心肌梗死,拟双导丝技术对该患者 LAD 行介入治疗,于 LAD 成功植入支架 1 枚,术后抗血小板、调脂、降压、改善冠脉循环等治疗,此后随访已经 3 年,患者未再次发作晕厥。

患者反复晕厥发作考虑与 LAD 病变有关,至此真相大白,明确患者反复晕厥发作是情绪激动诱发冠脉急性缺血所致。

(冯惠平　贾辛未)

参 考 文 献

[1] 中华心血管病杂志编辑委员会,中国生物医学工程学会心律分会,中国老年学和老年医学学会心心血管病专业委员会,等.晕厥诊断与治疗中国专家共识(2018).中华心血管病杂志,2019,47(2):96-107.

[2] 林佑善.左前降支近端急性病变对致命性心肌梗死的重要性:临床病理研究.国际心血管病杂志,1982(3):46-47.

病例 9　拨云见日终有时——反复晕厥一例

我们在临床工作中常常会遇到以"晕厥"症状前来就诊的患者,除非有明确的器质性疾病,有很多晕厥在发生后,寻找原因存在一定的困难。如果不能及时明确病因,患者的晕厥可能会反复发作,尤其是心源性晕厥,甚至危及患者的生命。如何拨开迷雾,寻找真相!

一、病史

患者:中年男性,57岁。

主诉:突发一过性意识丧失。

现病史:18小时前,患者无明显诱因突然出现头晕、黑矇,无胸痛、胸闷,无心悸,无呼吸困难,随即出现意识丧失,伴有"抽搐",无双眼上吊及口吐白沫,无大汗,约1分钟意识恢复,无大、小便失禁,无肢体活动障碍。就诊于当地县医院,测血压145/90mmHg,心率70次/分,头颅CT平扫未见异常,心电图示窦性心律、完全性左束支传导阻滞。为进一步诊治来我院。

既往史:"高血压病"病史10年,最高160/120mmHg,间断口服"硝苯地平缓释片10mg,2次/日"治疗,未规律监测血压。否认"糖尿病、脑血管病、哮喘"等病史。无手术、外伤及输血史。无肝炎、结核、伤寒、疟疾等传染病病史及其接触史。否认药物、食物过敏史。

个人史:吸烟史30年,每日10余支。少量饮酒史30余年。

二、体格检查

体温36.4℃,脉搏72次/分,呼吸19次/分,血压145/85mmHg。神清语利,查体合作,口唇无发绀,未见颈静脉怒张及颈动脉异常搏动。双肺呼吸音清,双肺未闻及干、湿啰音及胸膜摩擦音。心前区无隆起,心尖冲动不明显,未触及震颤。心界无扩大,心率72次/分,律齐,心音正常,无分裂,各瓣膜听诊区未闻及病理性杂音及额外心音。无心包摩擦音及心包叩击音,P2=A2。腹平软,肝脾肋下未触及,肝区及双肾区无叩痛,无移动性浊音,未闻及腹部血管杂音,肠鸣音存在。神经系统检查未见异常。

三、辅助检查

1. 入院心电图 窦性心律,完全性左束支传导阻滞(图2-7)。

2. 胸片 两肺间质性改变。

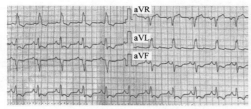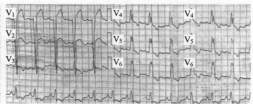

图2-7 入院心电图

3. 心脏彩超 各房室大小正常,左室舒张功能减低,EDD 4.3cm,EF 66.2%。

4. 头颅CT平扫未见异常

5. 实验室检查

急查血常规、心肌三项、D-二聚体、血气分析正常。

BNP 983pg/ml。

肾功能、电解质正常。

随机血糖9.1mmol/L。

凝血四项大致正常。

血脂,总胆固醇5.99mmol/L,低密度脂蛋白胆固醇3.95mmol/L。

肝功能、心肌酶谱大致正常。

空腹血糖6.0mmol/L。

甲状腺功能大致正常。

四、初步诊断

1. 晕厥原因待查。

心源性晕厥?

脑源性?

神经反射性?

2. 高血压病 3 级(极高危)。

3. 血脂异常。

五、诊治经过

入院后给予积极控制血压、调脂等治疗。分析患者的晕厥特点,前驱症状不明显且短暂,突然发作,发作前有头晕、黑矇,发作时伴有抽搐,时间短暂,可自然恢复,恢复后无遗留症状,考虑心源性晕厥的可能性大,但患者无心脏病史,发作前无胸痛、胸闷,无呼吸困难,是否存在缓慢或快速心律失常,密切监测心律情况,查 24 小时动态心电图;同时查动态脑电图、头颅 MRI、颈部血管超声除外脑源性晕厥。

1. 24 小时动态心电图回报,窦性心律、房早(114 次)、室早(667 次)、完全性左束支传导阻滞,未见>2.0 秒长间歇,无房室传导阻滞,无明显 ST-T 改变(患者行动态心电图期间无晕厥发作,无特殊不适主诉)。

2. 动态脑电图未见明显异常。

3. 头颅 MRI+MRA 可见腔隙性脑梗死、MRA 大致正常。

4. 颈动脉+椎动脉超声示右侧颈内动脉内中膜局限性增厚。

5. 直立倾斜试验阴性。

检查结果未发现明确器质性病变,无法解释患者晕厥的原因。考虑患者可能存在尚未捕捉的快速心律失常,或间歇性房室传导阻滞;故进一步复查动态心电图。另外,患者有高血压病史、长期吸烟史,入院查血脂异

常,检查患者冠脉血管情况。

患者在入院的第 5 天再次出现晕厥,患者于病房中散步时,无任何诱因,突然出现黑矇,随即出现意识丧失并倒地,面色青紫、牙关紧闭,伴有抽搐,无口吐白沫,立即呼叫医师,约 30 秒患者意识恢复。追问患者,意识丧失前无胸痛、胸闷,无呼吸困难、心悸感,查心电图(患者已清醒),窦性心律、完全性左束支传导阻滞,窦性心律不齐? 房性期前收缩未下传(图 2-8)?

6. 复查 24 小时动态心电图,窦性心律,房性期前收缩,室性期前收缩,完全性左束支阻滞,短阵室速,未见>2.0 秒长间歇,无房室传导阻滞。

7. 冠脉造影检查,右优势型冠脉;LM未见明显斑块,LAD 斑块,LCX 未见明显斑块,RCA 斑块,中段狭窄 20%~30%(图2-9)。

此时仍然未找到可以解释患者晕厥的病因,但目前根据患者的意识丧失时发作时的表现(发作突然,发作时面色发绀,伴有抽搐,不足 1 分钟意识恢复,恢复后无遗留症状),仍高度怀疑心源性晕厥;结合心脏超声及冠脉造影检查未发现严重病变,考虑患者存在间歇性高度房室传导阻滞或室性心动过速、心室颤动等恶性心律失常的可能性大。下一步建议患者行心内电生理检查。

这时患者再次出现晕厥,无诱因,突然发作意识丧失,性质同前,立即查心电图,心室颤动(图 2-10)。立即给予非同步直流电复律,患者转复窦性心律。

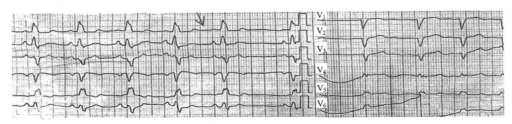

图 2-8 心电图(患者清醒时)

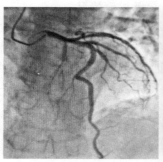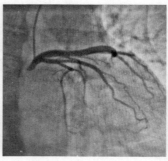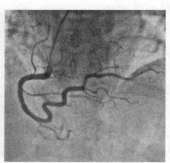

图 2-9　冠脉造影

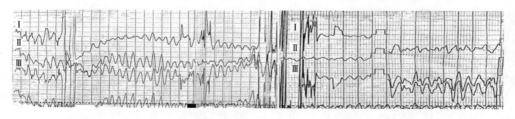

图 2-10　晕厥发作时心电图

根据 2012 年 ACC/AHA/HRS 心律失常器械治疗建议植入式心脏转律除颤器(implantable cardioverter defibrillator,ICD)二级预防的 Ⅰ 类适应证:①非可逆性原因导致的心室颤动或血流动力学不稳定的持续性室性心动过速造成的心脏停搏;②晕厥原因不确定,但心脏电生理检查能够诱发出临床相关的,具有明显血流动力学障碍的特发性室性心动过速或心室颤动。

此患者符合 ICD 二级预防 Ⅰ 类适应证,无禁忌证,遂给患者安装 ICD,术后患者恢复好,在院期间未再出现晕厥!病情好转出院。

六、出院诊断

1. 心律失常。
房性期前收缩。
室性期前收缩。
短阵室性心动过速。
心室颤动。
完全性左束支传导阻滞。

2. 心源性晕厥。
3. 冠状动脉粥样硬化症。
4. 高血压病 3 级(极高危)。
5. 血脂异常。
6. 腔隙性脑梗死。

七、病例总结及讨论

1. 晕厥的评估　晕厥是指一过性全脑血液低灌注导致的短暂意识丧失(transient loss of consciousness,TLOC)。其特点是起病快,持续时间短,具有自发性和自限性。晕厥很常见,约有 1/3 的人在一生中出现过晕厥,晕厥的病因有很多是良性的,然而仔细的评估非常重要,因为晕厥也可能是危险性心脏病的指标,提示存在心脏性猝死的危险。而且在心源性晕厥中,相当一部分患者是心律失常原因引起的,而这类心律失常在晕厥症状发生后往往不容易捕捉,导致对患者的误判。当心律失常再次发作,可导致患者再次晕厥,甚至猝死。本例患者在入院后的相关检查回报,开始并未发现引起晕厥的明确器质性病变,如果轻易地将患者的晕厥原因定为良性的晕厥,而让患者出院,可能会造成患者的院外死亡。

2. **心源性晕厥** 所谓心源性晕厥,是指因心排血量突然降低引起全脑血液低灌注而导致的短暂意识丧失。较非心源性晕厥少见,但发病后果较严重。心源性晕厥发作的特点是前驱症状不明显,一般与体位无关,多伴有面色苍白、发绀、呼吸困难,心率和心律明显改变;偶伴抽搐,可能与运动或劳累相关,多有摔伤甚至大小便失禁,严重者可猝死。尤其是存在器质性心脏病或左心室功能不全者,若出现晕厥,应高度警惕猝死的危险。本例患者每次发作都没有明显的诱因,与患者体位无关,且伴有面色发绀、抽搐,约1分钟自行恢复,故发作特点符合心源性晕厥的特点。

心源性晕厥常见的原因:①严重的心律失常,包括缓慢性心律失常(病态窦房结综合征、高度的房室传导阻滞)和快速性心律失常(频率快的室上速、室速、室颤);②心脏排血受阻(左心室流出道受阻,主动脉瓣狭窄、梗阻型肥厚性心肌病;右心室流出道受阻,原发肺动脉高压);③心肌本身病变(心肌梗死、重症心肌炎,缺氧发作;法洛四联症;心肌病;扩张型心肌病、肥厚型心肌病、限制型心肌病、致心律失常性右室心肌病)等。

本例患者冠脉血管造影未见明显意义的狭窄,心脏超声大致正常,明确发现导致患者晕厥的直接原因是心室颤动,但这个患者无明显的器质性心脏病,心室颤动的原因又是什么呢?

3. **室颤原因分析——"戴着面具"的高危心律失常** 心室颤动是最严重的恶性心律失常,如不及时除颤往往会导致患者猝死。心室颤动的原因主要有以下几种:①冠状动脉粥样硬化性心脏病,尤其是发生不稳定型心绞痛、急性心肌梗死、心功能不全和(或)室

壁瘤的患者;②原发性扩张型和肥厚型心肌病;③瓣膜病,尤其是主动脉瓣狭窄或关闭不全合并心绞痛或心功能不全的患者;④离子通道病,Brugada综合征、原发性长QT间期综合征等;⑤病窦综合征或完全性房室传导阻滞所致严重心动过缓;⑥严重电解质与酸碱平衡失调;⑦麻醉、手术意外;⑧中毒、严重过敏;⑨电击或雷击;⑩低温等。

本例患者平素及发作前均无胸痛、胸闷症状,且冠脉造影未发现有临床意义的狭窄,动态心电图未发现"冠脉痉挛"的心电图表现;心脏超声及各项化验指标(血气分析、电解质)均正常,故不考虑冠脉缺血、结构性心脏病、严重的电解质紊乱与酸碱失衡造成的心室颤动。从患者的心电图分析,患者的心电图无典型Brugada波,QT间期正常,每次晕厥并非运动或情绪激动诱发,家族中无猝死病史,暂无离子通道病的证据。

那么患者的心室颤动是何原因造成的呢?患者晕厥之前常伴有头晕、黑矇,患者会不会是在严重的心动过缓,甚至心脏停搏的基础上出现的心室颤动呢?动态心电图显示患者窦房结功能正常,不支持病态窦房结综合征引起的心动过缓。那么患者是否存在阵发性房室传导阻滞呢?

阵发性房室传导阻滞是一个很难定义,可能有致死性危险,没有可靠预测方法,常易被漏诊、误诊的临床症状。此类患者在1:1的房室传导过程中,会突然变成完全性房室传导阻滞,次级起搏点的逸搏延迟出现,从而产生显著的血流动力学状态恶化的临床症状,表现为晕厥或阿-斯综合征,甚至猝死。此类阻滞常出现于PP间期突然延长后,常为房性期前收缩(下传、未下传)、窦性心律不齐或伴有逆传的室早诱发,可能机制是在房室结以下部位的4相阻滞,因为缺乏可靠的起搏点,病情危重,又因为是阵发阻滞,常规心电图的PR间期是正常的,常规检查不一定发现,容易漏诊。阵发性三分支阻滞是其

中的重要分型，大多数病例是在一侧束支或分支已有完全性传导阻滞，而另一侧束支或分支在合适的条件下发生了4相传导阻滞，从而导致完全性房室传导阻滞。

本例患者已存在左束支传导阻滞，右束支很可能在合适的条件下发生4相阻滞，导致完全性传导阻滞，因阻滞点低，无可靠的低位的起搏点，患者出现心脏停搏，从而诱发室颤。当患者住院期间第二次晕厥后，心电图发现了长PP间期；而且患者在安装ICD后，未再出现意识丧失，ICD也未放电！我们知道，ICD的作用是预防室性心动过速、心室颤动引起的心脏性猝死，并不能预防室性心动过速、心室颤动的发生。安装ICD后，随访患者，ICD未放电，说明患者未出现心室颤动，但患者在住院期间出现了3次晕厥，出院后为何患者不再晕厥？很可能是因为患者发生完全性房室传导阻滞时，ICD的起搏功能起了作用，故患者不再出现心脏停搏，也不会诱发心室颤动，ICD也不会出现放电。

4. ICD的主要功能　心脏性猝死是心血管疾病的主要死亡原因之一，占心血管病死亡总数的1/2以上，严重危及生命。据2009年中国人群心脏性猝死流行病学调查显示，心脏性猝死发生率为41.84/10万。若以13亿人口推算，我国每年猝死的总人数约为54.4万！心脏性猝死最常见的直接原因（约82%）是恶性室性心律失常，如室性心动过速（室速）、心室颤动（室颤），使心脏绝对或相对丧失泵血，且多发生在院外，争取在数分钟内实施电击是降低该类患者死亡率的关键。

植入型心律转复除颤器（implantable cardioverter defibrillator，ICD）是临床上治疗持续性或致命性室性心律失常的一个重要医学仪器，ICD具有支持性起搏和抗心动过速起搏、低能量心脏转复和高能量除颤等作用，能在几秒内识别患者的快速室性心律失常并能自动放电转复或除颤，并可在心脏停搏或心动过缓时起到起搏的作用，明显减少恶性室性心律失常的猝死发生率，挽救患者的生命。有许多大规模前瞻性随机试验（如AVID、CASH、CIDS等临床研究）均证明了ICD可明显降低心搏骤停或心律失常死亡率及总死亡率，效果明显优于抗心律失常药物，已成为无可逆性诱发因素的心脏性猝死高危患者的首选治疗措施。

5. 病例总结　本病例存在一个遗憾，未能捕捉到室颤发作前的心电图。但这个病例，可以给我们一些"警示"和思考。临床上遇到晕厥的患者，一定要根据患者的病史以及晕厥的特点，认真评估患者可能的晕厥原因，不能轻易排除心源性晕厥，尤其是阵发性房室传导阻滞、交替性束支阻滞等一些可能"戴着面具"，隐藏在背后的"杀手"。

（张　晶）

参 考 文 献

[1] 余金波，智宏，马根山.2018年欧洲心脏病学会晕厥诊断与管理指南解读.中国介入心脏病学杂志，2018，26（9）：492-496.

[2] Ekizler Firdevs Aysenur，Sahin Mursel，et al. Atrial pacing-induced paroxysmal atrioventricular block：Concealed conduction or phase 3 block or intrahisian reentry？ Pacing and Clinical Electrophysiology：PACE，2019，42（8）：1165-1166.

[3] 吴祥，张斌，李娜.阵发性完全性房室阻滞与心源性晕厥.实用心电学杂志，2010，19（1）：43-48.

[4] Siebels J，Capatto R，Ruppel R，et al. Preliminary results of the cardiac arrest study Hambourg（CASH）CASH investigators. Am J Cardiol，1993，72（16）：109-113.

[5] Connolly S J，Gent M，Roberts R S，et al. Canadian Implantable Defibrillator Study（CIDS）：a randomized trail of the Implantable Cardioverter Defibrillator. Circulation，2000，101（11）：1297-1302.

[6] Antiarrhythmics versus Implantable Defibrillators（AVID）Investigators. A comparison of antiarrhythmic-drug therapy with implantable defibrillators in patients resuscitated from near-fatal ventricular arrhythmias. NEng J Med,1997,337(22):1576-1583.

病例 10 大妈"伤心"过度，晕厥急诊入院——再谈"应激性心肌病"

一、病史

患者：绝经后女性，54 岁，汉族，已婚，农民，河北保定雄安新区人。

主诉：主因"突发短暂意识丧失"于 2019-09-30 21：20 入院。

现病史：5 小时前，无明显诱因突发意识丧失，摔倒在地，右侧眼角及脸颊部摔伤，无大、小便失禁及四肢抽搐，约 10 分钟意识转清，无肢体活动障碍、言语不利等。当地医院检查心肌三项可见明显异常（未见报告），口服阿司匹林、硫酸氢氯吡格雷片各 300mg，阿托伐他汀 20mg，后转入我科。急诊及入科心电图显示，窦性心律，QT/QTc 延长，600/666 毫秒，$V_2 \sim V_6$ 导联 T 波倒置，频发室性期前收缩和室早连发（R-on-T）（图 2-11，图 2-12）。

既往史及家族史：近 1 个月发现高血压，血压最高 170/？ mmHg，间断口服药物硝苯地平控释片 30mg，1 次/日，控制佳。家族中无晕厥及猝死患者。

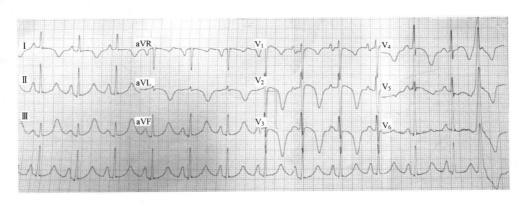

图 2-11　心电图（2019-09-30，20：08，急诊科）

注：窦性心律，可见室性期前收缩，QT 间期延长 0.60 秒，$V_2 \sim V_6$ 导联 T 波倒置。

二、体格检查

体温 36.3℃，脉搏 74 次/分，呼吸 19 次/分，血压 127/75mmHg。双肺呼吸音清，双肺无干、湿啰音，心率 74 次/分，律不齐，可闻及早搏，各瓣膜听诊区未闻及病理性杂音。

三、辅助检查

1. 实验室检查

血气分析：乳酸 2.5mmol/L，余正常。

NT-proBNP 1156.0pg/ml。

D-二聚体、电解质、肾功能、随机血糖在正常范围。

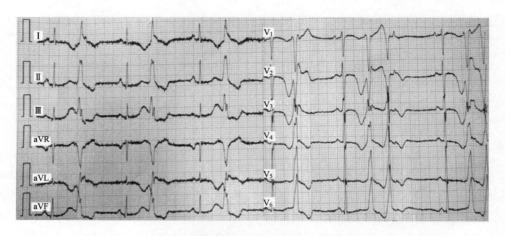

图 2-12　心电图(2019-09-30,21:27,造影术前)

注:窦性心律,QT 间期延长 0.60 秒,频发室性期前收缩和室早连发,"R-on-T",$V_2 \sim V_6$ 导联 T 波倒置或低平。

心肌三项肌钙蛋白稍高,肌钙蛋白 I1.8ng/ml(正常范围 0.000~0.034ng/ml),CK-MB 和肌红蛋白正常范围。

2. 心脏彩超　EDD 4.9cm,EF 56%,节段性室壁运动异常,前间隔及后间隔中间段-心尖段运动幅度减低,运动欠协调,余室间隔及左室厚度振幅正常,二、三尖瓣少量反流。

3. X 线胸片　示心脏外形轻度增大。

四、初步诊断

1. 冠状动脉性心脏病。

急性非 ST 段抬高性心肌梗死?

室性期前收缩。

QTc 间期延长。

心源性晕厥。

2. 高血压病 2 级(极高危)。

处理:急诊 PCI,排除冠脉严重狭窄病变,必要时支架治疗。冠脉造影结果:LM、LCX 及 RCA 斑块,LDA 多发斑块,近中段狭窄 40%~50%。

补充病史:2 天前姑姑"火灾烧伤"去世,极度悲伤难过。

五、诊治过程

入院后反复出现室性期前收缩和尖端扭转性室速(图 2-13,图 2-14),静脉滴注利多卡因后尖端性室速未见再次出现,7 天后 QT 逐渐恢复正常(QT/QTc:440/440 毫秒),$V_2 \sim V_6$ 导联 T 波倒置变浅,但是仍频繁室性期前收缩(35 578 次/24 小时),未再次晕厥及肌钙蛋白升高,口服美西律一日 450mg,复查心脏超声提示完全恢复正常,住院 10 天好转出院。修正诊断:应激性心肌病,心源性晕厥,心律失常,QT 间期延长,室性期前收缩,尖端扭转性室速。出院 1 周(发病 18 天)复诊无不适,体表心电图无变化,动态心电图示室性期前收缩 2550 次/24 小时。

六、出院诊断

应激性心肌病。

心源性晕厥。

QT 间期延长。

心律失常。

室性期前收缩。

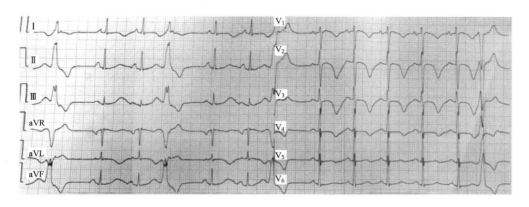

图 2-13　心电图 (2019-09-30,23:27,术后)
注:窦性心律,室性期前收缩,V_2～V_6 导联 T 波倒置或低平,QT:0.60 秒。

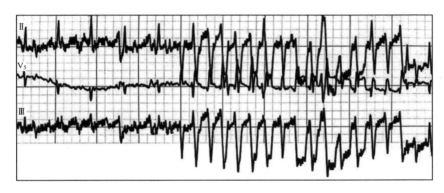

图 2-14　心电图 (2019-10-01 16:04,冠脉造影术后第 1 天)
注:尖端扭转性室速。

尖端扭转性室速。

七、病例总结及讨论

(一)应激性心肌病

应激性心肌病又名 Takotsubo 综合征 (TCM/TTS),1990 年,Sato 等在日本医学教科书首次报道 5 例此综合征患者,第一个案例为 1983 年在广岛市立医院就诊的 64 岁女性,表现为急性胸痛疑似急性心肌梗死。由于此类患者多数左心室造影可见心尖部室壁运动异常,形状似窄颈圆底日本鱼篓或呈气球样变(图 2-15),称其为"Tako-Tsubo"心肌病("Tako"章鱼,"Tsubo"捕捉篓),也称"心尖气球样变综合征""左心室心尖球囊综

合征",因多数有明确的情绪应激,又有人称其为"心碎综合征"。此后,Wittstein 等在 2005 年《新英格兰医学杂志》报道他们的病例后,Takotsubo 综合征才在世界范围内得到研究者和临床医师的关注和认识。2006 年,美国心脏协会将其纳入获得性心肌病一类,2008 年提出了"Mayo 诊断标准",2016 年制定了"心力衰竭协会诊断标准",2018 年 3 月,ESC 发表 Takotsubo 综合征国际专家共识,典型"心尖气球样特征性"影像改变占发病患者的 75%～80%(图 2-16),并完善了"国际诊断标准(Tnter TAK)",但目前为止仍然是一种未被充分认识且经常被临床医师误诊的疾病。

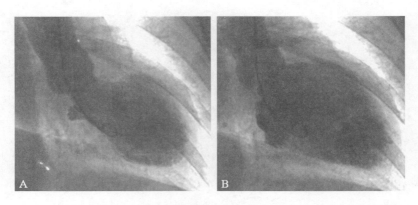

图 2-15　心室造影：左心收缩期心尖部气球样扩张（A）与舒张期功能正常（B）

来源：Komamura K，Fukui M，Iwasaku T，et al. Takotsubo cardio-myopathy：Pathophysiology，diagnosis and treatment. World J Cardiol，2014，6（7）：602-609. DOI：10. 4330/wjc. v6. i7. 602。

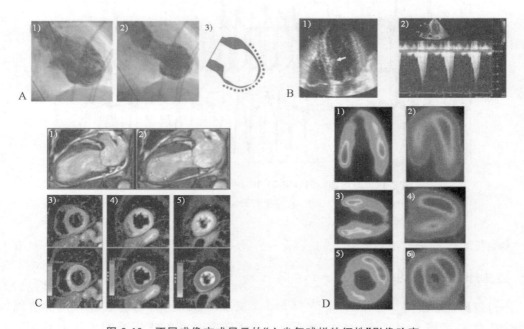

图 2-16　不同成像方式显示的"心尖气球样特征性"影像改变

注：A. 心室造影；舒张期典型 Takotsubo 型心尖气球样改变（A1）；收缩典型 Takotsubo 型心尖气球样改变（A2）；虚线表示壁运动异常的程度（A3）。B. 超声心动图显示心尖部气球样改变和左心室腔膨大；基底室间隔（白色箭）（B1）。脉冲多普勒超声检查显示左心室流出道梗阻（B2）。C. 心脏 MRI 所示心尖部球囊扩张；星号表示心包积液（C1）和黄色箭（C2）显示无运动区。短轴位 T2 加权像显示基底心肌（C3）的正常信号强度和中部和顶部心肌的整体水肿（C4 和 C5）。D. 代谢成像与正电子发射断层扫描和[18]F 氟脱氧葡萄糖（D1，D3，D5）显示，心尖和心室中段的摄取减少。铊单光子发射计算机断层成像，氯离子（D2，D4，D6）在心尖和心室中段显示出较小的灌注缺损。

来源：Ghadri J R，Ilan Shor Wittstein I S，Prasad A，et al. International Expert Consensus Document on Takotsubo Syndrome（Part Ⅱ）：Diagnostic Workup，Outcome，and Management. European Heart Journal，2018，0：1-16 CONSENSUS PAPER. DOI：10. 1093/eurheartj/ehy077。

1. 定义 应激性心肌病指严重情绪、躯体应激或躯体疾病诱因下出现一过性左室功能障碍的一类疾病,是一种急性可逆性心力衰竭综合征。最初因其自限性临床过程而被认为代表良性疾病,左心室功能障碍几乎均为可逆性,在数天或数周内恢复正常,预后一般较好。但是,随着认识程度的提高,其发病率逐年上升,有 0.7%~2.5% 的患者以"胸痛、晕厥、心力衰竭"发病形式拟诊"急性心肌梗死",每年每 10 万人有 15~30 例患者,某些患者未得到充分诊断,目前实际人群发病率尚不清楚。现在认识到,急性期严重并发症如室性心律不齐、全身性血栓栓塞和心源性休克等发生率实际比预估高,而且除心血管疾病外,还可见于临床各个专业,如脑外伤、脑卒中、胰腺炎、胃肠炎、肠梗阻、脓毒血症、甲亢、外科手术及起搏器手术术后等,不可被临床医师所忽视。应激性心肌病与大脑关系密切,普遍认为发病机制与神经心源性心肌顿抑(stunning)有关(儿茶酚胺过量、冠状动脉痉挛和微血管功能障碍等),确切病理生理机制尚不明确。

2. 诊断标准

(1)2008 年,Mayo 标准(4 条标准必须同时具备)

①左心室中部伴/不伴心尖部出现一过性运动减低、无运动或矛盾运动,局部室壁运动异常超过单一冠脉供血区以外的心肌;经常有应激因素,但也可以没有应激因素。

②冠脉造影未提示阻塞性病变或急性斑块破裂;老年患者可同时存在轻度冠脉狭窄。

③新出现心电图异常[ST 段抬高和(或)T 波倒置]或心肌肌钙蛋白轻度或中度升高(图 2-17)。

④不存在心肌炎和嗜铬细胞瘤(注:心肌炎表现为节段性室壁运动异常和肌钙蛋白升高,类似于 Takotsubo 综合征,但室壁运动异常类型不同、功能恢复较慢,MRI 对排除心肌炎症和瘢痕有帮助;患者如有头痛、发汗和心动过速等,伴或不伴高血压情况下均需排除怀疑嗜铬细胞瘤)。

(2)2016 年 ESC,心力衰竭诊断标准

①左心室或右心室一过性局部室壁运动异常,发病情绪/躯体应激因素(并非必须条件)。

②局部室壁运动异常通常导致受累心室节段环周功能障碍,常超出单一心外膜血管分布范围。

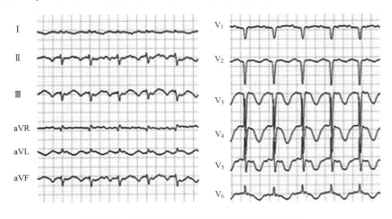

图 2-17 肢体导联和胸导联显示 T 波倒置

来源:Komamura K,Fukui M,Iwasaku T,et al. Takotsubo cardio-my-opathy:Pathophysiology,diagnosis and treatment. World J Cardiol,2014,6(7):602-609. DOI:10.4330/wjc. v6. i7. 602。

③无罪犯冠状动脉粥样硬化疾病(包括斑块破裂、血栓形成及冠脉夹层或可以解释一过性左心室功能障碍的其他情况)。

④急性期(3个月)新发且可逆心电图异常[ST段抬高/压低、LBBB、T波倒置和(或)QTc延长]。

⑤急性期血清尿钠肽(BNP/NT-proBNP)显著升高。

⑥常规化验肌钙蛋白阳性,但升高幅度相对较低(肌钙蛋白水平与心肌功能障碍不匹配)。

⑦随访期内(3~6个月)心脏影像学检查心室收缩功能恢复。

(3)2018年,发表于EHJ国际诊断标准(Tnter TAK诊断标准)

①一过性左心室功能不全,表现为心尖球形膨出或心室中部、基底部或局部室壁运动异常;右心室可能受累;局部室壁运动异常范围常超出单一心外膜血管分布范围。

②Takotsubo综合征发生前存在情绪和(或)躯体诱因,但并非必需条件。

③新出现心电图异常,ST段抬高、压低,T波倒置和QTc延长;罕见病例无任何心电图改变。

④心脏生物标志物(肌钙蛋白和肌酸激酶)大多数情况轻度升高;常见显著BNP水平升高;Takotsubo综合征与显著冠状动脉疾病不矛盾,可同时存在。

⑤无感染性心内膜炎证据。

⑥绝经后女性发病比例较高。

临床可参考使用以上三种标准,ESC国际诊断标准更全面且相对简洁。

3. 分型(表2-2) 尽管Takotsubo综合征报道重点在于左心室暂时性功能障碍,但有证据表明约1/3的患者左、右心室均会受累。

表2-2 应激性心肌病的解剖分型

变异	发生率	注意事项
心尖增大(常见情况)	75%~80%	可以与左心室流出道梗阻和(或)心尖血栓形成有关 多变性预后
心室中部	10%~20%	严重左心室功能障碍 常见急性心力衰竭
基底部或心室反向	5%	较少发生严重血流动力学障碍

(续 表)

变异	发生率	注意事项
双心室	<5%	严重血流动力学障碍及急性心肌梗死
局灶性功能失调	极少发生	良性病程,通常伴有胸痛

来源:Medina de Chazal H,Del Buono MG,Keyser-Marcus L,et al. Stress Cardiomyopathy Diagnosis and Treatment:JACC State-of-the-Art Review. Journal of the American College of Cardiology,2018,72(16):1955-1971。

(1)心尖部型:典型,LV 在收缩期心尖部呈球形,反映了左心室中部和心尖部的收缩功能减弱,而基底壁过度收缩。在国际 Takotsubo 心肌病登记研究中 81.7% 的患者出现此种类型。

(2)心室中部型:第二种常见类型,心室运动功能减退局限于心室中部而心尖部相对正常,Takotsubo 心肌病登记研究中 14.6% 的患者出现了此种类型。

(3)基底部型:基底部运动功能减退而心室中部和心尖部功能正常(呈反向或倒置章鱼壶状)。Takotsubo 心肌病登记研究中 2.2% 的患者表现为此种类型。

(4)局部型:少见,其特征是左心室的某单独部分的功能障碍,最常见的是前外侧部分。Takotsubo 心肌病登记研究中 1.5% 的患者表现为此种类型。

(5)整体型:很少见,患者存在整体运动功能减退,这种分型在 2018 年欧洲共识中未被列入。

4. Tnter TAK 诊断评分(表 2-3) 同时 Tnter TAK 国际注册小组公布 TCM/TTS 诊断概率评分(Tnter TAK 诊断评分),

表 2-3 应激性心肌病 Tnter TAK 诊断评分表

女性	25 分
精神压力	24 分
身体压力	13 分
非 ST 段压低	12 分
精神系统疾病	11 分
神经系统疾病	9 分
QT 间期延长	6 分
≤70 分	>70 分
TTS 低中度风险可能	TTS 高度风险可能

来源:Ghadri JR,Ilan Shor Wittstein IS,Prasad A,et al. International Expert Consensus Document on Takotsubo Syndrome(Part Ⅱ):Diagnostic Work-up, Outcome, and Management. European Heart Journal,2018,0:1-16 CONSENSUS PAPER. DOI:10.1093/eurheartj/ehy077。

纳入来自病史 5 个临床变量包括女性（25分）、情绪因素（24分）、躯体因素（13分）、精神疾病（11分）、神经系统病变（9分）和 2 个心电图变量包括缺乏 ST 段压低（12分）和 QTc 延长（6分），累计评分＞70 分诊断 Takotsubo 可能性约 90%，且以上评分参数在最初急诊时较易迅速获得，无需进一步影像学资料支持。

5. Takotsubo 综合征严重并发症　虽然应激性心肌病具有自限、可逆良性过程，但急性期并发严重室性心律失常、血栓栓塞和休克不容忽视，院内死亡率可高达 5%；急性心力衰竭和休克，最常见 12%～45%，独立危险因素；高龄、LVEF 下降、入院及峰值肌钙蛋白水平高、心室中部型、右心室受累、躯体应激；左心室流出道梗阻（LVOTO）：14%～25%；最严重且难以治疗，LVOTO 及二尖瓣阻碍左室收缩，禁用正性肌力药物，高调 S2 伴收缩期喷射性杂音，超声评估压力梯度＞25mmHg 血流动力学意义明显，≥40mmHg 高危患者；心律失常，接近 25%；房颤（5%～15%）、室性心律失常（4%～9%）、QT 间期＞500 毫秒时可发生 TdP（图 2-18）；全身血栓栓塞：心尖部类型常见栓塞和卒中（2%～9%），症状发作 2～5 天后血栓高危期，抗凝治疗 2 周后溶解，晚期也可出现血栓，强调随访；推荐所有心尖部类型或由其他存在较大区域室壁运动异常的应激性心肌病患者考虑抗凝治疗直至射血分数恢复。

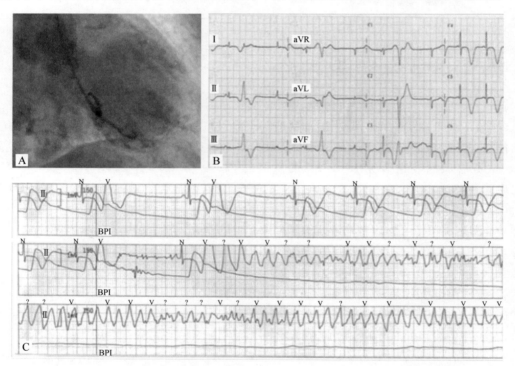

图 2-18　Takotsubo 综合征的心律失常并发症

注：A. 左心室造影（前后视图）：典型的心尖部气球样改变伴有心尖中段运动不全和基底段运动亢进；B. 12 导联心电图：aVL、L₁－L₂、aVF 和 V₄－V₆ 导联巨大的负 T 波，QT 明显延长（QTc＝552 毫秒）和"R-on-T"心室期前收缩（B）；C. 遥测心电图记录：间歇依赖性（"长-短序列"）尖端室性心动过速/心室颤动。

来源：Ghadri JR，Ilan Shor Wittstein IS，Prasad A，et al. International Expert Consensus Document on Takotsubo Syndrome（Part Ⅱ）：Diagnostic Workup，Outcome，and Management. European Heart Journal，2018，0：1-16 CONSENSUS PAPER. DOI：10. 1093/eurheartj/ehy077。

（二）本病例特点

1. 中年女性，54 岁，无严重长时间高血压病史，无特殊家族史；因突发短暂意识丧失 5 小时入院，3 天前姑姑意外烧伤去世，自觉伤心难过，无胸痛、胸闷。

2. 发病 5 小时心电图，QT 间期延长（600/666 毫秒），$V_2 \sim V_6$ 导联 T 波倒置，频发室性期前收缩。肌钙蛋白 I 轻度升高（0.18ng/ml）。心脏彩超示前间隔、后间隔中间段-心尖段运动幅度减低。

3. 急诊冠脉造影未见严重狭窄病变。

4. 治疗转归，7 天后 QT 逐渐恢复正常（QT/QTc:440/440 毫秒），住院 10 天，好转出院。复查心脏超声，完全恢复正常。出院后 1 周（发病 18 天）口服美托洛尔及美西律门诊随诊，体表心电图无 QT 间期延长，室性期前收缩明显减少。

总之，本例患者中年女性，54 岁，因典型晕厥急诊入院，患者因"发病前 3 天姑姑意外烧伤去世"严重情绪应激诱发，全病程无胸痛、胸闷及呼吸困难。心电图突出表现为 QT 间期极度延长（QT/QTc:600/666 毫秒）、胸前导联 T 波倒置、频发室性期前收缩（R-on-T）、尖端扭转性室速。Tnter TAK 诊断评分：女性（25 分）、情绪因素诱因（24 分）及 QTc 延长、T 波倒置及尖端扭转性室速（6 分），积分 55 分。虽然存在前间隔、后间隔中间段-心尖段运动幅度减低和肌钙蛋白轻度升高，但无心功能严重受损表现。急诊冠脉造影提示无严重冠脉狭窄病变，经使用钠通道阻滞药利多卡因和美西律控制心律失常，QTc 恢复正常（QT/QTc:440/440 毫秒），$V_2 \sim V_6$ 导联 T 波倒置变浅，典型 TCM/TTS 患者左心室收缩力通常在 4～8 周完全恢复，此患者短时间（10 天内）室壁运动完全恢复正常，经规范治疗转归良好，完全符合应激性心肌病心律失常型的诊断标准及病程进展特点。

（赵文萍）

参考文献

[1] Sachio Kawai M D, Akira Kitabatake M D, Hitonobu Tomoike M D, et al. Takotsubo Cardiomyopathy Study Group. Guidelines for Diagnosis of Takotsubo（Ampulla）ardiomyopathy. Circ J, 2007, 71:990-992.

[2] Kazuo Komamura, Miho Fukui, Toshihiro Iwasaku, et al. Takotsubo cardiomyopathy: Pathophysiology, diagnosis and treatment. World J Cardiol, 2014, 6(7):602-609.

[3] Jelena-Rima Ghadri, Ilan Shor Wittstein, Abhiram Prasad, et al. International Expert Consensus Document on Takotsubo Syndrome: European Heart Journal, 2018, 39:2032-2046.

[4] Horacio Medina de Chazal, Marco Giuseppe Del Buono, Lori Keyser-Marcus, et al. Stress Cardiomyopathy Diagnosis and Treatment. JACC State-of-the-Art Review. J Am Coll Cardiol, 2018, 72(16):1955-1971.

病例 11 "咳嗽性晕厥"——磁兼容起搏器来助力

近年来，国内外心脏起搏和电生理事业迅速发展，越来越多的心动过缓或心力衰竭患者植入永久性起搏器或植入式心脏转复除颤器，使得原有禁忌或不可能变为可能，甚至安全、可行，如兼容磁共振起搏器俗称"抗磁起搏器"的研发和应用就是经典一例。临床研究发现，年龄大于 65 岁患者需要进行 MRI 检查概率成倍增加，50%～75% 起搏器植入患者可能需要核磁扫描。近 2 年，我科为 25 例起搏器适应证患者植入"抗磁起搏器"，其中有 3 例患者顺利行 MRI 检查。

一、病史

患者，女性，78岁。既往高血压及慢性胃炎病史，余无特殊。主因间断呃逆3天，反复晕厥致头部外伤3天，于2018年6月26日15：00入住中西医结合科。诊断为"急性支气管炎"，后因咳嗽时连续2次晕厥，查晕厥发作动态心电图提示窦性停搏，长间歇＞8.4秒（图2-19）。会诊后于2018年2月7日17：40转入我科行起搏器植入。

二、体格检查

体温36.5℃，脉搏65次/分，呼吸20次/分，血压130/70mmHg。双肺呼吸音清，未闻及干、湿啰音，心率65次/分，律齐，各瓣膜听诊区未闻及病理性杂音，肝脾肋下未触及，双下肢无水肿。

三、辅助检查

1. 24小时动态心电图　窦性停搏，交界性逸搏，可见＞2.0秒的长间歇23次，最长8.4秒（图2-20）。

2. 胸片　左肺下野少量渗出。

3. 心脏超声　EDD 5.5cm、LVEF 65.3%，LA 4.2cm，二尖瓣轻度反流。

4. 头颅CT　脑萎缩。

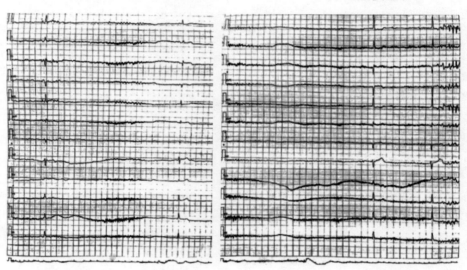

图2-19　心电图

心率变异			
:4.9	RMSSD :66.4	SDSD	:70.7
:108.2	SDANN :79.1	HRV 三角指数	:28.6

同步动态心电图报告
窦性心律
房性期前收缩 成对房早 短阵房速
室性期前收缩
交界性逸搏
窦性停搏
可见＞2.0秒长间歇23次，最长为84秒
可见T波改变

图2-20　24小时动态心电图

四、初步诊断

咳嗽性晕厥。

心脏停搏。

五、诊治经过

于2018年7月3日植入Medical Device ACCENT MRI MODEL PM2124双腔起搏器,术后抗感染、止咳、化痰同时护胃等治疗,于2018年7月18日好转出院。患者2个月后突然出现四肢麻木伴全身乏力,数小时内迅速进展为呼吸困难及意识不清,就近就诊于市某医院重症监护病房,行气管插管开放气道等抢救治疗后稍有好转,需行紧急头部MRI检查明确病因,联系我科医师迅速前往为患者起搏器程控,安全行头、颈部MRI检查,明确诊断"脑干炎",经激素冲击等综合治疗后,患者2天后拔管,1周后好转出院。磁兼容起搏器为患者明确诊断、病情评估及后续有效治疗赢得了时间和机会。

六、出院诊断

咳嗽性晕厥。

心脏停搏。

七、病例总结及讨论

研究发现,人群发病率较高,每年有3‰~6‰发生晕厥,常见于老年人及女性,约50%患者为80岁以上女性,就诊于急诊科患者多见,约4%于30天后死亡。其预后取决于患者是否存在基础病变,根据评估和基于危险的分层进行处理。2018年ESC晕厥指南分类为情境性反射性晕厥、血管迷走性晕厥、非典型性及心脏性晕厥。其中,情境性晕厥包括排尿晕厥、乏力、咳嗽、吞咽及电梯减压等。对于反射性晕厥如咳嗽性、吞咽性晕厥限制起搏器植入,有明显心脏抑制老年患者,为Ⅱa B-R指征。如何分析和明确咳嗽性晕厥患者心脏抑制或是否存在停搏,Rob-erto Mereu等回顾性分析发现,5133例晕厥患者,其中29例有咳嗽性晕厥,26例为男性,年龄在(49±14)岁,这些患者曾行直立倾斜试验(head-up tilt test,HUT),其中直立倾斜试验阳性占70%,对咳嗽性晕厥患者倾斜试验反应的研究最多,有34%的咳嗽性晕厥与慢性肺部疾病相关,多数咳嗽性晕厥是由低血压引起,而不是严重心动过缓。他们得出结论,对于仅凭病史不能确诊为咳嗽性晕厥的患者,建议采用改良倾斜试验方案诊断咳嗽性晕厥的敏感度为62%,特异性为100%,直立倾斜试验是一种有用的检测方法。此患者为78岁女性,既往高血压病史,24小时动态心电图发现咳嗽严重,心脏停搏长达8秒以上,为植入永久双腔起搏器Ⅱa指征。

MRI在临床医学诊断上有独特优点,可直接扫描出各种层面的图像,高分辨率、无CT检测伪影且无电离辐射损伤,广泛应用于肿瘤、神经紊乱、肌肉、肌腱、韧带及软骨病变影像相关检查。据调查,随着年龄的增长,卒中、前列腺癌、骨关节炎和结直肠癌的发病率成倍增长,年龄＞65岁的患者需要进行MRI概率成倍增加,50%～75%起搏器植入患者可能需要MRI,对于大多数癌症、脑与脊髓疾病的诊断而言,几乎没有其他可替代的检查方式。传统起搏系统在磁场下可能会出现竞争性心律、心室过感知抑制起搏脉冲发放、导线周围心肌损伤水肿引起起搏失夺获、心肌穿孔、出现起搏脉冲发生器电重置甚至毁损,这些器械植入患者一直被列为MRI检查的"黑名单",所有医疗机构MRI检查室外有显著标志。据调查,90%的电生理医生认为起搏器抗磁功能十分重要。磁兼容对此患者更具意义。那么,遇到植入"抗磁起搏器"患者需要做MRI检查,我们应当如何处理及有哪些注意事项?

1. **磁安全环境** "抗磁起搏器"在一定条件下可以安全地用于磁环境。前提条件是在完整的抗磁（MR conditional）起搏系统（包括起搏器和专用电极），起搏脉冲发生器上有独特不透 X 线的图形或代码，连接起搏器的导线起始部位有独特的不透 X 线螺旋或点状标志，我们在普通胸部 X 线片均可看到，可通过此方法识别患者是否装有抗磁起搏器（图 2-21）。

2. 磁机器方面的要求　中国市场上所有"抗磁起搏器"都是条件性安全，特定吸收率（specific absorption rate，SAR）≤2～4W/kg，同时要求 1.5T，正常工作模式、适合扫描范围如表 2-4 所示。

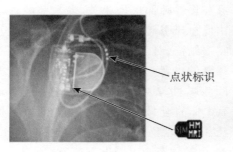

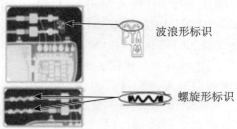

点状标识

波浪形标识

螺旋形标识

图 2-21　抗磁起搏器

表 2-4　St. Jude Medical、Medtronic 和 Biotronik 起搏器安全条件及激活方式

	St. Jude Medical	Medtronic	Biotronik
扫描部位	全身	全身	胸腹部除外
MRI 扫描条件	1.5T,SAR≤4W/kg	1.5T,SAR≤2W/kg	1.5T,SAR≤2W/kg

3. 起搏器系统方面的要求　植入"抗磁起搏器"和配套电极，植入超过 6 周、胸部植入、起搏阈值＜2.0V @ 0.4 毫秒、阻抗 200～1500Ω（欧姆）、体内无其他导线、设备、适配器、程控为核磁兼容模式，其中，St. Jude Medical 程控仪和便携手持激活器均可激活磁兼容模式，而 Medtronic 和 Biotronik 需要程控仪进行激活磁兼容模式（图 2-22）。

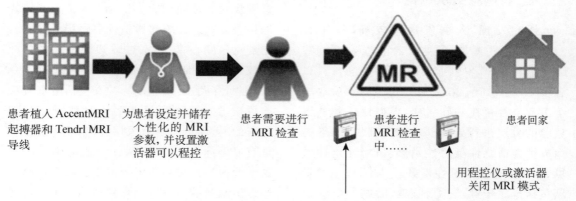

患者植入 AccentMRI 起搏器和 Tendrl MRI 导线

为患者设定并储存个性化的 MRI 参数，并设置激活器可以程控

患者需要进行 MRI 检查

患者进行 MRI 检查中……

用程控仪或激活器关闭 MRI 模式

患者回家

图 2-22　激活磁兼容模式

注：以 St. Jude Medical 为例，起搏器植入后设置磁兼容模式步骤[第一步：植入时为患者设置并储存个性化的 MRI 参数；第二步：植入后，为患者提供标示 MRI 信息担保卡；第三步：需要 MRI 检查前后，为患者进行程控（程控仪或激活器）]。

4. MRI 检查前后起搏器程控实际操作过程 在患者最初植入时为患者设置并储存个性化的磁兼容参数,植入术后,为患者提供标记磁信息担保卡,以备 MRI 检查时参考。

5. 操作步骤

(1)STEP1:MRI 检查前,心内科医师准备,扫描前程控参数、查 12 导联心电图、记录导线固定方式及导线直径、记录患者基本信息、手动或激活器启动磁模式,具体参数略。

(2)STEP2:检查过程中,遥测监控起搏器、测患者血氧饱和度、血压、与患者保持交流,避免患者因磁场噪声产生紧张、恐惧等情绪。

(3)STEP3:扫描后检测,询问患者有何不适,检查 12 导联心电图,程控为非磁模式,检测起搏器各项参数,1 个月后再次进行随访。

6. MRI 检查操作注意事项 脑、头颅或颈部检查时以头部进入开始扫描,磁系统的等深点位于 C_1 水平以上、胸部、腰椎、骨盆以及下肢检查时以脚进入且等深点位于 T_{12} 以下、射频线圈位置不应高于心脏起搏系统。

(赵文萍)

参考文献

[1] Roberto Mereul, Patricia Taraborrelli, Arunashis Sau, et al. Diagnostic role of head-up tilt test in patientswith Cough syncope. Europace, 2016, 18: 1273-1279. DOI: 10. 1093/europace/euv283.

[2] Debabrata Mukherjee. 2018 ESC Guidelines for Diagnosis and Management of Syncope. ACC, Apr 04, 2018.

[3] Debabrata Mukherjee. Practical Instructions for the 2018 ESC Syncope Guidelines. ACC. Apr 04, 2018.

[4] KensukeUraguchi, Shin Kariya, Seiichiro Makihara, et al. Dangerous noodle: A case of swallowing syncope and a review of 122 cases from the literature J Arrhythm, 2019, 35(1): 145-148. Published Online 2018 Nov 1. DOI: 10. 1002/joa3. 12130.

[5] Takazawa T, Ikeda K, Kano O, et al. A case of sinus arrest and post-hiccup cough syncope in medullary infarction. J Stroke Cerebrovasc Dis, 2014, 23(3): 566-571. DOI: 10. 1016/j. jstrokecerebrovasdis. 2013. 04. 016. Epub 2013 May 7.

病例 12 扑朔迷离,何去何从——晕厥并左肱动脉栓塞一例

一、病史

患者:女性,72 岁,农民。

主诉:突发意识丧失 6 小时。

现病史:患者缘于 6 小时前于我院介入科门诊无明显诱因突发意识丧失,除颤仪显示屏示室性颤动,立即给予电除颤,随后患者意识恢复,出现心悸及头晕,伴大汗,无胸闷、胸痛、呼吸困难、肢体活动障碍、大小便失禁,无四肢抽搐、口吐白沫,予以"阿司匹林 150mg,硫酸氢氯吡格雷 150mg,低分子肝素 4100U"治疗。心电图示室性心动过速发作(图 2-23,图 2-24),给予利多卡因治疗转为窦律。后出现心房颤动(图 2-25)。查血常规,WBC $12.69 \times 10^9/L$;心肌三项示 CKMB 2.61ng/ml,Myo、cTnI;凝血四项、肾功能、电解质未见明显异常;随机血糖 10.96mmol/L。急诊以"阿-斯综合征"收住入院。

患者自发病以来,精神、饮食、睡眠情况可。大小便正常。体重较前无明显变化。

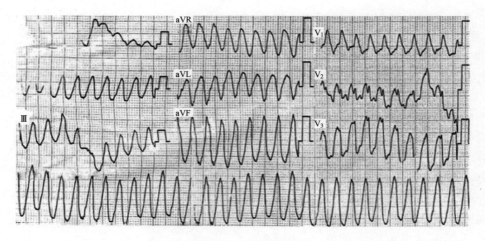

图 2-23　急诊心电图

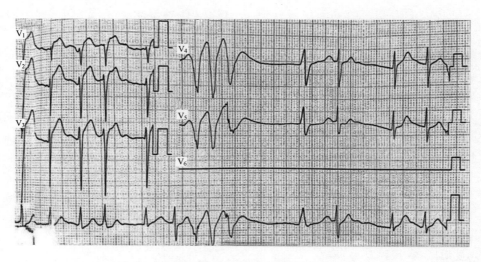

图 2-24　心电图：短阵室速

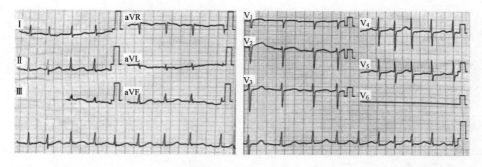

图 2-25　心电图：心房颤动

既往史：①"糖尿病"病史 6 年余，近期应用消渴丸、二甲双胍治疗，空腹血糖在 9.0mmol/L 左右，自诉已有眼底病变；②"高血压病"病史 5 年余，最高达 150/95mmHg，服用利血平治疗，血压控制在 135/85mmHg 左右；③"脑梗死"病史 3 年，未遗留言语不利及肢体活动障碍；④左上肢肱动脉、尺动脉及桡动脉血栓形成 1 天，就诊于北京某医院，建议抗凝及抗血小板治疗，今日就诊于我院急诊科，血管外科会诊建议抗凝治疗。

家族史： 父母已故，死因不详，兄弟姐妹 5 人，其中两人患有糖尿病。

二、体格检查

体温 36.0℃，脉搏 105 次/分，呼吸 19 次/分，血压 128/69mmHg。神志清楚，双肺呼吸音粗，双肺未闻及干、湿啰音及胸膜摩擦音。心前区无隆起，心尖冲动不明显，未触及震颤。心率 110 次/分，律绝对不齐，S1 强弱不等，各瓣膜听诊区未闻及病理性杂音及额外心音。无心包摩擦音及心包叩击音，P2 ＝ A2。左上肢颜色略白，皮肤干冷，桡动脉搏动弱，双侧足背动脉搏动一致。腹平，未见腹壁静脉曲张、胃肠型及蠕动波，腹软，全腹无压痛、反跳痛及肌紧张，未触及包块，肝脾肋下未触及。肝区及双肾区无叩痛，无移动性浊音，肠鸣音存在。双下肢无水肿。

三、辅助检查

1. 心电图　心房颤动律（图 2-25）。
2. 超声心动图　EDD 4.5cm，EF 53％；双心房扩大，左心房为著（4.5cm），室间隔增厚（1.3cm）。左心室后壁 1.1cm；升主动脉稍宽；主动脉瓣退变伴微量反流；二尖瓣后叶退变，二尖瓣少量反流，三尖瓣中量反流，心包积液（左房室沟处，0.3cm）。

3. 双侧上肢动脉超声　双上肢动脉硬化伴斑块形成，左侧肱动脉内血栓形成伴局部狭窄。

4. 实验室检查　血钾 3.7mmol/L，血脂 TG 1.76mmol/L，总胆红素 26.0μmol/L，间接胆红素 21.5μmol/L；免疫球蛋白、补体、CRP、ANA、ENA、转氨酶、白蛋白、心肌酶谱、肾功能未见明显异常。ANA（抗核抗体）阳性。ANA 核型（核颗粒型）1：100。ds-DNA 阴性。ANAC 阴性。PR 31.8，MPO 1.53。TT_3 0.56ng/ml（0.8），FT_3 1.92pg/ml（2.0），TSH 正常。糖化血红蛋白 6.0％，血糖 8.0mmol/L。BNP 800.0pg/ml；D-二聚体 0.74mg/L。红细胞沉降率正常。抗心磷脂抗体阴性。

5. 外院检查
（1）血管超声（外院，2018-02-21）：左上肢肱动脉下段、尺动脉及桡动脉中上段管腔内不均质回声，考虑血栓不除外；左上肢深静脉未见明显异常。

（2）胸部 CT（外院，2018-02-21）：考虑双肺间质性炎症，冠状动脉钙化，主动脉增宽，心影大，右肾局部隆起。

四、初步诊断

1. 冠状动脉性心脏病。
不稳定型心绞痛。
心律失常。
心室颤动。
电除颤术后。
室性心动过速。
心房颤动。
2. 高血压病 1 级（极高危）。
3. 左上肢动脉血栓形成。
4. 2 型糖尿病。
糖尿病眼底病变。
5. 脑梗死个人史。
6. 肺部感染。

五、诊治经过

1. 低盐、低脂糖尿病饮食。

2. 阿司匹林、硫酸氢氯吡格雷抗血小板聚集。

3. 阿托伐他汀调脂稳定斑块。

4. 盐酸胺碘酮抗心律失常。

5. 硫酸镁、氯化钾提高心肌细胞膜电稳定性。

6. 依诺肝素抗凝,前列地尔扩血管治疗。

7. 苯磺酸氨氯地平降压。

8. 阿卡波糖及格列美脲降糖。

9. 雷贝拉唑抑酸保护胃黏膜。

入院行 24 小时动态心电图显示,窦性心动过缓,房性期前收缩(2728 次),成对房早,短阵房速(195 次),室性期前收缩(62 次),可见持续 ST-T 改变。未再次出现室速、室颤。

患者室颤、室速,为明确冠脉情况行冠脉造影显示,LM 未见明显斑块;LAD 多发斑块,D1 近段狭窄 50%~60%;LCX 多发斑块,中远段狭窄 40%~60%;RCA 多发斑块,PD 开口狭窄 40%~50%。双支病变累及前降支、回旋支(图 2-26)。

冠状动脉病变未见严重狭窄病变,可排除严重冠脉病变所致晕厥。该患者室速、室颤发作,无低钾血症、甲亢等明确诱因,有 ICD 植入 IA 指征。患者家属拒绝植入 ICD(图 2-27)。

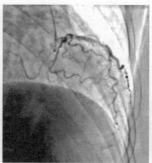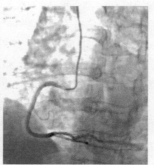

图 2-26　冠脉造影

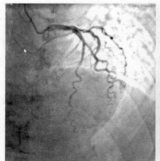 • 非可逆性原因导致的室颤或者血流动力学不稳定的持续性室速造成的心脏性骤停

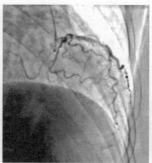 • 伴有器质性心脏病的自发性持续性室速,无论血流动力学稳定或者不稳定

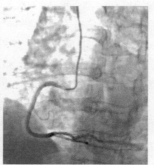 • 晕厥原因不确定,但心脏电生理检查能够诱发出临床相关的、具有明显血流动力学障碍的持续性室速或者室颤

图 2-27　ICD 一类治疗建议(二级预防)

患者左上肢动脉血栓的来源在哪里？超声心动图未发现左心房有血栓，未进行左心耳超声检查，不能完全除外来源于心脏的血栓栓塞。患者为女性，有无患有抗心磷脂抗体综合征可能？抗心磷脂抗体综合征表现为反复血管内血栓形成、自发流产和血小板减少，伴有抗凝因子和抗磷脂抗体阳性的实验室检查。血管内皮是由磷脂组成，抗磷脂抗体与血管壁上的磷脂结合，破坏血管内皮，形成血栓，导致局部组织的血供障碍多见于红斑狼疮，红斑狼疮患者出现血小板减少、卒中、心肌梗死、失明等。本例患者抗心磷脂抗体阴性，抗核抗体等阴性，可除外抗心磷脂抗体综合征。

房颤治疗——复律或室律控制如下。

患者住院期间房颤急性发作（图2-28），静脉滴注胺碘酮500mg后转为窦性心动过缓（图2-29），停用胺碘酮，4天后房颤复发。鉴于患者基础心率慢，且QT间期明显延长，达600毫秒（图2-30），不宜再行胺碘酮复律治疗，临时给予毛花苷C 0.2mg，静脉推注，美托洛尔12.5mg口服，控制心室率。

患者房颤药物复律失败，是否可行射频消融？左心房血栓是射频绝对禁忌证，射频治疗前应行食管超声检查，患者家属拒绝射频治疗。

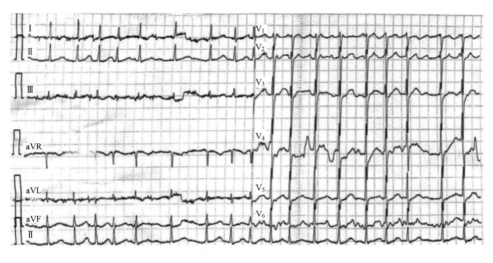

图2-28 心电图:房颤急性发作

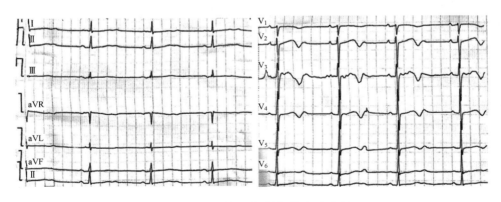

图2-29 心电图:窦性心动过缓,静点胺碘酮500mg

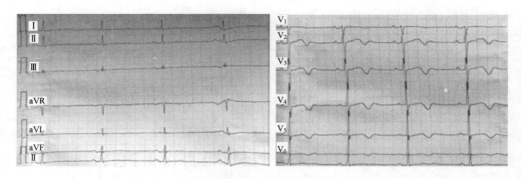

图 2-30　心电图：QTc 508 毫秒

该患者左上肢动脉血栓抗凝治疗，给予依诺肝素抗凝 2 周；同时住院期间出现心房颤动，左上肢动脉血栓合并心房颤动，如何抗凝？患者女性，72 岁，心房颤动，有高血压病、糖尿病、脑梗死、左上肢动脉栓塞史，CHADS2 评分 4 分，CHADS2-VASC 评分 7 分，HAS-BLED 出血评分 4 分。高出血风险，高血栓风险，宜选择新型口服抗凝药抗凝治疗。房颤合并冠心病患者抗凝优选利伐沙班。利伐沙班较达比加群显著降低冠脉事件风险达 44%。利伐沙班联用抗血小板药安全性良好。患者家属选择出血低风险的利伐沙班抗凝，伊诺肝素应用 2 周后，直接换用利伐沙班口服。给予利伐沙班 15mg，每晚 1 次，联合硫酸氢氯吡格雷 75mg，每晚 1 次。

随访 1 个月，患者无晕厥发作，无心悸、胸闷等不适，无牙龈出血等出血倾向。复查超声左上肢动脉血栓完全消失。

六、病例总结及讨论

晕厥指一过性全脑血液低灌注导致的短暂意识丧失，特点为发生迅速、一过性、自限性并能够完全恢复。发作时因肌张力降低、不能维持正常体位而跌倒。

晕厥临床常见的病因如下。

1. 神经介导的反射性晕厥

（1）血管迷走性晕厥：晕厥由情绪紧张和长时间站立诱发，并有典型表现如伴有出汗、面色苍白、恶心及呕吐等。一般无心脏病史。

（2）情境性晕厥：晕厥发生于特定触发因素之后。

（3）颈动脉窦过敏综合征：晕厥伴随转头动作、颈动脉窦受压（如局部肿瘤、剃须、衣领过紧）。

2. 体位性低血压性晕厥

（1）发作在起立动作后。

（2）晕厥时记录到血压降低。

（3）发生在开始应用或调整引起血压降低的药物剂量之后。

（4）存在自主神经疾病或帕金森病。

（5）出血（肠道出血、宫外孕）。

3. 心源性晕厥　危险性高，预后差，在晕厥中居第二位。

（1）心律失常性晕厥：心电图具有下列征象之一可诊断为心律失常性晕厥。①在清醒的状态下持续窦性心动过缓（<40 次/分）、反复窦房传导阻滞或者窦性停搏>3 秒，并且非体育运动训练所致；②二度Ⅱ型和三度房室传导阻滞；③交替性左、右束支传导阻滞；④室性心动过速或快速的阵发性室上性心动过速；⑤非持续性多形性室性心动过速合并长或短 QT 间期；⑥起搏器或 ICD 故障伴有心脏停搏。

（2）器质性心血管病合并晕厥：当晕厥合并急性心肌缺血（有或无心肌梗死）证据时，可明确心脏缺血相关的晕厥。在心房黏液瘤、左心房球形血栓、严重的主动脉瓣狭窄、肺栓塞或急性主动脉夹层患者中出现晕厥时,则高度可能为器质性心肺疾病所致的晕厥。

4. 脑源性 TIA、脑干梗死 晕厥合并急性心肌缺血(有或无心肌梗死)证据时,可明确心脏缺血相关的晕厥,应首先处理引起缺血的冠状动脉。

本例患者经冠脉造影证实冠脉无严重病变,可除外心肌缺血所致晕厥;患者既往脑梗死 3 年,此次外院头颅 CT 未见新发病灶,除外脑源性晕厥;超声心动图除外占位性病变

及心脏瓣膜病,D-二聚体正常除外肺栓塞;患者晕厥发作时心电图明确诊断室速、室颤,电除颤复律,心律失常性晕厥诊断明确。通过本病例,我们复习了晕厥的鉴别诊断,全面分析,逐一排查,明确了诊断。

(冯惠平)

参 考 文 献

[1] 张澍,杨艳敏,黄从新,等.中国心房颤动患者卒中预防规范(2017).中华心律失常学杂志,2018,22(1):17-30.

左主干 PCI 术后上消化道出血——抗栓、止血何去何从

PCI 术后常规抗栓对预防支架内血栓形成具有重要意义。患者左主干严重病变，手术危险程度高，术后给予替格瑞洛 90mg，口服，每日 2 次。第 2 天患者排柏油样大便、头晕、血红蛋白进行性下降、BUN 升高。左主干 PCI 术后遇到上消化道出血，抗栓与止血存在严重矛盾，抗栓药如何选择？采取何种止血措施最为恰当？患者是否转危为安？

一、病史

患者：男性，59 岁。

主诉：发作性胸闷 4 个月，加重伴胸痛 7 天。

现病史：患者于 4 个月前无明显诱因出现发作性胸闷，位于心前区，无胸痛及放射痛，症状持续数分钟，经休息可缓解。曾于当地第一中心医院住院治疗，具体诊治过程不详，症状好转出院。院外规律口服"阿司匹林、匹伐他汀钙片、硝酸异山梨酯"。近 4 个月来上述症状间断发作。7 天前，患者常于夜间出现上述症状加重，伴胸痛、心悸、出汗，位于心前区，呈闷痛，放射至后背部及双上肢，自行口服"复方丹参滴丸 10 粒，硝酸异山梨酯 10mg"后约 10 分钟可缓解。1 天前患者上述症状再次发作，部位、性质、程度同前，

口服上述药物后持续约半小时症状缓解，门诊以"心绞痛"收住入院。

患者自发病以来，精神、饮食、睡眠情况可；大小便正常；体重较前无明显变化。

既往史：否认"高血压病、糖尿病、脑血管病、哮喘、溃疡"等病史。无手术、外伤及输血史。无肝炎、结核、伤寒、疟疾等传染病病史及其接触史。否认药物、食物过敏史。

个人史：无吸烟史，少量饮酒史 30 余年。

二、体格检查

体温 36.4℃，脉搏 70 次/分，呼吸 19 次/分，血压 123/74mmHg。神清语利，查体合作，口唇无发绀，未见颈静脉怒张及颈动脉异常搏动。双肺呼吸音清，双肺未闻及干、湿啰音及胸膜摩擦音。心前区无隆起，心尖冲动不明显，未触及震颤。心界无扩大，心率 70 次/分，心律齐，心音低钝，各瓣膜听诊区未闻及病理性杂音及额外心音。无心包摩擦音及心包叩击音，P2＝A2。腹平软，肝脾肋下未触及，肝区及双肾区无叩痛，无移动性浊音，未闻及腹部血管杂音，肠鸣音存在。神经系统检查未见异常。

三、辅助检查

1. **心电图** 窦性心律，Ⅱ、Ⅲ、aVF 导联

ST段压低。

2. 胸片　两肺间质性改变；右侧胸膜增厚。

3. 心脏彩超　左心室舒张功能减低，EDD 4.9cm，EF 64.8%。

4. 双侧肾上腺超声　右侧肾上腺偏低回声区肾上腺可见？肾上腺平扫加增强：①双侧肾上腺CT平扫及强化扫描未见异常；②右肾囊肿。

5. 实验室检查

（1）血常规、凝血四项、D-二聚体、肾功能、电解质、尿便常规、血糖、甲功、肝功能大致正常。

（2）AB血型，Rh阳性。

（3）乙丙肝、梅毒、艾滋病病毒均阴性。

（4）总胆固醇 5.37mmol/L，三酰甘油 2.85mmol/L，低密度脂蛋白胆固醇 3.82 mmol/L。

NT-proBNP 69.0pg/ml。

（5）心肌三项、心肌酶谱正常。

四、初步诊断

1. 冠状动脉性心脏病。

不稳定型心绞痛。

2. 血脂异常。

3. 右肾囊肿。

五、诊治经过

入院后给予抗血小板、抗凝、调脂、减低心肌氧耗、改善冠脉循环等治疗，患者胸闷、胸痛症状难以缓解。

2019年3月21日行冠脉造影，示冠脉可见钙化影；右优势型冠脉；LM斑块，末端偏心狭窄60%～70%；LAD多发斑块，近中段狭窄60%～70%，分出D1处狭窄90%，D1至近段狭窄80%～90%，LAD中段斑块伴心肌桥收缩期压缩60%～80%；LCX多发斑块，开口狭窄70%～80%，高位OM开口

狭窄70%～80%；RCA多发斑块，开口狭窄40%～50%，中段狭窄30%～40%，PD开口狭窄60%～70%。

造影诊断，三支病变累及左主干、前降支、回旋支、右冠。前降支心肌桥。据造影结果补充诊断为前降支心肌桥（图3-1）。

患者冠脉病变重，需进行详细病例讨论和患者家属沟通，选择治疗方式。经家属同意，准备择期行PCI治疗。介入策略为单支架术，边支保护下行前降支到左主干支架跨越（crossover）支架治疗。

于2019年3月25日行左主干PCI治疗，于LM-LAD病变处由远及近植入EXCEL架2枚，TIMI血流3级。患者冠脉病变重，给予替格瑞洛90mg，口服，每日2次，替罗非班泵入抗血小板，补液，转入心内CCU病房。

术后第2天患者早晨排柏油样大便约500g，恶心、呕吐1次，为胃内容物，大便颜色黑，伴头晕、乏力，急查便常规潜血阳性；血常规示，WBC 13.70×10^9/L，RBC 3.52×10^{12}/L，HGB 116g/L，PLT 245×10^9/L，N% 65.2%，L% 24.2%，M% 8.4%。HGB 116g/L，较入院时142g/L明显下降。肾功能，BUN升高达15.3mmol/L，血压从126/73mmHg降为103/65mmHg，诊断为"上消化道出血"。急查凝血四项正常及电解质正常。

立即给予重症监护，禁食水，停替罗非班泵入，给予艾司奥美拉唑持续泵入抑酸，凝血酶原、云南白药口服止血，补液营养支持等治疗。

患者冠脉病变严重，左主干病变，停抗血小板药，一旦支架内血栓形成，患者必死无疑。权衡利弊，继续双抗治疗，力度适当降低，同时药物结合内镜止血。一旦有支架血栓相关表现，及时急诊PCI。根据指南停替格瑞洛改为硫酸氢氯吡格雷口服，给予硫酸氢氯吡格雷负荷量桥接。

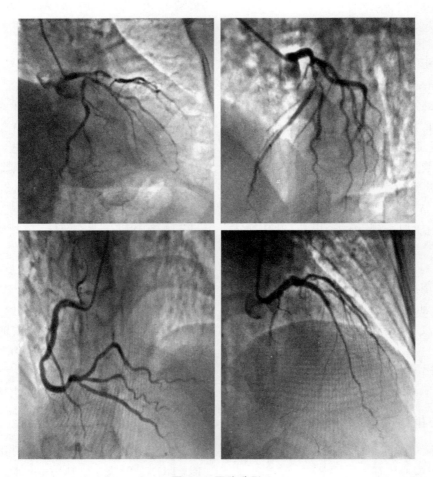

图 3-1　冠脉造影

联系消化内科行急诊胃镜检查：①反流性食管炎；②幽门管多发溃疡；③慢性非萎缩性胃炎伴糜烂；④十二指肠炎症，未找到出血点，建议治疗后复查胃镜及必要时取病理检查。

根据胃镜结果再次请消化内科会诊，考虑 NSAID 相关黏膜损伤，重用 PPI，艾司奥美拉唑泵入和静脉滴注抑酸，给予口服胃黏膜保护药磷酸铝凝胶 20g，每日 2 次；复方谷氨酰胺胶囊 2 粒，每日 3 次。

肿瘤标志物示 AFP 9.2ng/ml，余肿瘤标志物均支持；查肝胆胰脾超声，肝门处胆管稍宽。

术后第 4 天，血常规 WBC 6.96 × 10^9/L，RBC 2.45 × 10^{12}/L，HGB 81g/L，PLT 182×10^9/L，NE 70.5%；血红蛋白较前下降，给予输血，悬浮红细胞 4 单位。

术后第 5 天，复查血常规，血红蛋白 114g/L，血小板正常，患者血红蛋白上升。

术后第 6 天，给予清流食，口服止血药减量，血红蛋白稳定在 100g/L 以上。逐渐过渡到流食。

术后第 11 天，患者病情好转，2 次大便颜色正常，BUN 无升高，心率、血压稳定，无活动性出血，血红蛋白稳定，给予出院。

本例患者消化道出血后，血红蛋白、尿素

氮变化见表 3-1。

表 3-1 消化道出血后血红蛋白、尿素氮变化

日期	血红蛋白 （g/L）	尿素氮 （mmol/L）
3月25日	143	5.4
3月27日	116	15.3
3月28日	93	10.48
3月28日	81	5
3月30日	114	4.7
3月31日	109	4.3
4月1日	108	4.1
4月2日	103	3.9
4月4日	108	
4月5日	108	

六、出院诊断

1. 冠状动脉性心脏病。
前降支心肌桥。
不稳定型心绞痛。
冠脉介入治疗术后。
2. 血脂异常。
3. 右肾囊肿
4. 上消化道出血。
5. 反流性食管炎。
6. 幽门管多发溃疡。
7. 慢性非萎缩性胃炎伴糜烂。
8. 十二指肠炎症。

七、病例总结及讨论

抗血小板治疗可显著降低急性冠脉综合征 PCI 患者支架内再狭窄等血栓事件的风险，国内外指南均将其作为急性冠状动脉综合征治疗的Ⅰ类推荐。但临床实践中，抗血小板治疗的疗效和安全性呈现较大的个体差异，一些血栓和（或）出血高风险的特殊患者，在接受常规抗血小板治疗时常发生血栓和出

血事件，导致临床决策困难。

抗血小板药物在减少心血管事件的同时，可增加消化道出血的风险，尤其对于消化道出血风险较高者抗血小板治疗同时给予抑酸和胃黏膜保护药。消化道出血高危常指以下情况：具有胃肠道溃疡或出血病史者；或长期使用非甾体类抗炎药（NSAIDs）或糖皮质激素；或具有下列 2 项或更多危险因素（年龄＞65 岁、消化不良、胃食管反流病、幽门螺杆菌感染或长期饮酒）。

行 PCI 后自发性出血人群中，消化道出血约占 77.2%。阿司匹林增加胃肠出血风险的机制包括两个方面：一是对正常消化道黏膜有直接刺激作用，破坏消化道黏膜屏障；二是抑制环氧化酶，减少前列腺素的合成，从而减少胃黏膜血流量，不利于胃黏膜的修复。P2Y12 受体拮抗药并不直接损伤消化道黏膜，但可抑制血小板衍生生长因子和血小板释放的血管内皮生长因子，从而阻碍新生血管生成并影响溃疡愈合。

DAPT 期间发生消化道出血的患者，在尽快明确出血原因并积极治疗原发病的基础上，应权衡出血和缺血风险决定是否停用抗血小板治疗及何时恢复抗血小板治疗。轻度出血无须停用 DAPT，如有明显出血（血红蛋白下降＞3g/dl 或需要住院治疗，但未引起血流动力学紊乱），可考虑首先停用阿司匹林，如出现危及生命的活动性出血，可停用所有抗血小板药物。病情稳定后，在确保安全的情况下尽快恢复抗血小板治疗，一般 3～5 天后恢复氯吡格雷，5～7 天后恢复阿司匹林。

服用替格瑞洛发生消化道出血的患者，建议停用该药，如轻、中度出血可考虑直接换用氯吡格雷，重度出血需停用 P2Y12 抑制药治疗者，在出血停止后换用氯吡格雷。本例患者冠脉病变严重，左主干病变，停抗血小板药，一旦支架内血栓形成，患者必死无疑。权衡出血和抗栓风险利弊，继续双抗治疗，力度

适当降低,同时药物结合内镜止血。一旦有支架血栓相关表现,及时急诊 PCI。根据指南停用替格瑞洛改为硫酸氢氯吡格雷口服,给予硫酸氢氯吡格雷负荷量桥接(图 3-2)。

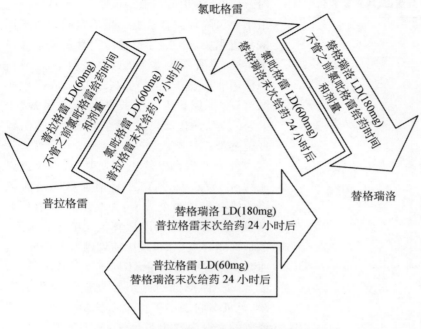

急性期口服 P2Y12 受体拮抗药间的转换流程

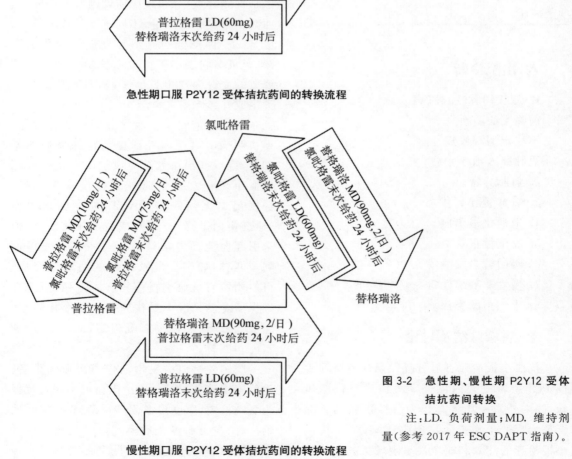

慢性期口服 P2Y12 受体拮抗药间的转换流程

图 3-2 急性期、慢性期 P2Y12 受体拮抗药间转换

注:LD. 负荷剂量;MD. 维持剂量(参考 2017 年 ESC DAPT 指南)。

该例患者冠状动脉病变呈多支血管、多部位弥散病变的特点，且具有胃部不适等多种胃肠道疾病，包括反流性食管炎、幽门管多发溃疡、慢性非萎缩性胃炎、十二指肠炎症。属出血高危，介入治疗前应完善消化道造影。PCI术后出血风险增加。抗栓与止血应充分权衡获益与风险。该例患者少量饮酒史30余年，入院否认胃病史，服用阿司匹林4个月用药史，我们首先急诊胃镜检查，未发现出血灶，急诊胃镜证实：①反流性食管炎；②幽门管多发溃疡；③慢性非萎缩性胃炎伴糜烂；④十二指肠炎症。考虑NSAID相关黏膜损伤，急性胃黏膜病变，上消化道出血。患者左主干病变，如停用抗血小板药，导致支架内血栓形成后果不堪设想，急诊胃镜证实无活动性出血，据指南停用替罗非班，停用替格瑞洛，硫酸氢氯吡格雷负荷量桥接治疗，DAPT同时给予质子泵抑酸药、止血药、胃黏膜保护药，兼顾了抗栓治疗与止血的平衡，最大限度减少了患者发生支架内血栓形成的风险。患者血红蛋白下降到81g/L，消化道出血合并心脑血管病史，血红蛋白<90g/L时，有输血指征，及时输血悬浮红细胞4单位，血红蛋白稳定在100g/L以上，患者康复出院。抗血小板治疗过程中发生消化道出血的ACS患者，应联合应用PPI 3～6个月，其后可考虑继续或间断服用PPI。

（冯惠平　贾辛未）

参 考 文 献

[1] 中国医师协会心血管内科医师分会血栓防治专业委员会，中华医学会心血管病学分会介入心脏病学组，中华心血管病杂志编辑委员会. 急性冠脉综合征特殊人群抗血小板治疗中国专家建议. 中华心血管病杂志，2018，4（46）：255-266.

[2] 中国医师协会心血管内科医师分会，中国医师协会心血管内科医师分会血栓防治专业委员会，中华医学会消化内镜学分会，等. 急性冠状动脉综合征抗栓治疗合并出血防治多学科专家共识. 中华内科杂志，2016，55（10）：813-824.

[3] Kazi D S，Leong T K，Chang T I，et al. Association of spontaneous bleeding and myocardial infarction with long-term mortality after percutaneous cornary intervention. J Am Coll Cardiol，2015，65（14）：1411-1420.

病例 14　奇怪的呼吸困难一例

最近我院收治了一例不稳定型心绞痛患者，PCI术后反复发作呼吸困难、气短，两肺呼吸音清，未闻及干、湿啰音，NT-proBNP较入院时没有明显变化，发作时心电图无变化，硝酸酯类药物和利尿药无效，患者呼吸困难原因何在？我们一起看看吧。

一、病史

患者：男性，65岁。

主诉：发作性胸闷、气短半年，加重7天入院。

现病史：患者缘于半年前活动后出现发作性胸闷、发憋、气短，伴咽喉部烧灼感，无明显胸痛及放射痛，伴大汗、乏力，伴头晕、头蒙，无明显头痛，无胃灼热、反酸、呕吐，无咳嗽、咳痰、咯血，无晕厥、黑矇，症状持续数分钟，经休息后可自行缓解，半年来症状时有发生，多于情绪激动或活动后出现，未予以重视。7天前患者自觉胸闷、气短较前加重，具体症状同前，遂于当地医院就诊，给予"硝酸甘油、美托洛尔、阿司匹林"口服，症状未见明显缓解，今为进一步诊治就诊于我院，门诊以

"心绞痛、高血压"收住入院。

既往史：既往"高血压病"病史 10 年，血压最高 170/100mmHg，平时口服"硝苯地平缓释片"治疗，血压控制在 120/80mmHg 左右。"脑梗死"病史 5 年，未留有后遗症。发现"心律失常，室性期前收缩"1 年，现口服"稳心颗粒、参松养心胶囊"。

个人史：吸烟史 30 余年，40 支/天，自诉已戒烟 10 年。少量饮酒史 30 余年。否认药物及食物过敏史。

二、体格检查

体温 36.6℃，脉搏 62 次/分，呼吸 19 次/分，血压 142/87mmHg。神清语利，查体合作，未见颈静脉怒张及颈动脉异常搏动。双肺呼吸音粗，未闻及明显干、湿啰音。心界不大，心率 62 次/分，可闻及期前收缩，S_1 低钝，各瓣膜听诊区未闻及病理性杂音。腹平坦，腹软，肝脾肋下未触及，叩鼓音，肠鸣音正常存在。双下肢无水肿。神经系统检查未见异常。

三、辅助检查

1. 实验室检查

（1）尿常规、血脂、空腹血糖、甲功、感染八项、肝功能、肾功能未见明显异常。

（2）O 型血，Rh 阳性。

（3）血钾 3.4mmol/L。

2. 胸片　心肺膈未见异常。

3. 心脏超声　左心增大（左心房内径 3.7cm）；升主动脉内径稍增宽；室壁运动幅度减低；主动脉瓣退变伴反流（轻度）；左心室收缩功能减低（EDD 6.1cm，EF 47.6%）。

4. 双肾、肾上腺、肾动脉超声　未见异常。

四、初步诊断

1. 冠状动脉性心脏病。
不稳定型心绞痛。

心律失常。
室性期前收缩。

2. 高血压病 2 级（极高危）。

3. 脑梗死。

4. 电解质代谢紊乱。
低钾血症。

五、诊治经过

患者，老年男性，65 岁。既往高血压病史、长期大量吸烟史为冠心病危险因素，发现"心律失常，室性期前收缩"1 年。以发作性胸闷、气短半年，加重 7 天入院。查体心界不大，心率 62 次/分，可闻及期前收缩，各瓣膜听诊区未闻及病理性杂音。入院心电图示窦性心律，心率 62 次/分，室性期前收缩；$V_4 \sim V_6$ 导联 ST-T 段压低，T 波倒置。心肌酶正常。

给予低盐、低脂饮食，低分子肝素抗凝、阿司匹林＋氯吡格雷抗血小板聚集、阿托伐他汀调脂稳定斑块、硝酸酯扩冠、美托洛尔控制心率、苯磺酸左旋氨氯地平降压、尼可地尔扩冠改善微循环、补钾等治疗。择期行冠脉介入治疗。

冠脉造影：冠脉可见钙化影；LAD 多发斑块，弥散性狭窄 50%～70%；LCX 多发斑块，远段及 OM 近段狭窄 50%～70%；RCA 多发斑块，近段狭窄 80%，第二转折狭窄 50%～70%，后三叉前狭窄 80%～90%，PD 近中段狭窄 40%～50%，PL 弥散性狭窄 70%～80%。造影诊断：三支病变累及前降支、回旋支、右冠。于 RCA 远段病变植入 EXCEL 2.5mm×18mm、EXCEL 2.75mm×18mm 支架 2 枚，于 RCA 近段病变植入 EXCEL 3.0mm×24mm 支架 1 枚，于 RCA 远段再次植入 TIVOLI 2.5mm×15mm 支架 1 枚，TIMI 血流 3 级（图 3-3）。

术后给予替罗非班泵入，替格瑞洛 90mg，每日 2 次；阿司匹林 100mg，每日 1 次。术后第3天出现呼吸困难，无胸闷、胸痛，

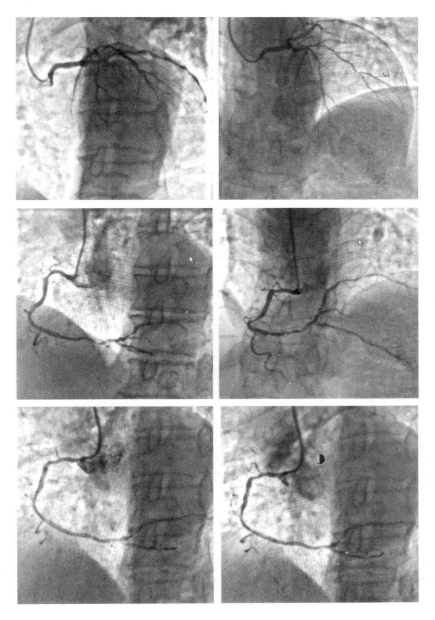

图 3-3 冠脉造影

持续数分钟,发作时两肺呼吸音清,未闻及干、湿啰音,双下肢无水肿,多次复查心电图未见明显改变,含服及静脉滴注硝酸酯类药物无效。考虑入院时左心室收缩功能减低(EDD 6.1cm,EF 47.6%),给予螺内酯、重组人脑利钠肽改善心功能。患者呼吸困难仍反复发作,与体位无关,既往无呼吸困难发作史,复查超声心动图:左心房大,主动脉瓣退行性变,左心室舒张功能减低,EDD 5.1cm,EF 54%。NT-proBNP 169pg/ml,患者心功能已恢复,且治疗无效,停冻干重组人脑利钠肽、螺内酯。至此我们考虑是否由药物引起,排查所有口服药,锁定替格瑞洛,波立维负荷量桥接后改为波立维,呼吸困难发作次数明显减少,2 天后患者呼吸困难完全消失,故确诊患者 PCI 术后出现的反复呼吸困难是替格瑞洛导致(图 3-4)。

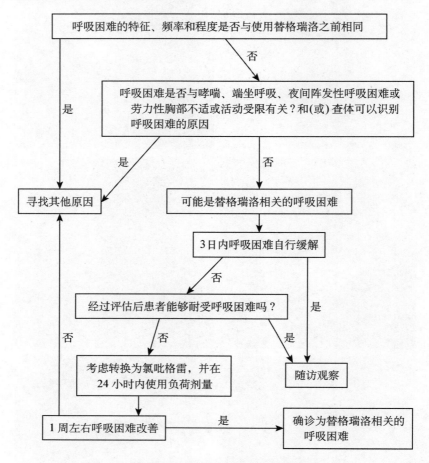

图 3-4　替格瑞洛相关呼吸困难的诊断流程

六、出院诊断

1. 冠状动脉性心脏病。

不稳定型心绞痛。

冠状动脉介入治疗术后。

心律失常。

室性期前收缩。

2. 高血压病 2 级(极高危)。

3. 脑梗死。

4. 替格瑞洛相关呼吸困难。

5. 电解质代谢紊乱。

低钾血症。

七、病例总结及讨论

1. 替格瑞洛导致呼吸困难的发病率 DISPERSE 和 DISPERSE-2 结果显示,替格瑞洛导致呼吸困难的发生率为 10%~20%,而氯吡格雷为 0~6.4%。OLATO 研究共纳入 18 000 余例急性冠状动脉综合征(ACS)患者,其结果显示替格瑞洛组呼吸困难发生率为 13%,而氯吡格雷组为 7.8%。替格瑞洛相关呼吸困难呈剂量相关性,其症状多轻微,在服药早期出现,为一过性、持续时间短暂,停药后可消失,但因此而导致的停药较为突出,替格瑞洛相关呼吸困难的停药率约是氯吡格雷的 6 倍。

2. **替格瑞洛导致呼吸困难的机制** 服用替格瑞洛出现呼吸困难,其心肺功能均无显著改变。其导致呼吸困难的机制,包括腺苷堆积理论、抑制神经元 P2Y12 受体和类输血相关急性肺损伤(TRALI)。

(1)替格瑞洛可能是通过增加血浆腺苷质量浓度进而引发呼吸困难。因为腺苷可以刺激肺迷走神经 C 纤维引起呼吸困难,而不少研究均发现替格瑞洛可以增加血浆腺苷水平,替格瑞洛能够通过阻断 ENT1 来减少细胞摄取腺苷,使血腺苷质量浓度升高,肺迷走神经 C 纤维参与呼吸困难的产生,多种外源及内源性化学物质通过刺激肺迷走神经 C 纤维,增加传入神经信号,经过边缘系统及感觉运动神经中枢的处理,传出至呼吸肌的神经信号增加,引起呼吸困难。腺苷直接激活肺迷走神经 C 纤维 G 蛋白耦联的腺苷受体 A1R、A2AR,增加患者呼吸困难。进而刺激肺迷走神经 C 纤维引起呼吸困难。替格瑞洛能够促进红细胞释放 ATP 进而降解为腺苷,从而导致血腺苷质量浓度升高。

(2)替格瑞洛直接抑制神经元细胞 P2Y12 受体引起呼吸困难。Cattaneo 等提出了替格瑞洛可能通过直接抑制感觉神经元上的 P2Y12 受体而增加神经信号传导,从而引发呼吸困难等兴奋症状。

(3)替格瑞洛与 P2Y12 受体的可逆性结合可导致肺循环中衰老、耗竭和被破坏的血小板聚积并启动凋亡程序,导致类 TRALI(输血相关急性肺损伤)反应,引起呼吸困难。

3. **替格瑞洛相关呼吸困难的典型临床特点**

(1)服药后新近发生呼吸困难,既往无类似症状发生。

(2)呼吸困难不伴随有哮喘、端坐呼吸、

夜间阵发性呼吸困难、胸痛及胸部紧缩感等表现。以心力衰竭、支气管哮喘等治疗无效。

(3)呼吸困难多发生在安静时,与活动无关,与体位无关,不影响患者的运动耐量。

(4)心肺查体及检查多无异常。

(5)停药后症状可完全消失。

4. **替格瑞洛相关呼吸困难的诊断** 呼吸困难是 ACS 患者的常见症状,患者也可能因心力衰竭、肺部感染、支气管哮喘和 β 受体阻滞药的不良反应等引起呼吸困难加重而就诊。因此,替格瑞洛相关呼吸困难的诊断是一个排除性诊断,只有在排除了各种引起呼吸困难的原因,并且确认与服用替格瑞洛有明确的因果关系后才能做出诊断。

替格瑞洛相关呼吸困难的明确诊断有赖于详尽的病史采集和体格检查,结合症状特点与心电图、胸部 X 线、超声心动图、呼吸功能和 N 末端 B 型利钠肽原等客观检查,同时需要同心肺疾病引起的呼吸困难进行鉴别。

5. **替格瑞洛相关呼吸困难的治疗** 替格瑞洛相关的呼吸困难多为一过性、持续数小时或数天,其中大部分发生在用药的第 1 周。因此,如果临床情况允许,可以观察 3～4 天呼吸困难有无减轻,同时排除引起呼吸困难的心肺疾病。替格瑞洛引起的呼吸困难症状多为轻、中度,多数可自行缓解,不需停药。腺苷是一种遍布人体细胞的内源性核苷,可直接进入心肌经磷酸化生成腺苷酸,参与心肌能量代谢,同时还参与扩张冠脉血管,增加血流量。腺苷对心血管系统和机体的许多其他系统及组织均有生理作用。腺苷是用于合成三磷腺苷(ATP)、腺嘌呤、腺苷酸、阿糖腺苷的重要中间体。尤其对于冠脉病变严重、血栓负荷重的患者可能受益于替格瑞洛。

对于高危 ACS 患者,应给予更强的抗血小板治疗,中断替格瑞洛换用其他 P2Y12 受体抑制药可能给患者带来潜在的风险,应权衡利弊。对于出现持续性、严重替格瑞洛相关呼吸困难的患者,须考虑停药并换用其他P2Y12抑制药,并给予吸氧等相关支持治疗。ACS患者及PCI术后患者,鉴于停药或换药会使获益减少,风险增加,因此停药应慎重,确需停药,建议更换氯吡格雷。

替格瑞洛换为氯吡格雷,当天应当给予负荷剂量(300mg)的氯吡格雷,然后给予每天75mg的维持剂量;降低抗血小板强度可能会使血小板功能恢复,特别是氯吡格雷低反应的患者是血栓事件(包括支架内血栓)的高危人群,建议患者在改服氯吡格雷5天后进行血小板功能检测。

目前,临床还缺乏成熟有效的方法治疗替格瑞洛相关的呼吸困难。近期有研究发现,作为腺苷拮抗药的茶碱可以缓解替格瑞洛相关呼吸困难的程度。有研究结果显示,静脉注射茶碱(5mg/kg)能够有效缓解替格瑞洛导致的呼吸困难,为治疗替格瑞洛不良反应提供了一种可行的解决措施。

6. 患者入院时低钾血症,常见低钾血症原因

(1)钾摄入减少:一般饮食含钾都比较丰富。故只要能正常进食,机体就不致缺钾。消化道梗阻、昏迷、手术后较长时间禁食的患者,如果给这些患者静脉内输入营养时没有同时补钾或补钾不够,就可导致缺钾和低钾血症。如果摄入不足是唯一原因,则在一定时间内缺钾程度可以因为肾的保钾功能而不十分严重。

(2)钾排出过多

①经胃肠道失钾:常见于严重腹泻、呕吐等伴有大量消化液丧失的患者。剧烈呕吐时,胃液的丧失并非失钾的主要原因,大量的钾是经肾随尿丧失的,因为呕吐所引起的代谢性碱中毒可使肾排钾增多,呕吐引起的血容量减少也可通过继发性醛固酮增多而促进肾排钾。

②经肾失钾:这是成人失钾最重要的原因。引起肾排钾增多的常见有以下因素。其

一,利尿药的长期连续使用或用量过多;其二,某些肾脏疾病;其三,肾上腺皮质激素过多;其四,远曲小管中不易重吸收的阴离子增多;其五,镁缺失;其六,碱中毒。

③经皮肤失钾:汗液含钾只有9mmol/L。在一般情况下,出汗不致引起低钾血症。但在高温环境中进行重体力劳动时,大量出汗亦可导致钾的丧失。

(3)细胞外钾向细胞内转移:细胞外钾向细胞内转移时,可发生低钾血症,但机体的含钾总量并不因此减少。

①低钾性。周期性麻痹发作时细胞外钾向细胞内转移,是一种家族性疾病。

②碱中毒。细胞内氢离子移至细胞外以起代偿作用,同时细胞外钾离子进入细胞内。

③过量胰岛素。用大剂量胰岛素治疗糖尿病酮症酸中毒时,发生低钾血症。

④钡中毒。引起钡中毒的是一些溶于酸的钡盐,如醋酸钡、碳酸钡、氯化钡、氢氧化钡、硝酸钡和硫化钡等。

(4)粗制生棉油中毒:在我国某些棉产区出现一种低血钾麻痹症,由食用棉籽油引起。

该患者平时正常饮食,无恶心、呕吐,无腹泻,肾功、甲功正常,无钾丢失和摄入少、钾消耗多等因素,无糖尿病、代谢性疾病和肾病史。既往高血压病史,双肾、肾上腺超声未见异常,除外醛固酮增多症。既往室性期前收缩1年,入院化验血钾3.4mmol/L,既往血钾情况不详,经补钾治疗后,血钾恢复正常,室早未再次出现。

(冯惠平　贾辛未)

参 考 文 献

[1] 颜红兵,邵春丽,霍勇.要重视替格瑞洛相关的呼吸困难.中国介入心脏病学杂志,2015,23(1):2-4.

[2] 盛兆雪.替格瑞洛相关呼吸困难的机制与诊治.心血管病学进展,2016,37(5):508-511.

病例 15　急性心肌梗死急诊 PCI 术后痛风发作如何处理

痛风患者并不少见，急性心肌梗死急诊 PCI 术后痛风发作，血尿酸增高，抗血小板药物如何选择，痛风急性发作期药物如何选择，是临床医师必须面临的问题。现将我院收治的一例急性非 ST 段抬高型心肌梗死急诊 PCI 术后痛风发作的病例报道如下。

一、病史

患者：男性，41 岁。

主诉：发作性胸闷、胸痛 12 小时入院。

现病史：患者于 12 小时前无明显诱因出现发作性胸闷、胸痛，主要位于心前区及胸骨后，无明显放射痛、出汗，无呼吸困难、咯血，无恶心、呕吐，无发热，无咳嗽、咳痰，无头痛、头晕及肢体活动障碍，无反酸、胃灼热，无晕厥、黑矇。症状持续 30 分钟，来我院急诊，查心电图示，窦性心律，Ⅱ、Ⅲ、aVF 导联 ST 段压低 0.1mV，心肌三项：CKMB 74.29ng/ml，肌红蛋白 165.1ng/ml，cTnI 1.26ng/ml。肾功能：BUN 7.5mmol/L，NT-proBNP 1164pg/ml；血常规、凝血四项、电解质、血糖大致正常。心脏超声示节段性室壁运动异常。胸部 CT 示双肺间质改变。考虑“急性心肌梗死”，给予“阿司匹林 300mg、氯吡格雷 300mg，口服；达肝素钠注射液 5000U，皮下注射”，改善循环等治疗。患者胸痛仍反复发作，现为求进一步治疗，以“急性心肌梗死”收住入院。

患者自发病以来，精神、饮食、睡眠情况可。大小便正常。体重较前无明显变化。

既往史：既往“高血压病”病史 3 个月，血压最高 180/110mmHg，平时口服“卡托普利 25mg，1 次/日”治疗，血压控制情况不详。“痛风”病史 1 年，平时服用“非布司他 1 片，1 次/日”。否认药物、食物及其他过敏史。

个人史：生于原籍，久居当地，未到过血吸虫病流行区和牧区。否认吸烟、饮酒史。无毒麻药药品接触史，偶尔接触农药，否认性病、冶游史。

家族史：父母已故，均死于“肺癌”，一哥一妹体健。家族中无传染病及遗传病史。

二、体格检查

体温 36.2℃，脉搏 90 次/分，呼吸 20 次/分，血压 183/115mmHg（左）、180/112mmHg（右）。发育正常，营养中等，神清，查体合作。口唇无发绀，伸舌居中，咽部无充血，双侧扁桃体不大，无红肿及脓点。颈两侧对称，未见颈静脉怒张及颈动脉异常搏动。胸廓无畸形，两侧对称，呼吸动度一致，双侧乳腺正常，双侧触觉语颤均等，无增强及减弱，双肺叩诊呈清音，肺肝相对浊音界位于右侧锁骨中线第 5 肋间，双肺呼吸音粗，肺底闻及少量干、湿啰音。心前区无隆起，心尖冲动不明显，未触及震颤。心界无扩大，心率 90 次/分，心律齐，心音低钝，各瓣膜听诊区未闻及病理性杂音以及额外心音。无心包摩擦音及心包叩击音，P2＝A2。双侧桡动脉及双侧足背动脉搏动一致，外周血管征阴性。腹平，未见腹壁静脉曲张、胃肠型及蠕动波，腹软，肝颈静脉回流征阴性，全腹无压痛、反跳痛及肌紧张，未触及包块，肝、脾于肋下未触及。肝区及双肾区无叩痛，无移动性浊音，未闻及腹部血管杂音，肠鸣音存在。神经系统检查未见异常。

三、辅助检查

1. 心电图　窦律，Ⅱ、Ⅲ、aVF 导联 ST 段压低 0.1mV。

2. 心脏彩超　EDD 6.7cm，EF% 41%，

左心增大,二尖瓣少量反流,左心室收缩功能减低。

3. 胸部 CT 双肺间质性改变。

4. 实验室检查 血常规:WBC 8.08×10^9/L,RBC 4.13×10^{12}/L,HGB 126g/L,PLT 112×10^9/L,N% 75.2%。尿常规:隐血(+)。粪便分析正常。凝血四项、电解质、血糖、甲功五项正常。心肌三项:CKMB 74.29ng/ml,肌红蛋白 165.1ng/ml,cTnI 1.26ng/ml。肾功能:BUN 7.5mmol/L。NT-proBNP 164pg/ml。血脂:HDL 0.62mmol/L,载脂蛋白 A1 0.71g/L,载脂蛋白 E 16mg/dl,余项正常。肾功能、血尿酸正常。心肌酶:肌酸激酶同工酶 37U/L,肌酸激酶 774U/L,α-羟丁酸脱氢酶 521U/L,乳酸脱氢酶 636U/L,谷草转氨酶 109U/L,谷丙转氨酶 32U/L。总蛋白 60g/L,白蛋白 38g/L,球蛋白 22g/L,白蛋白/球蛋白 1.71。总胆红素 25.4μmol/L,直接胆红素 4.4μmol/L,间接胆红素 21.0μmol/L,总胆汁酸 5.15μmol/L。

四、初步诊断

1. 冠状动脉性心脏病。
急性非 ST 段抬高型心肌梗死。
Killip 2 级。
2. 高血压病 3 级(极高危)。
3. 痛风。

五、诊治经过

患者急性非 ST 段抬高型心肌梗死,发病时间 12 小时,目前仍有胸痛症状,心肌三项升高,GRACE 评分高危,有急诊 PCI 指征,行急诊介入治疗。

冠脉造影:LAD 与 LCX 共同开口;LAD 多发斑块,近中段狭窄 40%~60%,D1 近中段狭窄 40%~60%;LCX 多发斑块,远段狭窄 40%~60%,OM1 双分支狭窄 60%~

80%,OM2 闭塞;RCA 多发斑块,狭窄 20%~30%。造影诊断:双支病变累及前降支、回旋支。于 OM2 近段闭塞病变处球囊扩张,给予注射用重组人尿激酶原溶栓,TIMI 血流 3 级。

术后给予阿司匹林、硫酸氢氯吡格雷联合抗血小板,阿托伐他汀稳定斑块,达肝素抗凝,美托洛尔控制心率,贝那普利降压改善心室重构等治疗。

急性心肌梗死第 6 天,患者诉双足第 1 跖趾疼痛,不能耐受,无胸痛、胸闷等不适发作。查体:血压 121/64mmHg,神清语利,双肺呼吸音清,未闻及干、湿啰音,心界不大,心率 66 次/分,律齐,心音低钝,各瓣膜听诊区未闻及病理性杂音,腹软,肝脾肋下未触及,叩鼓音,肠鸣音正常存在,双下肢无水肿。血尿酸 460μmol/L。风湿免疫科会诊痛风,建议低嘌呤饮食,适当多饮水,并继续口服碳酸氢钠治疗。患者未诉胸闷、胸痛,但痛风发作,疼痛程度重,嘱停阿司匹林口服,给予吲哚布芬 200mg,2 次/日,联合硫酸氢氯吡格雷口服抗血小板治疗。考虑痛风发作与患者自行中断治疗痛风药物有关。

急性心肌梗死第 7 天,患者诉双足第 1 跖趾疼痛减轻,无胸痛、胸闷。复查心脏彩超示节段性室壁运动异常,左心增大(EDD 6.1cm,LA 4.3cm),主动脉瓣少量反流,二尖瓣少量反流,左心室舒张功能减低,EF 56%。较前比较:左室有所缩小,EF 恢复正常,出院。1 周后门诊复查血尿酸降为正常,双足第 1 跖趾疼痛完全消失。

六、出院诊断

1. 冠状动脉性心脏病。
急性非 ST 段抬高型心肌梗死。
Killip 2 级。
2. 高血压病 3 级(极高危)。
3. 痛风急性发作。

七、病例总结及讨论

随着人们生活方式及饮食结构改变,我国高尿酸血症(hyperuricemia,HUA)的患病率逐年增高,并呈年轻化趋势。已成为仅次于糖尿病的第二大代谢性疾病。血尿酸升高除可引起痛风之外,还与肾、内分泌代谢、心脑血管等系统疾病的发生和发展有关。既往HUA定义为正常嘌呤饮食下,非同日2次空腹血尿酸水平男性>420μmol/L、女性>360μmol/L。因尿酸盐在血液中的饱和浓度为420μmol/L(不分性别),超过此值可引起尿酸盐结晶析出,在关节腔和其他组织中沉积。因此,最新指南将血尿酸水平>420μmol/L(7mg/dl)定义为HUA。

(一)痛风

HUA患者出现尿酸盐结晶沉积,导致关节炎(痛风性关节炎)、尿酸性肾病和肾结石称为痛风,也有学者仅将痛风性关节炎称为痛风。HUA患者突发足第1跖趾、踝、膝等单关节红、肿、热、痛,即应考虑痛风可能。长期反复发作的患者可逐渐累及上肢关节,伴有痛风石形成。根据病程,痛风可分为4期:①无症状HUA期;②痛风性关节炎急性发作期;③痛风性关节炎发作间歇期;④慢性痛风性关节炎期。

痛风性关节炎中青年男性多见,常首发于第1跖趾关节,或踝、膝等关节。起病急骤,24小时内发展至高峰。初次发病常累及单个关节,持续数天至数周可完全自然缓解,反复发作则受累关节逐渐增多,症状持续时间延长,两次关节炎发作间歇期缩短。

(二)HUA与冠心病

血尿酸水平每升高60μmol/L,女性心血管病病死率和缺血性心脏病病死率增加26%和30%;男性增加9%和17%,女性冠心病危险性增加48%。HUA是女性全因死亡和冠心病死亡的独立危险因素,HUA对男性和女性冠心病的发生和预后影响不同,可能与雌激素水平的影响有关。

在冠心病一级、二级预防的药物治疗方面,应考虑阿司匹林和阿托伐他汀等药物对血尿酸的影响。阿司匹林对于尿酸代谢的影响具有剂量特异性,大剂量阿司匹林(>3g/日)可明显抑制肾小管对尿酸的重吸收,促进尿酸排泄;中等剂量阿司匹林(1~2g/日)抑制肾小管对尿酸的排泄,从而引起血尿酸水平升高;小剂量阿司匹林(75~325mg/日)轻度升高血尿酸,但75~325mg/日阿司匹林抗血小板作用相关的心、脑血管获益,对合并HUA的患者不建议停用,建议碱化尿液、多饮水,同时监测血尿酸水平。阿托伐他汀具有较弱的降尿酸作用,合并HUA的冠心病二级预防可优先使用。心肌梗死、心功能不全者痛风急性发作期避免使用环氧化酶2(COX-2)抑制药。

痛风急性发作时首选氯吡格雷75~150mg/日,病情稳定后尽早服用阿司匹林75~100mg/日+氯吡格雷75mg/日,6~12个月后改为氯吡格雷75mg/日长期维持。

支架后服用DAPT过程中发生痛风,应权衡缺血和痛风危害,可考虑在氯吡格雷和阿司匹林DAPT基础上合用抗痛风药物。

ACS合并痛风治疗,应考虑阿司匹林对血尿酸的影响,小剂量阿司匹林(75~325mg/日)可轻度升高血尿酸,一旦证实阿司匹林增加了痛风风险,立即停用阿司匹林或换用西洛他唑+氯吡格雷。

(三)痛风急性发作期的药物治疗

急性发作期治疗目的是迅速控制关节炎症状。急性期应卧床休息,抬高患肢、局部冷敷。尽早给予药物控制急性发作,越早治疗效果越佳。秋水仙碱或非甾体类消炎药(NSAIDs)是急性关节炎发作的一线治疗药物,上述药物有禁忌或效果不佳时可考虑选择糖皮质激素控制炎症。

1. **秋水仙碱**　通过抑制白细胞趋化、吞噬作用及减轻炎性反应发挥镇痛作用。推荐在痛风发作 12 小时内尽早使用,超过 36 小时后疗效显著降低。起始负荷剂量为 1.0mg 口服,1 小时后追加 0.5mg,12 小时后按照 0.5mg,1~3 次/日。使用环孢素 A、克拉霉素、维拉帕米、酮康唑等,避免使用秋水仙碱。秋水仙碱常见不良反应有恶心、呕吐、腹泻、腹痛等,症状出现时应立即停药。少数患者可出现肝功能异常,转氨酶升高,超过正常值 2 倍时须停药。肾损害可见血尿、少尿、肾功能异常,肾功能损害患者须酌情减量,eGFR$<$10ml/(min·1.73m^2)或透析患者禁用。秋水仙碱可引起骨髓抑制,使用时注意监测血常规。

2. NSAIDs　包括非选择性环氧化酶(COX)抑制药和 COX-2 抑制药两种,若无禁忌推荐早期足量使用 NSAIDs 速效制剂。活动性消化道溃疡/出血,或既往有复发性消化道溃疡/出血病史者为所有 NSAIDs 使用禁忌证。COX-4 可能引起心血管事件的危险性增加,合并心肌梗死、心功能不全者避免使用。NSAIDs 使用过程中需监测肾功能,严重慢性肾病(G4~G5 期)未透析患者不建议使用。

3. 糖皮质激素　主要用于严重急性痛风发作伴有较重全身症状,秋水仙碱、NSAIDs 治疗无效或使用受限的患者,以及肾功能不全患者。全身给药时,口服泼尼松 0.5mg/(kg·d)连续用药 5~10 天停药,或 0.5mg/(kg·d)用药 2~5 天后逐渐减量,总疗程 7~10 天。不宜口服用药时,可考虑静脉使用。

4. 降尿酸治疗　临床上常用的降尿酸药物包括抑制尿酸合成和促进尿酸排泄两类。

(1)抑制尿酸生成药物:该类药物通过抑制黄嘌呤氧化酶活性,减少尿酸合成。常用药物包括别嘌醇和非布司他等。非布司他为新型选择性黄嘌呤氧化酶抑制药。非布司他适用于痛风患者高尿酸血症的长期治疗。初始剂量 20~40mg/日,2~5 周后血尿酸不达标者,逐渐加量,最大剂量 80mg/日。因其主要通过肝清除,在肾功能不全和肾移植患者中具有较高的安全性,轻、中度肾功能不全(G1~G3 期)患者无须调整剂量,重度肾功能不全(G4~G5 期)患者慎用。不良反应包括肝功能损害、恶心、皮疹等。

(2)碱化尿液治疗:接受降尿酸药物,推荐将尿 pH 维持在 6.2~6.9,以增加尿中尿酸溶解度。尿 pH 过高增加磷酸钙和碳酸钙等结石形成风险。碳酸氢钠适用于慢性肾功能不全合并 HUA 和(或)痛风患者。起始剂量 0.5~1.0g,口服,3 次/日,与其他药物相隔 1~2 小时服用。主要不良反应为胀气、胃肠道不适,长期应用需警惕钠负荷过重及高血压。

(四)痛风的非药物治疗

1. 提倡均衡饮食,限制每日总热量摄入,控制饮食中嘌呤含量。以低嘌呤饮食为主,严格限制动物内脏、海产品和肉类等高嘌呤食物的摄入。鼓励患者多食用新鲜蔬菜,适量食用豆类及豆制品(肾功能不全者须在专科医师指导下食用)。

2. 大量饮水可缩短痛风发作的持续时间,减轻症状。心肾功能正常者需维持适当的体内水分,多饮水,维持每日尿量 2000~3000ml。可饮用牛奶及乳制品(尤其是脱脂奶和低热量酸奶),避免饮用可乐、橙汁、苹果汁等含果糖饮料或含糖软饮料。

3. 水果因富含钾元素及维生素 C,可降低痛风发作风险。可食用含果糖较少的水果,如樱桃、草莓、菠萝、西瓜、桃子等。

4. 乙醇摄入可增加 HUA 患者痛风发作风险。HUA 患者应当限制乙醇摄入,禁饮黄酒、啤酒和白酒。

5. 肥胖可增加 HUA 患者发生痛风的风险,减轻体重可有效降低血尿酸水平。建议 HUA 患者将体重控制在正常范围(BMI 18.5~23.9kg/m^2)。

6. 吸烟或被动吸烟均可增加 HUA 和痛风的发病风险,应当戒烟、避免被动吸烟。

(五)痛风患者管理

1. 痛风性关节炎患者首先遵循 HUA 管理原则。

2. 医师须告知患者生活中避免可能的诱发因素,提出正确的预防措施,并制订个体化的急性发作时紧急处理方案。

3. 痛风急性发作缓解后再考虑开始药物降尿酸治疗,已接受降尿酸药物治疗者急性期无须停药,初始药物降尿酸治疗者应给予预防痛风急性发作的药物。

本例患者既往有痛风病史 1 年,介入治疗后第 6 天痛风急性发作,双足第 1 跖趾疼痛,考虑痛风发作与患者自行中断治疗痛风药物有关,停用阿司匹林口服,给予吲哚布芬联合硫酸氢氯吡格雷抗血小板治疗、碳酸氢钠碱化尿液及饮食指导后,症状缓解。痛风急性发作,及时制订个体化的紧急处理方案是关键。

(冯惠平 贾辛未)

参 考 文 献

[1] 高尿酸血症相关疾病诊疗多学科共识专家组. 中国高尿酸血症相关疾病诊疗多学科专家共识. 中华内科杂志,2017,56(3):235-248.

[2] 中国医师协会心血管内科医师分会血栓防治专业委员会,中华医学会心血管病学分会介入心脏病学组,中华心血管病杂志编辑委员会. 急性冠状动脉综合征特殊人群抗血小板治疗中国专家建议. 中华心血管病杂志,2018,46(4):255-266.

病例 16 急性下壁心肌梗死并发急性重症胰腺炎一例

急性心肌梗死引起急性胰腺炎的病例临床中很少见,其因果关系尚存在争议,本例是一例急性下壁心肌梗死并发急性重症胰腺炎,病情异常凶险,早诊早治是关键。

一、病例介绍

患者为 71 岁老年女性。主因发作性胸痛 3 年,加重 12 小时入院。既往"高血压病"病史 20 年,最高达 180/? mmHg。否认糖尿病、高脂血症、胆囊结石病史。否认吸烟、饮酒史。12 小时前因胸痛就诊于当地医院,查心电图提示急性下壁心肌梗死,予以"阿司匹林 300mg、硫酸氢氯吡格雷片 300mg"口服后就诊于我院急诊科。查心电图 II、III、aVF 导联 qR 型,ST 段抬高 0.1～0.2mV,V_1～V_3 导联 ST 段压低 0.1～0.2mV。心肌三项 CK-MB 49.8ng/ml,Myo＞20 000ng/ml,cTnI 5.640ng/ml。血常规 WBC $10.71×10^9$/L。随机血糖 8.70mmol/L。肾功能、电解质、凝血四项、D-Dimer 未见明显异常。查体:血压 76/50mmHg,心率 105 次/分,双肺未闻及湿啰音,心脏各瓣膜听诊区未闻及病理性杂音及额外心音,腹软,无压痛,予以多巴胺等治疗后以"急性心肌梗死"收住入院行急诊 PTCA 治疗。CAG 示 LM 斑块,LAD 多发斑块,弥漫性狭窄,中段最终狭窄 80%～90%,D1 近中段狭窄 70%～90%,LCX 多发斑块,中段闭塞,RCA 多发斑块,后三叉前最重狭窄 80%～90%,于 LCX 病变处行 PCTA 术,并冠脉内予以重组尿激酶原冠脉内推注,LCX 血流恢复,TIMI 3 级。考虑患者术前存在心源性休克,术中予以血管活性药物后患者血流动力学仍不稳定,且冠脉血流恢复,未予以支架置入治疗。术中及术后患者表现为顽固性低血压,予以股静脉置管后同时应用多巴胺、去甲肾上腺素及扩容补液治疗后患者平均压可维持于 60mmHg。发病后约 16 小时患者突发腹胀,查体示腹膨隆,上腹压痛,中上腹可触及包块,直径约 7cm。急查腹部 B 超胰腺体积增大,胰腺周围及胆囊窝处少量积液(胰头厚约 3.1cm,胰体厚约 2.1cm,胰尾厚约 2.6cm),实质回声增强;电解质钙 1.6mmol/L;血糖＞27.8mmol/L,血淀粉酶 30U/L,考虑"急性胰腺炎(重型)"诊断成立,发病后约 18 小时患者呼吸心搏骤停,发病约 19 小时患者临床死亡。

患者临床过程为"急性下壁心肌梗死—心源性休克周围组织灌注不足—急性重症胰腺炎—死亡",且在腹胀出现后 2 小时患者即出现死亡,临床过程极其凶险。

二、病例总结及讨论

1. 急性心肌梗死并发急性胰腺炎临床从未报道,既往多有报道急性胰腺炎合并或并发急性心肌梗死,其机制多集中于急性胰腺炎引起的高凝状态,引起冠脉血栓形成,而冠脉本身无病变。本例从临床证据上提示了急性心肌梗死发生在前。首先该患者的急性心肌梗死诊断证据在于心电图、心肌三项、CAG;急性胰腺炎的诊断依据在于患者腹胀,查体提示腹部膨隆,中上腹可触及包块,质韧,有压痛,腹部超声提示胰腺增大且伴有胰腺渗出,此外患者的血钙降低和血糖升高也支持急性胰腺炎诊断。而患者腹胀 2 小时后查淀粉酶正常范围,结合急性胰腺炎的淀粉酶时间曲线图,则提示患者急性胰腺炎发生于急性心肌梗死之后。

2. 急性心肌梗死引起急性胰腺炎在该患者中主要原因在于休克、外周循环障碍、体循环瘀血。该患者主要临床特点之一为休克,自急诊救治至术中 PTCA 及术后均表现为顽固性休克,予以积极的血管活性药物及液体复苏后患者仍不能纠正,而血气分析表现出的乳酸增高即为证据之一。此外,该患者的腹部超声提示下腔静脉增宽,则提示

右心衰竭,因此积极的液体复苏并未纠正休克。

3. 如何处理急性下壁心肌梗死并发急性胰腺炎?急性心肌梗死病死率高,死亡原因主要集中于休克、心力衰竭及心律失常。急性胰腺炎死亡原因则主要集中于因休克引起多脏器功能衰竭及感染并发症。因此两者合并,尤其均是重症合并的患者死亡率很高。因此,预防急性胰腺炎的出现为关键,尤其以纠正休克最为关键。急性下壁右室心肌梗死的患者应积极通过血管活动药物、补充液体复苏,甚至右心室辅助装置的方法纠正休克,同时最好有 PICO 监测患者的 CVP 及 CI,监测患者 Hct、BUN、尿量以调整用药,条件不允许时监测颈内静脉高度。而一旦出现急性胰腺炎仍需积极液体复苏、维持生命体征,预防感染。

总之,急性心肌梗死并发急性胰腺炎少见,临床过程凶险,死亡率高,预防大于治疗。

(张卫锋)

参 考 文 献

[1] Albulushi A, et al. Acute right ventricular myocardial infarction. Expert Rev Cardiovasc Ther, 2018, 16(7): 455-464.

[2] Ince A T, Baysal B. Pathophysiology, classification and available guidelines of acute pancreatitis. Turk J Gastroenterol, 2014, 25(4): 351-357.

[3] Ralapanawa U, et al. A case of acute necrotizing pancreatitis complicated with non ST elevation myocardial infarction. BMC Res Notes, 2018, 11(1): 167.

[4] Vasantha Kumar A, et al. Acute pancreatitis complicated by acute myocardial infarction-a rare association. Indian Heart J, 2013, 65(4): 474-477.

病例 17　急性下壁心肌再梗死经 PCI 治疗后心脏不完全破裂致假性室壁瘤一例

一、病史

患者：男性，75 岁。

主诉：持续性胸痛 2 小时。

现病史：患者缘于 2 小时前突然出现胸骨后压榨性疼痛，伴后背痛，伴有出汗，无明显恶心、呕吐，无呼吸困难，无发热、胃灼热、反酸，无咳嗽、咳痰、咯血等不适，症状持续不缓解。

既往史：既往"高血压病"病史 10 余年，血压最高 180/95mmHg，长期口服"硝苯地平缓释片"，平时血压在 140～160/70～90mmHg。"陈旧性下壁心肌梗死"病史 3 年。否认肝炎、结核等慢性传染病病史。

个人史：否认烟酒不良嗜好，否认药物及食物过敏史。

二、体格检查

体温 36.0℃，脉搏 75 次/分，呼吸 20 次/分，血压 127/71mmHg。双肺呼吸音清，未闻及干、湿啰音，心界左下扩大，心率 75 次/分，心音低钝，各瓣膜听诊区未闻及病理性杂音，双下肢无水肿。神经系统检查未见阳性体征。

三、辅助检查

入院时心电图显示，窦性心律，Ⅱ、Ⅲ、aVF 导联呈 QS 型，ST 段抬高 0.3～0.5mV。

四、初步诊断

1. 冠状动脉性心脏病。
陈旧性下壁心肌梗死原位再梗死。
2. 高血压病 3 级（很高危）。

五、诊治经过

给予负荷量阿司匹林、硫酸氢氯吡格雷及阿托伐他汀后，行急诊 PCI 治疗。

冠脉造影示，左主干及回旋支均可见弥漫性轻度狭窄，前降支中段近 30% 不规则狭窄，右冠脉近段 40% 向心性狭窄，左心室后侧支开口处完全闭塞。考虑左心室后侧支为罪犯血管。远端血流 TIMI 0～1 级，可见血栓影。用球囊 Sapphire 2.0mm×15mm 预扩张后远端血流达 TIMI 3 级，出现一过性三度房室传导阻滞，伴血压下降，最低为 75/45mmHg，给予多巴胺静脉微泵泵入 10μg/（kg·min），5 分钟后心律、血压恢复正常，于闭塞病变处置入支架 EXCEL 3.0mm×24mm 一枚。

常规给予抗凝、抗血小板及他汀类药物。第 2 天查房，患者无不适主诉，血压 85～102/50～68mmHg，心率 95～110 次/分。查体，双肺呼吸音粗，未闻及啰音，各瓣膜听诊区未闻及病理性杂音。心电图示Ⅱ、Ⅲ、aVF 导联呈 QS 型，ST 段抬高 0.1～0.2mV。超声心动图示左心室后壁基底段回声中断约 1.5cm，其后方为 2.8cm×1.6cm 的无回声区，与左心室腔相通，壁层心包连续完整，收缩期可见蓝色血由左室到无回声区，舒张期可见红色血流由无回声区到左心室腔。诊断：左心室后壁心脏不完全破裂，假性室壁瘤形成。立即请心外科会诊转心外科继续诊疗。超声心动图结果如图 3-5 所示。

六、病例总结及讨论

心脏破裂（cardiacrupture，CR）是急性心

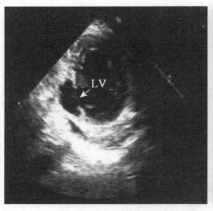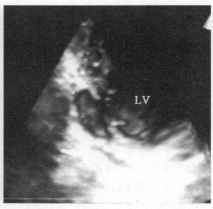

图 3-5　患者超声心动图结果

注:左心室下壁基底段心肌中断约 1.5cm,瘤腔约 2.8cm×1.6cm,并可见血流进出瘤腔。

肌梗死(AMI)的严重并发症之一,病死率高。多发生于心肌梗死后的 1 天至 3 周,位于正常心肌与梗死心肌的交界处,常见于左心室游离壁、室间隔和乳头肌;多伴有剧烈胸痛、恶心呕吐、烦躁等前驱症状,依据临床资料和超声心动图可诊断。研究证实,发生 CR 的高危因素包括年龄大于 60 岁、女性、高血压病病史、糖尿病病史、吸烟史、初发透壁性心肌梗死、侧支循环未形成、多见于广泛前壁心肌梗死。

1. 本病例的特殊性　在于老年男性,急性下壁心肌再梗死,PCI 术后无不适主诉,为左心室下壁基底段破裂,且破裂不完全,仅限于脏层心包,壁层心包连续完整,形成假性室壁瘤。分析可能原因:患者有陈旧性下壁心肌梗死病史,但平时无缺血性胸痛表现,推测无缺血预适应过程,侧支循环未开放。此次原位再发急性心肌梗死,虽在发病 3 小时内进行急诊 PCI 治疗,但术后第 2 天心电图来看,梗死灶心肌大部分坏死。再灌注治疗加速了心肌水肿及液化。当心肌收缩时,在正常心肌与坏死心肌之间形成剪切力,牵拉坏死心肌,易出现破裂。开始时破口较小,过程缓慢,心肌由内膜向外膜逐层撕裂,血肿与心包一起封住左心室的破裂口而使破裂局限,形成假性室壁瘤。

2. 经验教训　①急性心肌梗死患者需严密监测生命体征,虽无明显临床症状,但只要出现难以解释的生命体征变化,一定要及时查找原因;②对于急性心肌梗死患者,无论是广泛前壁、侧壁还是下壁,无论是初发还是再发,即使再灌注治疗成功,心脏泵功能较好,无任何临床症状,也要警惕随时有心脏破裂的风险;③临床上一旦高度怀疑心脏破裂,应紧急床旁超声心动图检查,同时应慎用或禁用抗凝药物,嘱患者绝对卧床,避免心脏负荷加重。

(张兰芳)

参 考 文 献

[1]　Harpaz D,Kriwisky M,Cohen A J,et al. Unusual from of cardiac rupture:Sealed subacute left ventricular free wall rupture,evolving to intramyocardial dissecting hematoma and pseudoaneurysm formation-a case report and review of the literature J AM. Soc Echocardiography,2001,14(3):219-227.

[2]　颜崇平,郭勇.34 例老年急性心肌梗死患者冠

状动脉内支架置入术疗效观察.重庆医学，2009,38(1):80-81.

[3] 沈珑,王松国,何奔.22 例急性心肌梗死合并心脏破裂的分析.中华急诊医学杂志,2012,21(2):204-206.

[4] 梁伟杰,张在勇,黄惠敏,等.急性心肌梗死并发心脏破裂 27 例临床分析.海南医学,2014,11:1575-1577.

病例 18 急性心肌梗死 PCI 术后心脏破裂

急性心肌梗死起病急，并发症多，较为凶险。其中，心脏破裂是 AMI 后并发症中最为严重的类型，大部分患者短时间内迅速循环崩溃死亡，个别亚急性心脏破裂也可能维持数天至数周。我院收治一例急性广泛前壁心肌梗死患者，该患者入院后行急诊冠脉介入治疗，手术非常成功，但术后返回病房后突然意识丧失，抢救无效死亡，是无复流？急性支架内血栓形成？还是另有蹊跷？

一、病史

患者：男性，58 岁。

主诉：发作性胸闷 10 天，加重伴胸痛 8 小时。

现病史：患者缘于 10 天前无明显诱因出现发作性胸闷、气短，主要位于心前区及胸骨后，无明显胸痛及放射痛，症状持续数分钟，经休息后自行缓解。入院 8 小时前再次出现上述症状并加重，部位、性质同前，伴大汗、恶心，症状持续不能缓解，曾就诊于当地医院，考虑"急性心肌梗死"，给予"阿司匹林 300mg、硫酸氢氯吡格雷片 300mg、阿托伐他汀 20mg"口服，转我院急诊，以"急性心肌梗死"收住入院。

既往史：既往体健。否认"高血压病、糖尿病、脑血管病"等病史。无外伤、手术史。无肝炎、结核、伤寒、疟疾等传染病病史及其接触史。无药物、食物及其他过敏史。

个人史：吸烟 40 余年，20 支/日，未戒烟。少量饮酒史多年。

二、体格检查

体温 36.0℃，脉搏 128 次/分，呼吸 19 次/分，血压 155/101mmHg。神清语利，未见颈静脉怒张及颈动脉异常搏动，双肺呼吸音粗，双肺可闻及湿啰音，心界不大，心率 160 次/分，律绝对不齐，第一心音强弱不等，各瓣膜听诊区未闻及病理性杂音，腹平坦，腹软，肝脾肋下未触及，叩鼓音，肠鸣音正常存在，双下肢无水肿，神经系统检查未见异常。

三、辅助检查

1. 实验室检查

（1）心肌三项：CKMB 112ng/ml，肌红蛋白 1485ng/ml，肌钙蛋白 I 13.10ng/ml。

NT-proBNP 1060pg/ml。

（2）随机血糖：12.48mmol/L。

（3）肾功能：尿素氮 8.5mmol/L，尿酸 524μmol/L。

（4）血常规：WBC 17.00×10^9/L，RBC 5.15×10^{12}/L，HGB 170g/L，PLT 318×10^9/L，N％ 91.0％，L％ 6.0％，M％ 2.9％。

（5）凝血功能、电解质：大致正常。

2. 心电图 异位心律，心房颤动，Ⅰ、aVL、$V_1 \sim V_6$ 导联 ST 段抬高 0.2～0.6mV，Ⅱ、Ⅲ、aVF 导联 ST 段压低 0.2～0.3mV。

3. 心脏超声 LVEDD 5.7cm，LVEF 39％，符合左室前壁心肌梗死超声表现，左心增大，二尖瓣少-中量反流，三尖瓣中量反流，肺动脉高压，左心室收缩功能减低，舒张功能减低。

四、初步诊断

冠状动脉性心脏病。

急性广泛前壁心肌梗死。

心律失常。

心房颤动。

Killip 3 级。

五、诊治经过

患者明显胸闷、呼吸困难，不能平卧，考虑急性心肌梗死、泵衰竭，予以坐位、面罩吸氧，托拉塞米 10mg 利尿；硝普钠 2μg/(kg·min)静脉泵入，降低心脏前后负荷。患者房颤律，心室率 160 次/分左右，给予胺碘酮静脉滴注，患者症状有所缓解。

患者于当地医院已给予阿司匹林肠溶片、硫酸氢氯吡格雷片负荷量及他汀口服。患者 STEMI，入院时发病 8 小时，持续性胸痛，心电图对应导联 ST 段持续抬高，进一步行急诊冠脉造影。

冠脉造影示，LM 斑块；LAD 多发斑块，近段次全闭塞；中远段狭窄 80%～90%；中间支近段狭窄 80%～90%；LCX 斑块；RCA 斑块，PD 开口狭窄 70%。双支病变累及前降支、右冠（图 3-6）。

考虑 LAD 为梗死相关血管，开通 LAD 后于 LAD 近段狭窄病变植入 FIREBIRD 23.0mm×23mm 支架 1 枚，TIMI 3 级（图 3-7）。

患者术后返回病房，约 10 分钟恶心、呕吐 1 次，呕吐大量胃内容物后突发意识丧失、呼之不应，心电监护提示交界性逸搏，血压测不出，大动脉搏动未触及。立即行心肺复苏，并给予强心、升压、呼吸兴奋药等处理，气管插管后给予有创呼吸机辅助通气。急查床旁超声，提示心包腔内可见液性暗区，心尖处深约 1.2cm，右心室前壁之前深约 0.8cm，左心室后壁之后深约 1.0cm，左心室侧壁处液深约 1.5cm，心肌运动不协调，考虑心脏破裂。

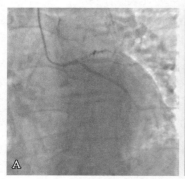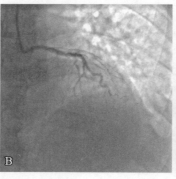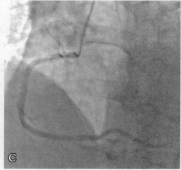

图 3-6 冠脉造影

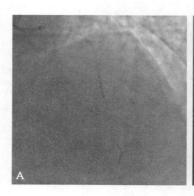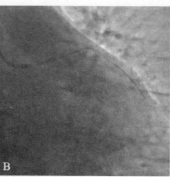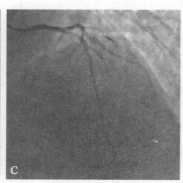

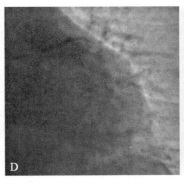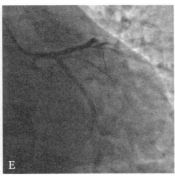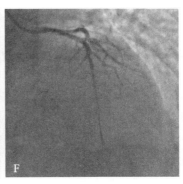

图 3-7　冠脉介入治疗过程

注：A、B. 使用 2.0mm×15mm 球囊预扩张前降支狭窄病变；C. 造影提示狭窄减轻；D. 3.0mm× 23mm 支架定位释放；E、F. 最后造影结果。

于超声引导下行紧急心包穿刺，抽出大量不凝血，证实为心脏破裂。但患者心率、血压难以维持，经积极抢救无效死亡。

六、死亡诊断

冠状动脉性心脏病。
急性广泛前壁心肌梗死。
心律失常。
心房颤动。
心房扑动。
室性逸搏心律。
交界性逸搏心律。
心脏破裂。

七、病例总结及讨论

心脏破裂（cardiac rupture，CR）是急性心肌梗死的一种严重致死性并发症，是急性心肌梗死早期继恶性心律失常、心源性休克之后的一个主要死亡原因。在溶栓时代，心脏破裂的发生率约 5%，病死率达 60% 或更高。近几年，心脏破裂的发生率及病死率有所下降。有研究结果显示，60 198 例 ACS 患者中 STEMI、Non-STEMI 和 UA 的心脏破裂发生率分别为 0.9%、0.17% 和 0.25%，住院病死率为 58%，远高于未发生心脏破裂者的 4.5%。老年和女性首次发生 AMI 的患者，心脏破裂的发生率高，难以控制的胸痛也是其重要诱因之一。

1. 发生机制　心肌梗死后心脏破裂的确切机制尚不明确。目前可能机制如下：①梗死区心肌细胞凋亡与心肌细胞坏死，直接导致室壁薄弱及夹层；②炎症损伤，过度的炎症反应导致细胞外基质重塑；③梗死区胶原降解，拉伸强度下降，导致梗死区组织受损严重，发生扩张和变薄；④再灌注损伤，血运重建后，血流灌注到缺血梗死区，造成局部组织撕裂及韧力下降；⑤应力，左心室中间段乳头肌附着处 1cm 的范围内所承受的机械应力较大，容易发生撕裂；⑥基因易感性，基质金属蛋白酶基因的多态性通过影响细胞外基质的降解对心肌梗死后心脏破裂产生间接影响。

2. 分型

（1）Becker 分型：Ⅰ型——缝隙样破裂（常发生于心肌梗死 24 小时内，由乳头肌基底部或游离壁与室间隔交界处内膜撕裂导致）、Ⅱ型——侵蚀性破裂（常发生于心肌梗死 24 小时后，梗死部位心肌常受到侵蚀后，由慢性撕裂导致）、Ⅲ型——室壁瘤破裂（常发生于心肌梗死后 3~10 天，由室壁瘤过度扩张导致）。

（2）其他分型：按照破裂发病缓急和结局分为急性破裂、亚急性破裂和慢性破裂；按照破裂发生部位分为心脏游离壁破裂、室间隔破裂和乳头肌断裂等。

3. 临床特点及先兆 心脏破裂常见于急性心肌梗死发病后 1 周内,尤以 24 小时内和第 3~5 天最为多见。心脏破裂多发生在左室透壁梗死,尤其是前壁、侧壁、心尖部,该部位接受左冠状动脉前降支终末分支供血,侧支循环少。发病先兆常常包括恶心、呕吐、坐立不安、心区疼痛及突发的心动过缓、低血压和晕厥等。此外,颈静脉怒张和奇脉等心脏压塞症状、急诊床旁超声示心包积液、造影检查显示造影剂漏入心包腔、听诊心音及脉搏血压消失、电机械分离心电图等其他临床特征。

4. 临床诊断 游离壁破裂的患者会迅速出现意识丧失、呼吸骤停,呈休克状态,直至循环衰竭,电-机械分离,心电图心律呈窦性心动过缓,交界性心律,最后出现室性自主性心律而死亡;室间隔破裂的患者会出现突发的血压下降,伴有急性右心衰竭、急性左心衰竭症状或进行性加重的难以控制的左心衰竭;乳头肌断裂的患者会出现二尖瓣反流,重者表现为进行性加重的急性左心衰竭。

5. 预防 心脏破裂异常凶险,一旦出现处理起来非常棘手,故重在预防。尽早开通靶血管重建血流、应用 β 受体阻滞药、慎用正性肌力药物、控制血压心率、卧床减少不必要的活动,以及镇静等方法可以降低心脏破裂风险。

6. 治疗 心脏游离壁破裂患者病情急剧恶化,病死率高且手术治疗预后差,是临床治疗的一大挑战。对于心室游离壁破裂外科手术治疗是挽救生命的唯一治疗措施,应立即行心包穿刺术,抽出心包积血,以争取时间,并立即开胸行心包引流或手术修补裂口,但常因病情迅猛发展而立即死亡,抢救成功率很低。合并室间隔穿孔且血流动力学稳定的患者,可经内科药物治疗 4~6 周后择期手术治疗,出现肺水肿和心源性休克时应进行急诊外科手术修补或封堵。发现乳头肌断裂后,内科药物治疗能够增加心排血量,改善心功能,并尽早施行二尖瓣置换术。

(张 靖)

参考文献

[1] Figueras J, Alcalde O, Barrabes J A, et al. Changes in hospitalmortality rates in 425 patients with acute ST-elevation myocardial infarction and cardiac rupture over a 30-year period. Circulation,2008,118(25):2783-2789.

[2] Lopez-Sendon J, Gurfinkel E P, Lopez DSE, et al. Factors related to heart rapture in acute coronary syndromes in the global registry of acute coronary events. Eur Heart J, 2010, 31 (12):1449-1456.

[3] Reynolds H R, Hochman J S. Heartbreak. Eur Heart J,2010,31(12):1433-1435.

[4] Kaneda T, Saga T, Kitayama H, et al. Early and late results of surgical treatment for ventricular septal rupture with and without use of the infarction exclusion technique-experience with two-and three-sheet modification. J Card Surg,2012,27(1):34-38.

病例 19 超声诊断急性心肌梗死并心肌夹层两例

一、典型病例

(一)例 1

1. 病史及体格检查

患者:女性,86 岁。

主诉:持续性胸痛 2 小时。

现病史:患者于 2 小时前无明显诱因突然出现胸骨后压榨性疼痛,向咽喉部放射,伴后背痛,伴有恶心、呕吐、大汗,症状持续不缓解。

既往史:既往有"高血压病"病史,血压最高 220/100mmHg,未规律口服药物,未监测血压。

体格检查:血压 96/66mmHg,心率 122 次/分。

2. 辅助检查

(1)实验室检查:肌酸激酶同工酶 9.6ng/ml,肌钙蛋白 5.0ng/ml,肌红蛋白 320ng/ml。

(2)心电图检查:窦性心律,Ⅱ、Ⅲ、aVF 及 V$_7$~V$_9$ 导联 ST 段抬高 0.25mV。

(3)床旁彩色多普勒超声心动图检查:示左心室侧壁、后壁、下壁运动幅度减低;室间隔及左心室后壁增厚(室间隔厚度 15mm,左心室后壁厚度 16mm);左心室下后壁局部心内膜及内膜侧心肌回声中断,内径约 0.45cm,心外膜及近心外膜处心肌回声连续,两者间心肌分离形成夹层,夹层为液性暗区,范围约 18mm×11mm,彩色多普勒在回声中断处探及双向血流信号(图 3-8A),收缩期血流自心肌夹层到左心室腔,舒张期血流自左心室腔进入心肌夹层(图 3-8B);右心室前壁及左心室后壁可见少许液性暗区。彩色多普勒超声心动图诊断:①节段性室壁运动异常;②室间隔及左心室壁增厚;③左心室下后壁心肌夹层;④少量心包积液。

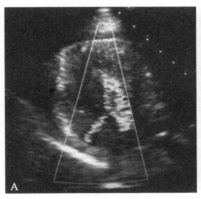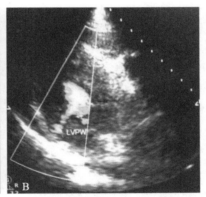

图 3-8 床旁彩色多普勒超声心动图

注:A. 动态时彩色多普勒在回声中断处可探及双向血流信号;B. 动态可见收缩期血流自心肌夹层到左心室腔,舒张期血流自左心室腔进入心肌夹层。

3. 初步诊断

(1)冠状动脉性心脏病。

急性下壁、正后壁心肌梗死。

心肌夹层。

(2)高血压病 3 级(很高危)。

4. 诊治经过 入院后积极给予抗血小板、稳定斑块、降低心肌耗氧量等药物治疗,病情进展迅速,出现急性肾功能不全,4 小时后患者死亡。

(二)例 2

1. 病史及体格检查

患者:女性,71 岁。

主诉:持续性胸痛 21 小时。

现病史:患者于 21 小时前无明显诱因突然出现胸骨后疼痛,向咽喉部放射,伴后背痛,伴有恶心、呕吐、大汗,症状持续存在,时轻时重。

既往史:既往有"高血压病"病史,血压最高 180/100mmHg,未规律口服药物,未监测血压。

体格检查:血压 133/57mmHg,心率 63 次/分。双肺呼吸音清,未闻及干、湿啰音,心界不大,未闻及杂音。

2. 辅助检查

(1)实验室检查:肌酸激酶同工酶

9.4ng/ml,肌钙蛋白 6.87ng/ml,肌红蛋白 144ng/ml。

（2）心电图检查:窦性心律,V_1～V_4 导联呈 rS 型,ST 段抬高 0.2mV,T 波倒置。

3.初步诊断

（1）冠状动脉性心脏病。

急性前壁心肌梗死。

（2）高血压病 3 级（极高危）。

4.诊治经过　入院后给予抗凝、抗血小板、稳定斑块及抑制心室重构、降低心肌耗氧量等治疗。患者反复出现胸痛,伴有出汗,血压 112/55mmHg,心率 78 次/分,胸骨左缘 3、4 肋间可闻及收缩期 3/6 级吹风样杂音。心电图 V_1～V_4 导联 QS 型,ST 段抬高 0.2mV,T 波倒置。床旁彩色多普勒超声心动图:①双房增大,左心房 39mm,右心房 45mm×48mm;②室间隔增厚,室间隔厚度 11mm,左心室后壁厚度 12mm,心尖部呈瘤样膨出,大小约 20mm×15mm,室间隔心尖段运动消失,心肌回声中断,左心室连续性中断约 6mm,彩色多普勒血流显像可见左向右分流信号（图 3-9）;连续多普勒示:收缩期分

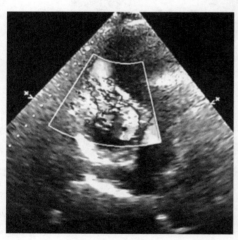

图 3-9　彩色多普勒超声心动图

注:室间隔心尖段心肌回声中断,左心室连续性中断,中断心肌以上室间隔心肌分离形成夹层,彩色多普勒血流显像可见左向右分流信号。

流速度 330cm/秒,压差 43mmHg,回声中断心肌以上室间隔心肌分离形成夹层,分离宽度约 7mm,范围约 24mm,夹层入口约 6mm,位于右心室调节束上方,右心室面出口约 5mm;连续多普勒示:收缩期出口分流速度 366cm/秒,压差 54mmHg,其余室壁厚度及运动正常。彩色多普勒超声心动图诊断:节段性室壁运动异常,左心室心尖部室壁瘤形成,室间隔穿孔,室间隔心肌夹层形成,双房增大,室间隔增厚。给予镇静、镇痛等对症处理,并立即转上级医院,电话随访 1 天后患者死亡。

二、病例总结及讨论

心肌夹层是心肌梗死后罕见的严重并发症,是亚急性心脏破裂的一种特殊类型,容易发生破裂引发心脏压塞或猝死,常见于急性心肌梗死发病后 1 周内,尤以 24 小时内最为多见。赵映等通过彩色多普勒超声心动图发现下壁、右心室心肌梗死并发右心室心肌夹层一例。彩色多普勒超声心动图对心肌梗死并发症的诊断具有高度敏感度和准确性,可有效诊断室壁瘤、室间隔穿孔、乳头肌断裂、心脏破裂等严重并发症,但对于罕见的心肌夹层,容易误诊为假性室壁瘤或真性室壁瘤。通过彩色多普勒超声心动图发现局部心内膜及内膜侧心肌回声中断,而心外膜及近心外膜处心肌回声连续,两者间心肌分离形成夹层,夹层为液性暗区,心外膜与心包腔结构完整。彩色多普勒在回声中断处探及双向血流信号,收缩期因心内膜侧回声中断直径小,血流速度较快,自心肌夹层流到左心室腔,舒张期血流自左心室腔进入心肌夹层,提示夹层心外膜侧心肌连续有收缩功能。而假性室壁瘤静态观察时心外膜与心包粘连,动态观察时收缩期血流进入瘤体,而真性室壁瘤的瘤壁与瘤周围心肌相延续,未见回声中断,瘤壁仍为心肌的一部分,瘤颈部的直径一般比瘤体深度大,入口处血流缓慢。

本文两例患者均为老年女性,既往有"高血压病"病史,彩色多普勒超声心动图提示室间隔及左心室壁增厚。例1在梗死部位即左心室下后壁心内膜出现破口,血液从破口流入心肌内,形成心肌夹层血肿,未穿透心外膜,而非心肌全层破裂,而是血肿的撕裂面沿心室螺旋肌层面进展,形成室壁心肌夹层。例2提示室间隔心尖段运动消失,左心室面心肌回声中断形成室间隔穿孔,孔以上室间隔心肌分离形成夹层,入口位于右心室调节束上方,出口位于右心室面。

心肌夹层是一种特殊类型的亚急性心脏破裂,临床上少见,容易造成误诊或漏诊。本文两例急性心肌梗死并发心肌夹层提示,对于老年、女性、高龄患者,不论是急性下壁心肌梗死还是急性前壁心肌梗死,发病后持续性胸痛,阵发性加重,除需与梗死延展、主动脉夹层等可能的并发症鉴别外,还需第一时间考虑心脏破裂的可能,应及时行床旁心脏彩色多普勒超声心动图检查,有助于确诊,但由于本病罕见,易误诊、漏诊,需检查者充分认识此病,概念清楚,仔细观察液性暗区的位置、范围、进出血流信号等,有助于与真假室壁瘤相鉴别。当怀疑心肌夹层时应避免行心室造影,以防高压注射造影剂时诱发夹层撕裂加重或心脏破裂。一旦确诊立即请心外科会诊,争取手术机会。

(张兰芳)

参 考 文 献

[1] Pliam M B, Sternlieb J J. Intramyocardial dissecting hematoma: an unusual form of subacute cardiac rupture. J Card Surg, 1993, 8(6): 628-637.

[2] 赵映, 何怡华, 刘文旭, 等. 下壁、右心室梗死并发室间隔穿孔、右心室心肌夹层及三尖瓣腱索断裂1例. 中国超声医学杂志, 2013, 29(10): 955-956.

[3] 郭卿, 赵鹏, 刘新林. 心肌梗死后心肌夹层1例. 中国临床医学影像杂志, 2012, 23(4): 296-297.

[4] 尹鸿鹰. 彩超诊断外伤性心脏穿孔致假性室壁瘤1例. 中国医学影像学杂志, 2002, 10(1): 32.

[5] 李志忠, 姜腾勇, 洪昭光, 等. 急性心肌梗死并发假性室壁瘤的诊断(附1例分析). 中国医学影像学杂志, 2000, 8(2): 153-154.

[6] Ward M J, Boyd J S, Harger N J, et al. An automated dispensing system for improving medication timing in the emergency department. World J Emerg Med, 2012, 3(2): 102-107.

[7] 缪黄泰, 聂绍平. 心肌梗死后心脏破裂. 中华急诊医学杂志, 2015, 24(6): 688-689.

病例 20 旋磨术治疗冠状动脉严重钙化旋磨一例

最近我院收治了一例不稳定型心绞痛患者,冠脉病变存在严重钙化,最后应用冠脉旋磨术化险为夷。现将诊治过程简述如下。

一、病史

患者: 女性, 55岁, 农民。

主诉: 发作性胸闷、气短3个月。

现病史: 患者于3个月前活动后出现胸闷,不伴出汗,无恶心及呕吐,无晕厥及黑矇,休息后可自行缓解,患者未予重视,此后上述症状间断发作。

既往史: "糖尿病"病史15年,平素应用"胰岛素30R,早22U,晚20U,餐前15分钟皮下注射"控制血糖,血糖控制欠佳。"高血压病"病史5年,血压最高达185/110mmHg,平素口服"硝苯地平缓释片30mg,1次/日"控制血压(具体不详)。

个人史: 否认吸烟及饮酒史。

二、体格检查

体温 36.3℃，脉搏 74 次/分，呼吸 19 次/分，血压 108/97mmHg。查体合作，未见颈静脉怒张及颈动脉异常搏动，双肺呼吸音粗，未闻及干、湿啰音。心率 74 次/分，心律齐，心音低钝，各瓣膜听诊区未闻及病理性杂音。肠鸣音正常存在，双下肢无水肿。神经系统检查未见异常。

三、辅助检查

1. 实验室检查 血细胞分析、尿常规、便常规未见异常，凝血检查、肾功能、电解质、血脂、血糖、心肌酶、D-二聚体未见异常。

2. 心电图检查 窦律，I、aVL、$V_1 \sim V_4$ 导联 T 波倒置。

3. X 线检查 两肺间质性改变，主动脉硬化。

4. 心脏彩超检查 ①二尖瓣少量反流；②左心室舒张功能减低（EDD 4.8cm，EF 56%）。

四、初步诊断

1. 冠状动脉性心脏病。
急性冠脉综合征。
2. 高血压病 3 级（极高危）。
3. 2 型糖尿病。

五、诊治经过

入院后给予吸氧、心电监护、I 级护理，病重通知，给予阿司匹林、波立维联合抗血小板，阿托伐他汀稳定斑块，单硝酸异山梨酯扩冠，琥珀酸美托洛尔缓释片控制心率，盐酸地尔硫䓬缓释胶囊及厄贝沙坦控制血压，胰岛素控制血糖，磷酸肌酸营养心肌等治疗。行冠状动脉造影示冠脉明显钙化，LM 斑块，LCX 狭窄 80%～90%，OM1 及 OM2 狭窄 80%～90%。LAD 狭窄 80%～90%，D1 狭窄 80%～90%，右冠状动脉：近段闭塞；取

JL3.5 指引导管到位，2 根 BMW 导丝分别引入 LAD 及 D1，SPRINTER 2.0mm×20mm 球囊预扩 D1，取 SPRINTER 2.0mm×20mm 球囊预扩 LAD，球囊膨胀不良，最终球囊破裂。取 NC SPRINTER 2.5mm×9mm 球囊依次扩张 LAD，球囊破裂，取 GOODMAN 2.5mm×13mm 棘突球囊依次扩张 LAD，使用过的棘突球囊不能通过 LAD。经讨论，决定应用旋磨技术。穿刺股动脉，EBU3.5 指引导管到位，取 BMW 导丝，FINE-CROSS 微导管辅助，引入 LAD，撤出 BMW 导丝，引入波科 0.009cm×330cm 旋磨导丝，撤出微导管，连接推进器，1.25mm 波科磨头进行旋磨（18 万转），交换导丝，BMW 导丝引入 D1，RUNTHROUGH 导丝引入 LAD 远端，PRINTER 2.0mm×15mm 球囊扩张 LAD，扩张不理想，准备使用 IVUS、cutting balloon，NCSPRINTER 2.5mm×12mm 球囊扩张，于 LAD 分别植入 FIREBIRD 22.5mm×33mm、FIREBIRD 22.75mm×33mm 支架，取 NCSPRINTER 2.5mm×12mm 进行充分后扩张。

冠脉钙化病变经皮介入治疗策略见图 3-10。

旋磨前后影像对比见图 3-11 和图 3-12。

六、出院诊断

1. 冠状动脉性心脏病。
不稳定型心绞痛。
2. 高血压病 3 级（极高危）。
3. 2 型糖尿病。

七、病例总结及讨论

随着经皮冠状动脉介入治疗的不断发展，介入治疗更多涉及更为复杂的病变，而冠状动脉钙化病变经常贯穿于各种复杂病变，增加了冠状动脉介入治疗的难度，是心血管介入医师所面临的主要挑战之一，尤其是严重钙化病变，或伴有扭曲、成角、弥漫的严

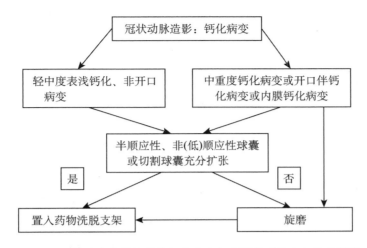

图 3-10　冠状动脉造影指导的钙化病变经皮冠状动脉介入治疗策略

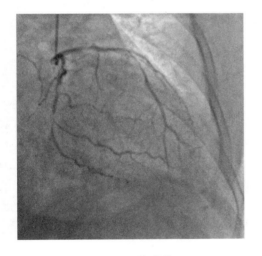

图 3-11　旋磨前

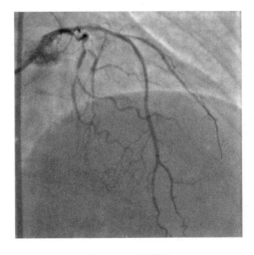

图 3-12　旋磨后

重钙化病变,手术即刻的并发症及早期和晚期主要不良心血管事件的发生率明显升高。正确地识别、评估钙化病变,选择恰当的介入治疗技术,对于提高手术成功率、减少手术相关并发症,以及改善患者近、远期预后都非常重要。其中,冠状动脉斑块旋磨术是处理冠状动脉严重钙化病变的重要手段,正确使用可有效地销蚀冠状动脉钙化病变,为最终置入冠状动脉支架创造良好的手术条件。冠状动脉钙化病变在冠心病患者中普遍存在,如

果存在严重的钙化病变,冠状动脉介入治疗的手术难度增加,与手术相关的风险增加,冠状动脉钙化病变的治疗策略中,对于严重钙化病变使用斑块旋磨术联合 DES 置入具有较好的即刻和远期效果。建议介入心脏病学医师首先要正确识别和评估钙化病变,有条件的医院尽量用 IVUS 评价钙化病变,掌握不同程度钙化病变的治疗策略,认真了解旋磨术的适应证和禁忌证,熟练掌握旋磨术相关器械的操作流程,掌握旋磨术相关并发症

的预防和治疗措施。对于轻中度钙化病变，常规 PCI 仍然是主要治疗手段；切割球囊对轻中度钙化病变具有一定价值，但目前临床研究的证据相对较少。严重钙化病变通常需要斑块旋磨术预处理。在安全、有效地预处理冠状动脉钙化病变后，置入 DES 具有较好的近期和远期临床疗效。

（祖玉刚）

参 考 文 献

[1] Alexopoulos N，Raggi P. Calcmcation in atllerosclerosis. Nat Rev Cardiol,2009,6:681-688.

[2] Williams M,Shaw LJ,Raggi P,et al. Prognostic value of number and site of calcied coronary lesions compared with the total score. JACC Cardop；vasc lmaging Illl,2008,1:61-69.

病例 21　罕见的冠脉畸形——双侧冠状动脉左心室瘘

先天性冠脉血管畸形临床中较为常见，有研究统计其发病率为 1%～2%，主要包括冠脉肺动脉起源与走行畸形（高位开口、共开口、单只冠脉、起源于肺动脉、起源于对侧窦等）、先天性左冠脉主干闭锁、冠状动脉瘘、冠状动脉瘤和先天性冠脉狭窄等。其中冠状动脉瘘（coronary artery fistula，CAF）是相对少见的类型，占先心病的 0.3%左右，多由于先天性发育异常导致。我院收治了一名罕见的双侧冠状动脉左心室瘘的患者，诊治过程如下。

一、病史

患者： 男性，56 岁。

主诉： 发作性胸痛 3 年，加重 5 小时。

现病史： 患者 3 年前出现发作性胸闷症状，主要位于心前区，经休息 1～2 分钟可缓解。与体力活动无明确相关性。3 年来间断发作，于当地医院诊断为"冠心病"，发作时含服"硝酸异山梨酯片"可缓解。此次入院前 5 小时前再发胸痛，伴大汗，症状持续约半小时缓解，当地医院查心电图未见 ST-T 异常，为进一步诊治转来我院。

既往史： 既往"高血压病"病史 2 年，最高达 200/120mmHg，未规律服药及监测。否认"糖尿病、脑血管病"等病史。无外伤、手术史。无肝炎、结核、伤寒、疟疾等传染病病史

及其接触史。无药物、食物及其他过敏史。

个人史： 吸烟史 40 年，每日 40～60 支，戒烟 10 年。饮酒史 50 年，每日饮白酒约 250ml。

二、体格检查

体温 36.5℃，脉搏 67 次/分，呼吸 18 次/分，血压 121/79mmHg。神清语利，查体合作，未见颈静脉怒张及颈动脉异常搏动，双肺呼吸音清，未闻及干、湿啰音，心界不大，心率 67 次/分，律齐，各瓣膜听诊区未闻及病理性杂音，腹平坦，腹软，肝脾肋下未触及，叩鼓音，肠鸣音正常存在，双下肢无水肿，神经系统检查未见异常。

三、辅助检查

1. 实验室检查

血常规：RBC 3.96×10^{12}/L, HGB 127.0 g/L,PLT 253×10^9/L。

血脂：总胆固醇 5.18mmol/L，LDL-C 3.23mmol/L。

空腹血糖 6.4mmol/L。

心肌三项、D-二聚体、凝血功能、肾功能、电解质、淀粉酶、空腹血糖、尿常规、糖化血红蛋白、肝功能、心肌酶、甲功未见明显异常。

2. 心电图　窦性心律，Ⅱ、Ⅲ、aVF 导联

T 波低平。

3. 心脏超声 LVEDD 4.8cm，LVEF 61％，主动脉瓣退变伴少量反流，三尖瓣后叶钙化斑，二、三尖瓣少量反流，左室舒张功能减低。

4. X 线胸片 主动脉硬化。

四、初步诊断

1. 冠状动脉性心脏病。

不稳定型心绞痛。

2. 高血压病 3 级（很高危）。

五、诊治经过

入院后给予低分子肝素抗凝（5000U，1 次/日，皮下注射）、抗血小板聚集（阿司匹林肠溶片 100mg，1 次/日，口服；替格瑞洛片 90mg，2 次/日，口服）、稳定斑块（阿托伐他汀 20mg，1 次/日，口服）、扩冠（硝酸异山梨酯片 10mg，3 次/日，口服）、控制血压（酒石酸美托洛尔片 12.5mg，2 次/日；缬沙坦胶囊 80mg，1 次/日，口服）、保护胃黏膜（雷贝拉唑钠肠溶胶囊 20mg，1 次/日，口服）等治疗。

患者院外反复心绞痛发作，经治疗后病情稳定，入院后第 3 天行冠脉造影。

冠脉造影示，LM 未见明显斑块；LAD 纡曲扩张，远段可见动脉瘘；LCX 斑块；RCA 斑块，纡曲扩张，远段可见动脉瘘。造影诊断：冠状动脉粥样硬化，冠状动脉瘘（图 3-13）。

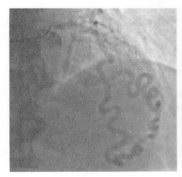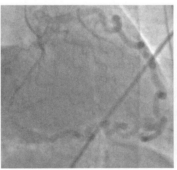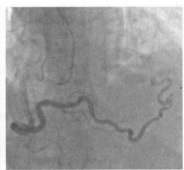

图 3-13 冠脉造影结果

患者冠脉造影未见明显狭窄，故暂停替格瑞洛，考虑患者 75 岁，既往有"高血压病"病史及吸烟史，入院后发现高脂血症，故评估患者 10 年心血管病风险＞10％，故继续阿司匹林及他汀类药物口服。

患者冠状动脉瘘，进一步完善冠脉 CTA 明确冠状动脉瘤解剖关系。冠脉 CTA 示：①冠脉（左前降支、后降支）-左心室瘘形成；②右冠混合及非钙化斑块伴轻-中度狭窄；③左前降支钙化及混合斑块，后降支及左旋支钙化斑块，管腔均轻度狭窄（图 3-14）。

结合患者冠脉造影及冠脉 CTA 结果，补充诊断：冠脉（左前降支、后降支）-左心室瘘。

考虑患者冠脉畸形，发作时有心肌缺血症状，建议进一步完善运动平板试验、心脏 ECT 等检查，评估有无外科或介入治疗指征。患者及家属拒绝进一步检查，经治疗后病情稳定出院。

出院治疗方案：阿司匹林肠溶片 100mg，1 次/日，口服；阿托伐他汀 20mg，1 次/日，口服；缬沙坦胶囊 80mg，1 次/日，口服。

六、出院诊断

冠状动脉粥样硬化症。

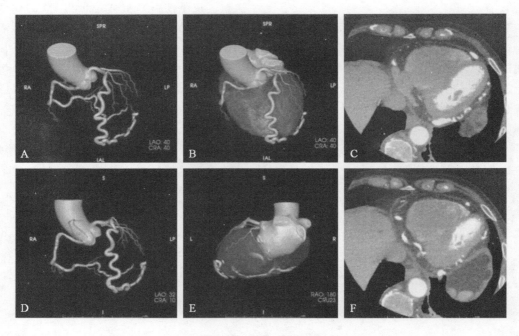

图 3-14　冠脉 CTA 结果

冠脉(左前降支、后降支)-左心室瘘。

高血压病 3 级(很高危)。

高脂血症。

七、病例总结及讨论

1. 定义　冠状动脉瘘(coronary artery fistula,CAF)是一种冠状动脉主干或其分支与心腔(心房、心室)或大血管之间存在异常交通的冠状动脉畸形。

2. 病因　先天性冠状动脉瘘是由于发育过程中,心肌窦状间隙未退化并持续存在,从而形成冠状动脉与心腔或大血管的异常交通。获得性冠状动脉瘘也可因感染性心内膜炎、外伤、冠状动脉介入治疗术、冠状动脉旁路移植术、瓣膜置换术等造成。

3. 起源　其中 50%～60% 起自 RCA,约 35% 起自 LCA;单一的冠状动脉瘘最为常见,占 74%～90%,多发的冠状动脉瘘占 10%～16%,起自双侧冠状动脉者占 4%～18%;瘘口开口最常位于右心室(41%),其次为右心房(26%)、肺动脉(17%),开口于左心房、左心室等左心系统约占 10%。

4. 分型

(1)根据交通部位血流动力学:①动静脉瘘指冠状动脉与右心或肺动脉、冠状静脉窦交通者;②体循环的内瘘指冠状动脉与左心或肺静脉交通者。

(2)根据瘘管开口的位置:①冠状动脉-血管瘘,主要有冠状动脉间的交通、冠状动脉-静脉间的交通、冠状动脉-肺动脉瘘、冠状动脉-腔静脉瘘;②冠状动脉-心腔瘘,主要有冠状动脉-右心室瘘、冠状动脉-右心房瘘、冠状动脉左心室瘘。

5. 病理机制　血流动力学改变取决于瘘口的大小、注入部位。瘘口大,分流量大,可产生明显血流动力学改变。①心肌缺血:冠状动脉血流不经过心肌毛细血管而直接进入心脏,使远端冠状动脉血流量锐减,可引起"窃血现象",可产生心肌缺血症状或心电图改变;②加重循环系统负荷:由于瘘管造成分流(多数为左向右),因而可增加左、右心负荷导致心腔扩大和心肌肥厚,瘘口在右心分流大时尚可引起肺动脉高压;③瘘支引起近端冠状动脉血流增加,损伤内膜,诱发动脉粥样硬化、冠状动脉瘤、细菌性心内膜炎和血栓形成等病理改变;④扩张纤曲的冠状动脉还易形成附壁血栓、瘘管破裂等。

6. 临床表现 依据分流量大小而不同:①分流量少,可无症状;②分流量大,可出现明显血流动力学改变,出现症状。常见的症状有疲倦、心悸、气短,少数患者表现为夜间有阵发性呼吸困难,心前区不适或心绞痛发作。

7. 诊断 冠状动脉造影为金标准,结合冠脉CTA、心脏超声等其他检查。

8. 治疗原则 ①分流量小、无典型症状、瘘口细小的无须处理,长期随访。有研究结果显示,β受体阻滞药和钙通道阻滞药有助于减少心肌耗氧量和保证正常的冠状动脉分支的氧供,从而预防心肌缺血。②分流量大,合并有明显临床症状的,合并冠状动脉瘤或其他畸形的可考虑手术干预。③介入封堵,单纯性、症状轻的、终末支单瘘口的、合并严重心肺功能不全等手术风险较大的。④外科结扎、缝扎,复杂的、瘘口粗大、合并血管瘤

或其他畸形。

(张 靖)

参 考 文 献

[1] Yun G, Nam T H, Chun EJ. Coronary artery fistulas: pathophysiology, imaging findings, and management. Radiographics, 2018, 38(3): 688-703.

[2] Reul R M, Cooley D A, Hallman G L, et al. Surgical Treatment of Coronary Artery Anomalies: Report of a 37 1/2-year Experience at the Texas Heart Institute. Tex Heart Inst J, 2002, 29(4): 299-307.

[3] Dimitrakakis G, Oppell U V, Luckraz H, et al. Surgical repair of triple coronary-pulmonary artery fistulas with associated atrial septal defect and aortic valve regurgitation. Interact Cardiovasc Thorac Surg, 2008, 7(5): 933-934.

[4] Said S A, Nijhuis R L, Akker J W, et al. Diagnostic and therapeutic approach of congenital solitary coronary artery fistulas in adults: Dutch case series and review of literature. Neth Heart J, 2011, 19(4): 183-191.

[5] Dadkhah-Tirani H, Salari A, Shafighnia S, et al. Coronary artery to pulmonary artery fistula. Am J Case Rep, 2013, 14: 486-488.

病例 22　高龄肿瘤患者血管内超声引导下心肌桥近端冠脉介入治疗

合并多种基础疾病的急性冠脉综合征(acute coronary syndrome, ACS)患者,介入治疗时往往会面临更复杂的情况,可能存在更多顾虑。下面这位高龄的ACS患者,同时合并有肠道恶性肿瘤、消化道出血史,冠脉造影(coronary angiography, CAG)时发现冠脉重度狭窄合并严重的心肌桥(myocardial bridge, MB)。面对此类特殊情况,应如何处理呢?

一、病史

患者:男性,84岁。

主诉:发作性胸痛5年,加重1天。

现病史:患者于5年前出现间断胸闷、胸痛,位于心前区,向肩背部放射,伴出汗,无气短,无心悸,无晕厥及黑矇,无咳嗽、咳痰,无灼热、反酸等,症状每次持续约数分钟,含服"硝酸甘油"后可缓解。5年来患者坚持口服

"阿司匹林肠溶片、阿托伐他汀、硝酸异山梨酯片、地尔硫䓬"等药物,胸痛症状时有发作。患者于入院前 1 天无明显诱因出现上述症状加重,性质及部位同前,发作较前频繁,口服药物效果欠佳入院。

既往史:既往"2 型糖尿病"病史 10 余年,长期使用胰岛素控制血糖,自诉血糖控制可。"高血压病"病史 7 年,最高达 160/90mmHg,未规律服药及监测。发现"升结肠腺癌"8 个月,住院期间曾合并下消化道出血,曾输血治疗,患者家属选择保守治疗。无外伤、手术史。无肝炎、结核、伤寒、疟疾等传染病病史及其接触史。无药物、食物及其他过敏史。

个人史:无烟、酒不良嗜好。

二、体格检查

体温 36.2℃,脉搏 85/分,呼吸 19次/分,血压 130/66mmHg。神清语利,查体合作,双肺呼吸音清,两肺未闻及明显干、湿啰音。叩诊心界不大,心率 85 次/分,律齐,心音低钝,各瓣膜听诊区未闻及病理性杂音。腹平软,全腹无压痛、反跳痛及肌紧张,肝脾肋下未触及,双下肢无水肿。

三、辅助检查

1. 实验室检查

血常规:红细胞 3.02×10^{12}/L,血红蛋白 105.7g/L,血小板 121.5×10^9/L。

肾小球滤过率 43ml/min。

便常规:隐血阳性。

CK-MB、肌红蛋白、肌钙蛋白 I、BNP、凝血功能、肝功能等其他各项检查基本正常。

2. 心电图检查 窦性心律,$V_4 \sim V_6$ 导联 ST 段压低 0.05mV。

3. 心脏超声检查 左心室舒张末期内径 4.9cm,左心室射血分数 56%,二尖瓣少量反流,左心室舒张功能减低。

4. X 线胸片 两肺间质性改变,主动脉硬化。

四、初步诊断

1. 冠状动脉性心脏病。

不稳定型心绞痛。

2. 高血压病 2 级(很高危)。

3. 2 型糖尿病。

4. 升结肠腺癌。

5. 慢性贫血。

6. 消化道出血个人史。

五、诊治经过

入院后给予低分子肝素抗凝(5000U,1次/日,皮下注射),抗血小板聚集(硫酸氢氯吡格雷 75mg,1 次/日,口服)、稳定斑块(阿托伐他汀 20mg,1 次/日,口服)、扩冠(硝酸异山梨酯片 10mg,3 次/日,口服)、控制血压(酒石酸美托洛尔片 12.5mg,2 次/日;盐酸贝那普利片 5mg,1 次/日,口服)、保护胃黏膜(雷贝拉唑钠肠溶胶囊 20mg,1 次/日,口服)、胰岛素控制血糖等治疗。

考虑患者 84 岁高龄,合并升结肠腺癌、贫血、消化道出血、输血史,出血风险高,故入院时未予阿司匹林肠溶片治疗。

1. 风险评估

(1)GRACE 评分=150 分,缺血事件及院内死亡风险高危。

(2)CRUSADE 评分=57 分,出血风险极高危。

患者住院期间反复心绞痛发作,床旁心电图示 $V_2 \sim V_5$ 导联 T 波低平伴 ST 段轻度压低,故加用阿司匹林肠溶片 100mg,1次/日,口服,双联抗血小板聚集。

2. 对该患者采取进一步治疗策略

(1)患者胸痛发作 5 年,长期服药,效果欠佳,根据 GRACE 评分进行危险分层,属于缺血事件高危风险,应积极行冠脉造影。

(2)但患者高龄,合并肠道恶性肿瘤,且存在消化道出血史,围术期出血风险极高,介入治疗是否能获益？

对该患者进一步治疗策略，考虑患者发现升结肠腺癌 8 个月来，曾多次于胃肠外科门诊随诊（CT、骨扫描等多项检查未见转移灶），分析患者预期生存时间、生活质量尚可，故最终拟行冠状动脉介入治疗。术中应注意以下两点：①尽量采用球囊扩张、药物球囊等措施处理，必要时再考虑支架植入；②术后双抗时间尽可能缩短，出现消化道出血时积极处理，必要时输血、内镜下止血。

围术期抗栓策略，患者缺血事件发生风险及出血风险均很高，对于此类患者术中采取应用何种抗凝药物最为合理？目前有许多循证医学证据以及国内外指南推荐使用比伐芦定抗凝，能够在降低出血事件发生风险的同时，不增加缺血事件，最终提高"净获益"，故最终患者术中选择比伐芦定抗凝。

冠脉造影示，前降支近段 80％狭窄，第一对角支开口 80％狭窄，前降支中段心肌桥（收缩期压缩 70％～80％），回旋支近中段狭窄 60％～70％，右冠中远段弥漫性狭窄 60％～70％（图 3-15）。

结合患者胸痛发作时心电图改变，考虑前降支为缺血相关动脉，但患者前降支狭窄病变远端存在心肌桥相邻，且冠状动脉造影可见第一对角支开口狭窄，如何处理？（图 3-16）。

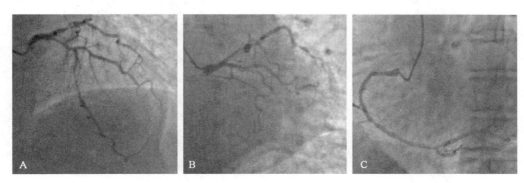

图 3-15 冠脉造影结果

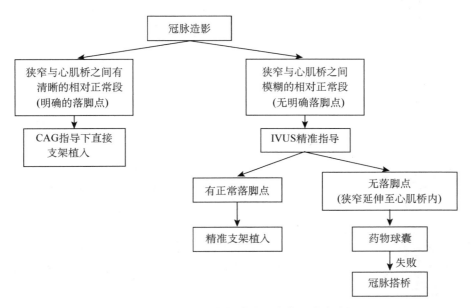

图 3-16 心肌桥近端合并狭窄冠脉介入治疗流程图

冠脉造影上看患者心肌桥与固定狭窄之间无清晰的落脚点,故使用血管内超声(intravascular ultrasound,IVUS)评估冠脉内情况(图 3-17)。

最终手术策略:IVUS 精准指导下支架植入(图 3-18)。

手术结束后比伐芦定以 1.75mg/(kg·h)维持至术后 4 小时。继续给予阿司匹林肠溶片联合硫酸氢氯吡格雷双联抗血小板聚集,以及稳定斑块、抑酸护胃、控制血压、控制血糖等综合性治疗,经治疗后患者病情稳定出院。

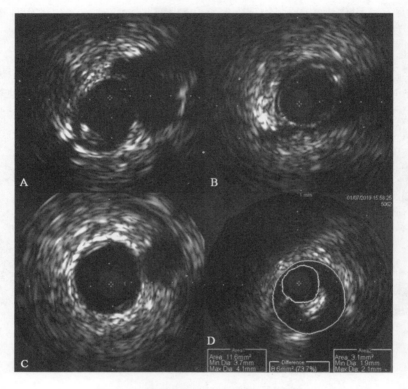

图 3-17 血管内超声评估冠脉内病变情况

注:A. 第一对角支开口斑块负荷轻,轻度狭窄,轻度负性重构,无须特殊干预,故可以预置导丝保护;B. 前降支中段可见心肌桥,血管内超声下呈现"半月征";C. 前降支斑块负荷重,重度狭窄,最小管腔面积 3.1mm²,应介入干预;D. 前降支病变远端存在心肌桥,IVUS 下观察两者之间存在相对正常段(斑块负荷轻且无明显心肌桥压缩区域),存在合适的支架落脚点。

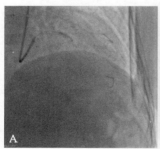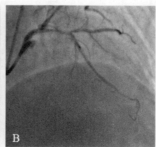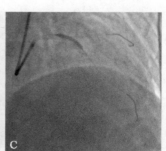

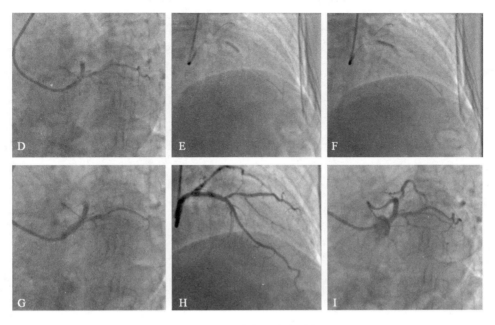

图 3-18 冠脉介入治疗过程

注：A. 使用 2.0mm×15mm 球囊预扩张前降支狭窄病变；B. IVUS 精确定位心肌桥近端相对正常段，作为远端支架落脚点；C. 2.75mm×18mm 支架定位释放；D. 3.5mm×14mm 支架定位释放；E-G. 先后使用 3.0mm×12mm、3.5mm×12mm 高压球囊支架内后扩张；H-I. 最后造影结果。

六、出院诊断

1. 冠状动脉性心脏病。
不稳定型心绞痛。
2. 高血压病 2 级（很高危）。
3. 2 型糖尿病。
4. 升结肠腺癌。
5. 慢性贫血。
6. 消化道出血个人史。

七、随访

患者规律服药，耐受性良好，无心肌梗死、二次冠脉介入治疗及消化道出血等其他不良事件。PCI 1 年后停用硫酸氢氯吡格雷，并外科行右半结肠癌根治术（$T_4M_0N_0$），未行放化疗，术后恢复良好。

八、病例总结及讨论

心肌桥近端易合并冠脉固定狭窄，传统的冠脉造影指导下支架植入可能存在支架定位不准确（病变覆盖不全或支架进入心肌桥内），从而导致冠脉穿孔及远期再狭窄率增加等不良事件增加。血管内超声（IVUS）较常规冠脉造影能够更为精准地观察心肌桥及近端病变情况，从而指导选择最优化的手术策略，从而减少并发症及远期不良事件。

本患者高龄，合并肠道恶性肿瘤、消化道出血史等多种基础疾病，存在缺血事件高危、出血事件极高危风险。为平衡缺血与出血风险，最终围术期选择使用更为安全、有效的抗凝药物比伐芦定，为此类高危患者保驾护航，提高净获益。

（张　靖）

参考文献

[1] 杨金凤,贾辛未,唐伟,等.冠状动脉血流储备分数指导下的心肌桥合并近端临界狭窄病变介入治疗疗效观察.心血管病学进展,2020,41(3):317-320.

[2] 杨漠源.IVUS优化冠状动脉心肌桥合并近端狭窄病变介入治疗的临床研究.河北大学,2019.

[3] 王宁夫,潘浩,童国新.心肌桥和心肌桥近端合并严重动脉粥样硬化病变的介入治疗疗效观察.中华心血管病杂志,2005,33(8):684-686.

[4] 马贺,张家禧,高雯.心肌桥近段冠状动脉粥样硬化性狭窄临床特点及危险因素研究.中国循证心血管医学杂志,2017,9(6):748-750.

[5] 洪衡,史静玲,任海明,等.心肌桥近端冠状动脉狭窄性病变的临床特点分析.中华心血管病杂志,2013,41(1):38-43.

病例 23　高压球囊不能回抱回撤的紧急处理

"常在河边走,哪有不湿鞋",即使水平再高、再小心谨慎,冠脉介入手术也难免会遭遇并发症。并发症出了不要紧,冷静下来,及时有效地解决是关键。但下面这例并发症似乎并不是术者操作不当所致,那么到底是何原因引起?最后结果怎么样?请一起分析下面这个病例。

一、病史

患者:男性,49 岁。

主诉:发作性胸闷 20 天,加重 1 周。

现病史:患者于 20 天前跑步约 1km 时出现胸闷,经休息数分钟可缓解,继续跑步无不适。1 周前再次出现上述症状,就诊于当地医院,查冠状动脉 CTA 提示 RCA 重度狭窄,诊断冠心病,为进一步检查来我院。

既往史:否认"高血压病、糖尿病、脑血管病"病史。"阑尾切除术后"10 年。无外伤及输血史。无肝炎、结核、伤寒、疟疾等传染病病史及其接触史。否认药物、食物及其他过敏史。预防接种史不详,系统回顾无特殊。

个人史:否认吸烟、饮酒史。

二、体格检查

体温 36.3℃,脉搏 58 次/分,呼吸 18 次/分,血压 156/95mmHg。神清语利,查体合作,未见颈静脉怒张及颈动脉异常搏动;双肺呼吸音清,未闻及干、湿啰音,心率 58 次/分,心律齐,心音低钝,各瓣膜听诊区未闻及病理性杂音;腹平坦,腹软,肝脾肋下未触及,肠鸣音正常存在;双下肢无水肿,神经系统检查未见异常。

三、辅助检查

1. 实验室检查

血脂:三酰甘油 1.64mmol/L,低密度脂蛋白胆固醇 3.23mmol/L。

肝功能:AST 104U/L,ALT 136U/L。

心肌标志物、D-二聚体、血常规、尿常规、便常规、凝血功能、肾功能、电解质、甲状腺功能等其他检查未见明显异常。

2. 心电图　窦性心律,Ⅲ导联 T 波低平,V_1 导联 T 波倒置。

3. 心脏超声　LVEDD 47mm,LVEF 64%,左房增大,二尖瓣少量反流,左室舒张功能减低。

4. X 线胸片　心肺膈未见异常。

四、初步诊断

冠状动脉性心脏病。

不稳定型心绞痛。

五、诊治经过

入院后给予低分子肝素抗凝（5000U，2次/日，皮下注射），抗血小板聚集（阿司匹林肠溶片 100mg，1 次/日，口服；硫酸氢氯吡格雷片 75mg，1 次/日，口服），稳定斑块（阿托伐他汀 20mg，1 次/日，口服），扩冠（单硝酸异山梨酯缓释片 40mg，1 次/日，口服）等治疗。

患者以发作性胸闷入院，外院冠脉 CTA 提示重度狭窄，进一步行冠脉造影。

冠脉造影示，右优势型冠脉；LM 斑块；LAD 多发斑块，分出 D1 后狭窄 60%～70%，D1 开口狭窄 40%～50%；LCX 多发斑块，近段分出 OM 后纤细狭窄 70%～80%；

RCA 多发斑块，后三叉狭窄 80%～90%，PD 中段狭窄 50%～70%，PL 中段狭窄 50%～70%（图 3-19）。

行冠脉介入治疗，于 RCA 病变处植入支架 2 枚（图 3-20）。

后扩张球囊于支架内释放后不能回抱，经各种办法尝试，最终在 20atm 压力下使球囊被打破后成功撤出，更换新球囊完成支架后扩张整形，手术结束（图 3-21）。

被打爆的高压球囊（图 3-22）。

患者术后返回病房后即刻复查心电图，可见下壁（Ⅱ、Ⅲ、aVF）导联 ST 段抬高，心肌标志物（cTnI、CKMB）一过性升高。考虑与患者冠脉介入治疗术中后扩张球囊不能回抱长时间阻断血流（37 分钟）、右冠远端急性缺血引起心肌损伤有关。

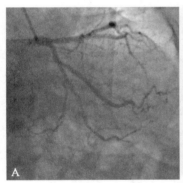
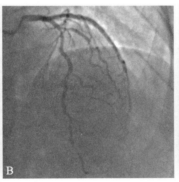
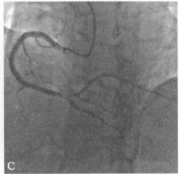

图 3-19　冠脉造影结果

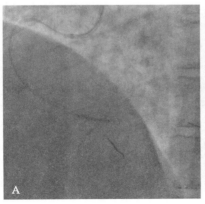
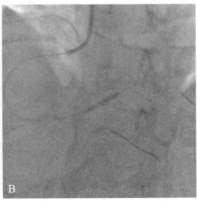

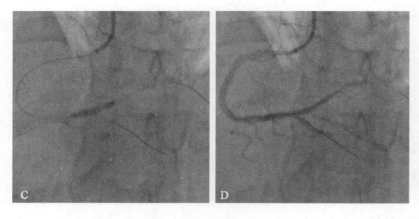

图 3-20　冠脉介入治疗过程

注：A. 使用 2.0mm×15mm 球囊预扩张右冠狭窄病变；B.2.75mm×14mm 支架定位释放；C.3.5mm×18mm 支架定位释放；D. 造影提示支架局部膨胀不全。

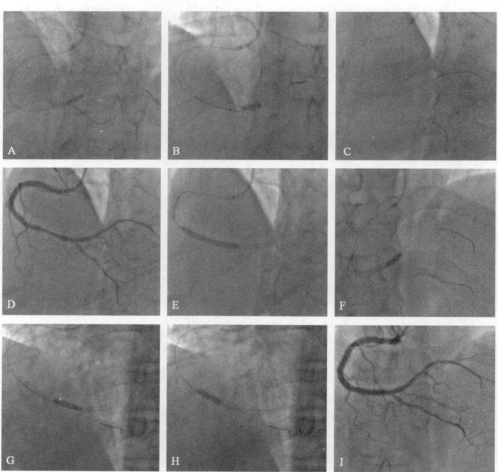

图 3-21　球囊爆破及撤出过程

注：A. 使用 3.5mm×9mm 高压球囊于支架内后扩张，发现高压球囊不能回抱；B.Finecross 微导管支撑下尝试使用 Pilot200 导丝穿刺球囊，不能成功；C. 继续增加高压球囊压力，于 20atm 时球囊破裂后撤出；D. 造影提示原支架近端血管内膜损伤；E. 原支架近端植入 3.5mm×33mm 支架 1 枚；F-H. 使用 3.5mm×12mm 高压球囊支架内后扩张；I. 最后造影结果。

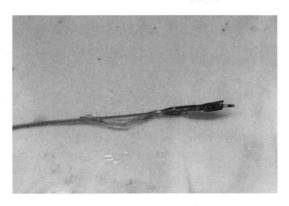

图 3-22 被打爆的高压球囊

患者生命体征平稳,经药物治疗后心肌标志物恢复基本正常,心电图下壁导联 ST 段回落,病情稳定出院。出院治疗方案:阿司匹林肠溶片 100mg,1 次/日,口服;硫酸氢氯吡格雷片 75mg,1 次/日,口服;阿托伐他汀 20mg,1 次/日,口服;单硝酸异山梨酯缓释片 40mg,1 次/日,口服。

六、出院诊断

冠状动脉性心脏病。
不稳定型心绞痛。

七、病例总结及讨论

球囊释放后压力不能回抱回撤,除球囊本身存在质量问题外,可能与外力致球囊杆损伤,或黏稠且混有血液的造影剂中血栓堵塞球囊杆加压通道有关。若球囊推送杆加压通道受损或堵塞,受损局部形成单向活瓣,最终可导致可以加压释放,但释放后压力无法降低,球囊不能回抱。

目前证实有效的解决方法有以下三种:①将压力泵中更换为肝素盐水,尝试球囊反复加压,再回抽。②也可尝试逐步提高球囊压力,直至球囊破裂,然后撤回。虽然高压球囊被打破时有外层的支架金属结构保护,但

也有可能导致局部血管夹层或穿孔。故尝试此方法前应做应急准备工作(备好封堵球囊或带膜支架),一旦出现二次并发症应及时处理。③将不能回抱的球囊杆尾端剪断,将 4 进 6 或 5 进 6 子导管的头端剪掉一段露出金属钢丝,沿被剪断的球囊杆送入到球囊近端,回拉球囊的同时推送子导管,利用子导管头端的裸露金属钢丝刺破球囊。但需要注意的是,此法主要在血管较粗大,且不能回撤的球囊位于血管相对近端,且球囊近端血管无明显病变时使用。若球囊位于血管中远端或球囊近端血管存在狭窄病变,将头端有裸露金属丝的子导管推送至球囊过程中,可能造成近端血管严重损伤。

有专家提出能否尝试使用硬导丝(如 Conquest 系列导丝、Gaia 系列导丝、Mircle 系列导丝等)刺破球囊。此种方法曾有体外试验尝试不能成功,分析可能与导丝头端设计为钝圆结构、球囊表明光滑且球囊两端为梭形结构有关。因此,导丝穿刺压强不够且无稳定受力平台。本病例术中也曾尝试使用该方法,最终不能成功。

(张 靖)

参 考 文 献

[1] 石蕴琦,吴波,袁龙,等.球囊破裂导致冠状动脉夹层一例.中国介入心脏病学杂志,2002,10(3):137.

[2] 雷江文.后扩张球囊在心脏冠状动脉内支架术中的应用效果研究.中国医疗前沿,2013,8(4):20+14.

[3] 余茂生,盛国太,周裔忠,等.非顺应性高压球囊在冠脉中重度钙化病变介入治疗中的应用.江西医药,2009,44(1):36-38.

[4] 王振国.冠脉支架植入过程中球囊破裂.临床误诊误治,2004,17(12):890.

病例 24　离奇的导丝断裂

作为冠脉介入治疗中较为常见的并发症之一，导丝断裂屡见不鲜，如被支架压断，被钙化咬住，但这次导丝断裂的原因可能比较独特。那么导丝是如何断裂的？最终能够成功取出吗？现对这例离奇的导丝断裂分析如下。

一、病史

患者：男性，52 岁。

主诉：反复发作性胸闷、气短 1 年余，加重 16 天。

现病史：患者于 1 年余前劳累后出现胸闷、气短，伴心悸，无明显胸痛，无大汗，无咳嗽、咳痰，无发热，无呼吸困难，无灼热、反酸、恶心、呕吐，多于活动后出现，持续数分钟，停止活动症状可缓解，曾就诊于他院，诊断为"冠心病"，给予口服"单硝酸异山梨酯片、阿托伐他汀钙片"等药物，仍间断胸闷发作，未重视及诊治。16 天前于劳累后再次出现活动后胸闷，较前加重，反复发作，为求进一步诊治来我院，以"心绞痛"收住入院。

既往史：既往"高血压病"病史 8 年，血压最高达 180/130mmHg，口服马来酸依那普利和吲达帕胺片控制血压，血压控制情况不详。"脑梗死"病史 10 余年，未遗留后遗症。"糖尿病"病史 8 年，注射重组人胰岛素 30R治疗，血糖控制情况不详。"左侧肱骨粉碎性骨折"术后 6 年。否认"溃疡、哮喘"等病史。否认输血史。无肝炎、结核、伤寒、疟疾等传染病病史及其接触史。否认药物、食物及其他过敏史。预防接种史不详，系统回顾无特殊。

个人史：否认吸烟、饮酒史。

二、体格检查

体温 36.2℃，脉搏 61 次/分，呼吸 19次/分，血压 154/82mmHg。神清语利，查体合作；未见颈静脉怒张及颈动脉异常搏动，双肺呼吸音清，未闻及湿啰音，心界不大，心率 61 次/分，心音低钝，律齐，各瓣膜听诊区未闻及病理性杂音，腹平坦，腹软，肝脾肋下未触及，叩鼓音，肠鸣音正常存在，双下肢无水肿，神经系统检查未见异常。

三、辅助检查

1. 实验室检查　血常规、心肌酶谱、肌钙蛋白、D-二聚体、尿常规、便常规、凝血功能、肾功能、电解质、肝功能、甲状腺功能等化验未见明显异常。

2. 心电图　窦性心律，I、aVL、$V_4 \sim V_6$导联 T 波倒置。

3. 心脏超声　LVEDD 4.4cm，LVEF％66％，二尖瓣轻度反流，左心室舒张功能减低。

4. X 线胸片　两肺间质性改变。

四、初步诊断

1. 冠状动脉性心脏病。

不稳定型心绞痛。

2. 高血压病 3 级（很高危）。

3. 2 型糖尿病。

4. 脑梗死个人史。

五、诊治经过

入院后给予低分子肝素抗凝（5000U，2次/日，皮下注射），抗血小板聚集（阿司匹林肠溶片 100mg，1 次/日，口服；硫酸氢氯吡格雷片 75mg，1 次/日，口服），稳定斑块（阿托伐他汀 20mg，1 次/日，口服），扩冠（硝酸异山梨酯片 10mg，3 次/日，口服），控制血压（厄贝沙坦氢氯噻嗪片 150mg，1 次/日，口服；富马酸比索洛尔 2.5mg，1 次/日，口服），控制血糖（重组人胰岛素 30R，早 14U、晚 12U，皮下注射）等治疗。

患者经药物治疗后病情相对平稳，冠状动脉造影示，LM 斑块；LAD 多发斑块，近段分出 D1 后弥漫性狭窄，最重狭窄 99％，D1 纤细近中段狭窄 70％～90％；LCX 多发斑块，中段狭窄 40％～60％，中间支近中段狭窄 60％～70％；RCA 多发斑块，近中段狭窄 30％～50％，远端末梢狭窄 60％～70％。可见右冠至 LAD 逆灌注。造影诊断：三支病变累及前降支、回旋支、右冠（图 3-23）。

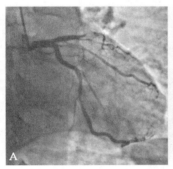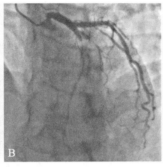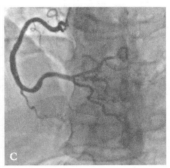

图 3-23　冠脉造影结果

冠脉介入治疗过程：于 LAD 病变远端植入 EXCEL 2.5mm×28mm 支架 1 枚，近端病变植入 TIVOLI 2.0mm×15mm 支架 1 枚，术中导丝回撤困难，远端断裂，反复尝试球囊不能通过，LAD TIMI 血流 3 级，下台观察（图 3-24）。

术后加强抗血小板、抗凝治疗，给予替罗非班静脉泵入维持 48 小时，同时停用氯吡格雷，改为替格瑞洛联合阿司匹林抗血小板聚集。

下一步治疗策略。导丝断裂滞留体内，头端压于 LAD 支架下，尾端漂浮于主动脉内，若旷置不管，极容易形成血栓，后患无穷。因此，应尝试各种办法去除断裂的导丝。患者前降支支架毁损严重，应再次球囊扩张后再次植入支架覆盖，避免因局部再狭窄及血栓形成出现的急性不良事件。

经科室专家讨论决策后，行第二次冠脉介入治疗，其目的：①取出导丝断端；②修整变形的支架。术中应用 7F JL3.5 指引导管，采用导丝缠绕技术在球囊辅助下，成功回撤系统取出导丝，造影显示前降支仍有残余狭窄，更换 7F EBU3.5 指引导管增加支撑力，导丝通过 LAD 内原支架，但球囊未通过 LAD 病变，造影示 TIMI 血流 3 级，结束手术（图 3-25）。

缠绕取出断裂的导丝（图 3-26）。

术中患者未诉心前区不适，经治疗后病情好转出院。出院治疗方案：阿司匹林肠溶片 100mg，1 次/日，口服；替格瑞洛片 90mg，2 次/日，口服；阿托伐他汀 20mg，1 次/日，口服；硝酸异山梨酯片 10mg，3 次/日，口服；厄贝沙坦氢氯噻嗪片 150mg，1 次/日，口服；富马酸比索洛尔 2.5mg，1 次/日，口服；重组人胰岛素 30R，早 14U、晚 12U，皮下注射。

六、出院诊断

1. 冠状动脉性心脏病。
不稳定型心绞痛。
2. 高血压病 3 级（很高危）。
3. 2 型糖尿病。
4. 脑梗死个人史。

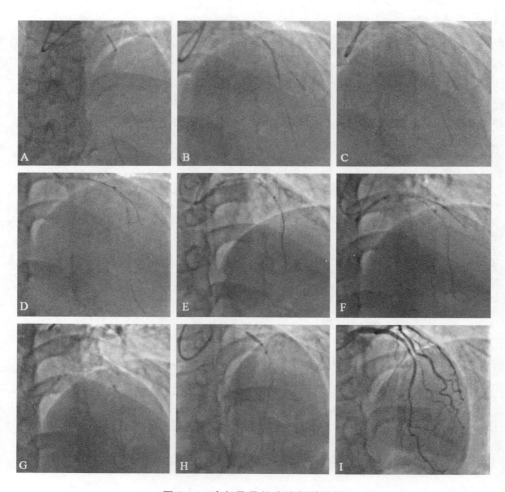

图 3-24 支架及导丝头端断裂过程

注：A. 使用 2.0mm×15mm 球囊预扩张前降支狭窄病变；B. 对角支导丝保护，前降支 2.5mm×28mm 支架定位释放；C. 交换对角支导丝；D. 原对角支导丝回撤过程中头端钩住支架，反复操作后头端解螺旋，且前降支原支架受力毁损；E. 保留前降支导丝，穿刺左侧桡动脉，取指引导管"Ping-Pang 技术"衔接左冠，Runthrough NS 导丝通过前降支支架；F. 对角支球囊锚定下，反复尝试 1.25mm×15mm 球囊不能通过前降支支架；G. 原指引导管内使用 2.0mm×15mm 球囊锚定导丝断端回撤系统，导丝被拉断，断丝断端漂浮于升主动脉内；H. 于前降支近端植入 3.0mm×15mm 支架；I. 造影左冠 TIMI 3 级血流。

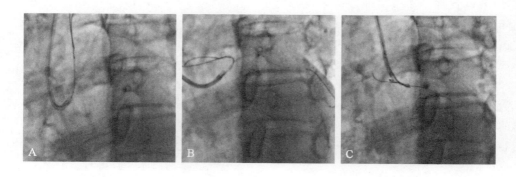

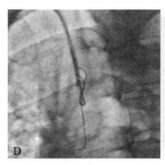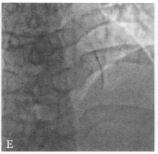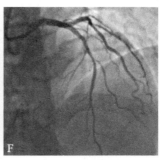

图 3-25　取出断裂的导丝头端过程

注：A. 将指引导管置入升主动脉，使用 2 根 BMW 导丝靠近漂浮于主动脉内的导丝断端，缠绕成功；B. 调整指引导管至左冠开口，于回旋支内植入导丝保护；C、D. 使用 2.5mm×12mm 高压球囊指引导管内锚定导丝断端，将系统整体回撤拉出体外；E. 球囊辅助下导丝通过前降支原支架，但 1.25mm×15mm 球囊无法通过；F. 造影左冠血流 TIMI 3 级，结果手术。

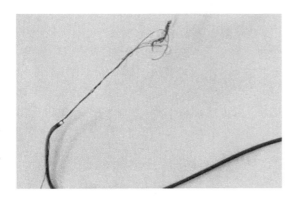

图 3-26　缠绕取出断裂的导丝

七、病例总结及讨论

边支导丝保护技术，也称为拘禁导丝技术（jailed wire technique，JWT），是冠脉介入治疗中最常用的技术之一。大致操作过程为：主支支架释放过程前，先于边支内送入保护导丝，主支支架中低压力释放（通常不超过 12atm），造影提示边支无明显受压、开口无明显夹层且血流 3 级时，再撤出边支导丝。若支架需要后扩张整形，应先交换边支导丝后再进一步高压球囊后扩张。临床中，常使用缠绕头端的工作导丝作为被拘禁的导丝

（如 BWM 导丝、RUNTHROUGH 导丝等）。但缠绕导丝摩擦力相对较大，当边支发出角度过大、支架释放压力过高或血管合并钙化时，会大大增加导丝回撤阻力，此时强行回撤导丝，有可能使导丝头端断裂或解螺旋。既往认为边支导丝应避免选择多聚合物涂层的超滑导丝，以防聚合物保护套损伤、脱落。但近期有研究显示，相对于非聚合物涂层导丝，在边支保护中选用聚合物涂层导丝更优。不仅更容易撤回，且导丝本身损伤小。此外聚合物涂层导丝更容易进入边支，提高手术成功率。

本病例中拘禁导丝技术选用缠绕头端的工作导丝，但因边支导丝头端 Knuckle 的过深过长，当支架释放后，边支导丝快速回撤过程中，Knuckle 的导丝头端钩住了支架钢梁，在尝试取出时不仅导丝头端解螺旋、断裂，支架也因此变形。虽然最终克服重重困难二次手术，取出了大部分断裂的导丝，但支架变形最终无法完美解决。总结经验教训，普通缠绕导丝或超滑导丝均可作为边支保护导丝。当使用缠绕导丝时，为避免导丝受压断裂，应首先注意避免支架释放压力过大；其次导丝头端焊接处较为脆弱，应避免将此处作为受压点；最后应尽量保持边支导丝伸展，回撤时

注意头端形态,避免因头端 Knuckle 时钩住支架钢梁引起导丝断裂。

(张 靖)

参考文献

[1] Balbi M,Bezante G P,Brunelli C,et al. Guide wire fracture during percutaneous transluminal coronary angioplasty:possible causes and management. Interact Cardiovasc Thorac Surg,2010,10(6):992-994.

[2] Pan M,Ojeda S,Villanueva E,et al. Structural damage of jailed guidewire during the treatment of coronary bifurcation lesions:a microscopic randomized trial. JACC CardiovascInterv,2016,9(18):1917-1924.

[3] 周明,周选民,王俊峰,等."球囊夹紧法"取出锁骨下动脉支架推送杆断裂残端一例.介入放射学杂志,2015,24(1):32-33.

[4] 李建明.医源性血管腔内异物的处理及预防.生物医学工程与临床,2012,16(4):377-381.

[5] 罗勇,缪南东,陈丽,等.用冠状动脉球囊导管取出冠状动脉内异物一例.中国介入心脏病学杂志,2008,16(4):240.

病例 25　意外的支架推送杆断裂

在冠状动脉介入治疗手术过程中,支架在推送入指引导管时,因操作不当使推送杆在体外发生弯折,甚至断裂。我们在给一例患者冠状动脉介入治疗中,就发生了支架推送杆意外断裂的情况。

一、病史

患者:男性,60 岁。

主诉:发作性胸闷 1 年,加重 14 小时。

现病史:患者缘于 1 年前无明显诱因出现发作性胸闷,主要位于心前区,伴发憋,无明显胸痛及放射痛,无大汗,无咯血,无恶心、呕吐,无发热,无咳嗽、咳痰,无反酸、灼热,无晕厥、黑矇,未正规诊治。近 1 个月内再次出现上述症状,性质同前,多于凌晨发作,发作较前频繁,未予重视。此次 14 小时前再次出现上述症状并加重,部位、性质同前,伴心悸、乏力,口服速效救心丸,症状持续时间约 10 分钟逐渐缓解,为进一步诊治,入院治疗。

既往史:既往 2 型糖尿病病史 5 年,血糖最高 22.0mmol/L,平时服用二甲双胍格列本脲 1 粒 一日 2 次,血糖控制情况不详。高血压病史 1 年,血压最高 180/113mmHg,平时口服药物治疗(具体不详),血压控制情况不详。否认"脑血管病、溃疡"病史;无手术、外伤及输血史;无肝炎、结核、伤寒、疟疾等传染病史及其接触史;否认药物、食物及其他过敏史;预防接种史不详,系统回顾无特殊。

个人史:否认吸烟饮酒史。

二、体格检查

体温 36.1℃,脉搏 84 次/分,呼吸 19 次/分,血压 136/78mmHg,神清语利,查体合作,未见颈静脉怒张及颈动脉异常搏动,双肺呼吸音清,未闻及干湿啰音,心界不大,心音低钝,律齐,各瓣膜听诊区未闻及病理性杂音,腹平坦,腹软,肝脾未及,叩鼓音,肠鸣音正常存在,双下肢无水肿,神经系统检查未见异常。

三、辅助检查

1. **实验室检查**　血常规 HGB 111g/L,HCT 33.7%;血脂:总胆固醇 6.12mmol/L,三酰甘油 3.94mmol/L,低密度脂蛋白胆固醇 4.07mmol/L。心肌酶谱、肌钙蛋白、D-二聚体、尿常规、便常规、凝血功能、肾功能、电解质、肝功能、甲状腺功能等化验未见明显异常。

2.入院心电图　窦性心律，未见明显ST-T改变。

3.心脏超声　LVEDD 4.2cm,LVEF％71％,主动脉瓣退行性变,左室舒张功能减低。

4.胸部CT　左肺下叶微小结节。

四、初步诊断

冠状动脉性心脏病:不稳定型心绞痛。

高血压病3级:很高危。

2型糖尿病。

高脂血症。

五、诊治经过

入院后,给予低分子肝素抗凝(1次5000U,皮下注射,2次/日),抗血小板聚集(阿司匹林肠溶片1次100mg,口服,1次/日;硫酸氢氯吡格雷片1次75mg,口服,1次/日),稳定斑块(阿托伐他汀1次20mg,口服,1次/日),扩张冠状动脉(硝酸异山梨酯片1次10mg,口服,3次/日),控制血压(苯磺酸氨氯地平11次5mg,口服,1次/日;美托洛尔片1次25mg,口服,2次/日),控制血糖(格列美脲片1次2mg,口服,1次/日;阿卡波糖片1次50mg,口服,3次/日)等

治疗。

患者经药物治疗后病情相对平稳,完善冠脉CTA检查示:左主干管壁尚光整,管腔未见明显狭窄。左前降支多发高低混杂密度斑块及高密度斑块,近段为著,管腔重度狭窄。左旋支近段可见高低混杂密度斑块(斑块呈正性重构),管腔重度狭窄。右冠状动脉近段可见低密度斑块形成(斑块呈正性重构),管腔中-重度狭窄。

患者目前诊断冠心病不稳定型心绞痛,冠脉CTA检查提示三支病变,局部管腔重度狭窄,故进一步行冠脉造影检查。

冠脉造影示:冠脉可见钙化影;LM斑块;LAD多发斑块,弥漫性狭窄70％～90％,D1近中段狭窄70％～90％,LCX多发斑块,弥漫性狭窄40％～50％,OM中段狭窄80％～90％,LCX分支多处狭窄70％～90％,RCA多发斑块,开口处狭窄60％～70％,近中段狭窄70％～90％,PL近段狭窄50％～60％,造影诊断:三支病变累及前降支、回旋支、右冠(图3-27)。

冠脉介入治疗过程:患者于冠状动脉狭窄病变处预扩张后,拟植入支架,支架杆在推送指引导管时被折弯,局部塑形并用3M贴膜包裹后,尝试送入右冠状动脉内释放。但支架无法膨胀完全,且支架推送杆断裂(图3-28)。

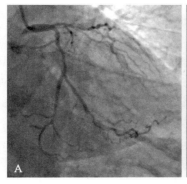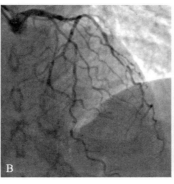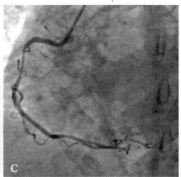

图3-27　冠脉造影结果

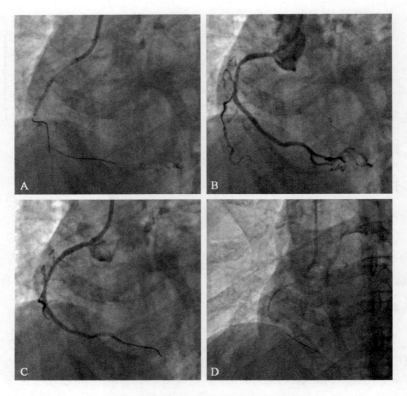

图 3-28　支架杆断裂及取出过程

A. 使用 2.0mm×20mm 球囊预扩张右冠狭窄病变；B. 造影提示狭窄减轻；C. 3.0mm×30mm 支架送入指引导管过程中推送杆打折，体外3M贴膜局部缠绕后再次送入冠脉，支架不能完全膨胀释放，回撤时支架推送杆断裂；D. 反复尝试 2.0mm 及 1.5mm 球囊均不能通过指引导管，使用 1.25mm×15mm 球囊通过，于指引导管远端锚定支架断杆。

成功取出支架断杆后，于右冠状动脉再次植入 3.0mm×30mm 及 3.0mm×30mm 支架 2 枚（图 3-29）。

球囊杆断裂过程示意图及断裂的球囊杆（图 3-30）。

术中患者未诉明显不适，术后返回病房诉轻度头晕、乏力，复查血常规 2.45×10^9/L，血红蛋白 67.0g/L，心室率 81 次/分，血压 116/62mmHg，考虑与手术时间较长、术中失血量较多有关，暂停苯磺酸氨氯地平，密切观察血压变化，并给予输血（去白悬浮红细胞 2 单位）及补液支持等处理。

患者经治疗后病情好转，复查红细胞计数 3.5×10^9/L，血红蛋白 98.0g/L，病情稳定出院。出院后继续口服下列药物治疗：阿司匹林肠溶片 100mg，1 次/日；硫酸氢氯吡格雷片 75mg，1 次/日；阿托伐他汀 20mg，1 次/日；硝酸异山梨酯片 10mg，3 次/日；美托洛尔片 25mg，2 次/日；格列美脲片 2mg，1 次/日；阿卡波糖片 50mg，3 次/日。

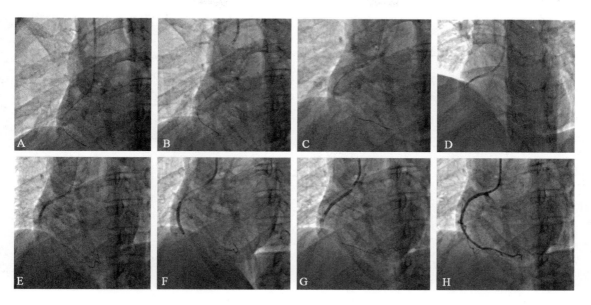

图 3-29　球囊断杆成功撤出及支架植入过程

A，B. 使用 1.25mm×15mm 球囊于指引导管内锚定支架断杆，整体系统回撤，成功取出支架断杆；C-E. 未完全膨胀的支架滞留于冠脉内，重新更换指引导管，导丝通过后先后使用 1.5mm×15mm 球囊、2.0mm×15mm 球囊及 2.5mm×15mm 球囊预扩张原支架；F，G. 使用 2 枚 3.0mm×30mm 支架释放；H. 最后造影结果

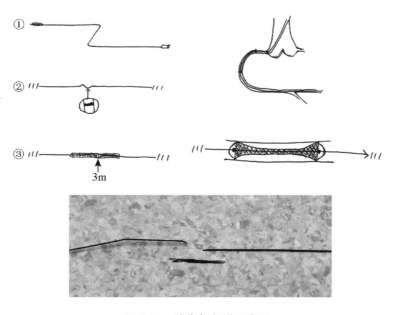

图 3-30　球囊杆断裂示意图

六、出院诊断

冠状动脉性心脏病。

不稳定型心绞痛。

高血压病 3 级：很高危。

2 型糖尿病。

高脂血症。

七、讨论及病例总结

冠脉介入术中所使用的支架出厂时通常套在被折叠的球囊上,球囊后接有较长的推送杆,其为中空结构,材质较为脆硬。推送杆主要为满足支架的推送及冲压释放。不同厂家型号的产品之间其直径、推送性、抗折性等参数和特性均有不同。术者在使用时,首先从保护套中取出支架,然后将支架球囊穿在指引导丝上,逐步送入指引导管。有时由于术者操作的不规范,在推送支架杆时每次推送距离过长或者推送用力角度与指引导管不同轴时,容易使支架推送杆受力变形弯曲。推动杆弯曲变形较轻,变形角度较小时,可以尝试通过重新塑形后再次使用。但若变形严重,强行将其塑回原形后容易导致推送杆弯曲变形处局部破损或者断裂。

在本例手术中,术者将推送杆局部破损处使用 3M 贴膜缠绕封闭,再次送入冠脉内尝试释放,不仅支架未能完全膨胀,且推送杆在压力泵加压过程中出现断裂,断裂的球囊杆前半部分滞留指引导管内,几经周折才成功取出断杆,未导致更进一步的灾难性后果。虽虚惊一场,但也为我们上了宝贵的一课。因此,本病例给我们的启发是,当操作不当导致支架推送杆严重变形时,不应该尝试再次使用,而应更换新的支架完成手术。这一原则也同样适用于其他手术器械,不应过于吝惜成本,患者的安全永远放在第一位。

病例 26　PCI 术后假性动脉瘤一例

假性动脉瘤是指行经皮穿刺后血液通过动脉壁裂口进入血管周围组织并形成一个或多个腔隙(瘤腔),收缩期动脉血液经过载瘤动脉与瘤腔之间的通道(瘤颈部)流入瘤腔内,舒张期血流回流到动脉内的一种病理现象。我科一例患者行 PCI 术后出现此现象,特将此病例简述如下。

一、病史

患者:男性,47 岁。

主诉:发作性胸闷、心悸 6 年,右侧腹股沟部肿物 5 天。

现病史:患者 6 年前出现发作性胸闷、心悸,伴咽部不适,症状持续数分钟自行缓解,未正规治疗。半个月前因胸闷、心悸再发于我院就诊,当时诊断为"冠心病、心律失常、阵发房颤、高血压病"。给予抗血小板等治疗,并通过右侧股动脉行冠脉造影及介入治疗,术后患者无不适出现,5 天前患者自觉右侧腹股沟部出现肿物,伴压痛,于当地医院行超声检查,右侧大腿根部皮下血肿形成,股动脉旁无回声区形成,考虑动脉瘤形成,遂来我院就诊。

既往史:既往"高血压病"病史 10 年,最高达 180/110mmHg,未正规服药,血压控制不佳。"慢性胃炎"病史多年,平时口服西咪替丁,偶有胃部不适出现。

个人史:无吸烟、饮酒史。

二、体格检查

神清语利,查体合作,未见颈动脉异常搏动及颈静脉怒张,双肺呼吸音清,两肺无啰音,心律齐,心音低钝,各瓣膜听诊区未闻及病理性杂音,腹部平坦,腹软,右侧腹股沟处可见约 5.0cm×6.0cm×3.0cm 肿物,有压痛,可闻及双期隆隆样杂音。神经系统查体未见异常。

三、辅助检查

1. **实验室检查**　血常规、尿常规、便常规未见异常。电解质、肾功能、肝功能均未见异常。

2. 超声（2019-10-04）　右侧股动脉假性动脉瘤，双下肢动脉硬化伴斑块形成；左侧胫前动脉狭窄，双侧小腿肌间静脉血栓形成。右侧股动脉穿刺处可见一低无回声团，大小约 5.7cm×6.1cm×3.5cm，边界不清，形态欠规则，局部与股动脉相通，管径约 0.22cm。CDFI：其内血流信号充盈良好，管径处流速较高，正负向均为高速血流（图 3-31）。

四、初步诊断

右侧股动脉假性动脉瘤。

冠状动脉性心脏病冠脉支架植入术后。

高血压病 3 级（极高危）。

五、诊治经过

患者入院后给予双联抗血小板、他汀类药物稳定斑块、ACEI 类药物稳定血压等治疗。并于入科时给予徒手压迫 30 分钟后，纱布局部加压包扎。

于入院后第 2 天复查超声（2019-10-05），右侧股动脉穿刺处可见一低无声团，大小约 5.7cm×6.0cm×3.5cm，边界不清，形态欠规则，局部与股动脉相通，管径约 0.22cm。CDFI：其内血流信号充盈良好，管径处流速较高，正负向均为高速血流。超声提示右侧股动脉假性动脉瘤，双下肢动脉硬化伴斑块形成（图 3-32）。与入院时相比，动脉瘤未见明显缩小，给予股动脉压迫器及绷带压迫、包扎。

压迫 48 小时再次复查超声右侧股动脉区股总动脉旁可见一囊性回声包块，大小约 4.0cm×2.6cm，界清，欠规则。CDFI：其内可见血流信号，与股总动脉相通，通道宽 0.3cm，提示右侧股动脉假性动脉瘤（图 3-32）。

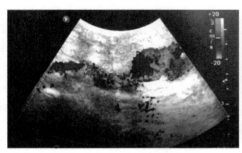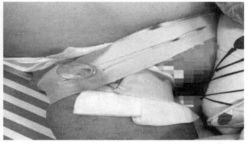

图 3-31　右侧股动脉假性动脉瘤

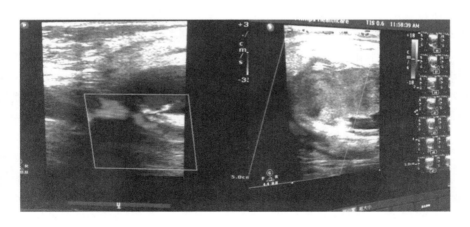

图 3-32　压迫 48 小时复查超声

经皮穿刺,经瘤顶注射凝血酶约 400U 后,瘤腔明显减小,听诊杂音消失。

2 天后复查超声,右侧股动脉假性动脉瘤治疗术后,右侧腹股沟区股动脉旁可见一不均质回声包块,范围 4.0cm×2.6cm,界清,欠规则,内可见强弱回声相间,CDFI 其内未见血流信号(图 3-33)。后出院。

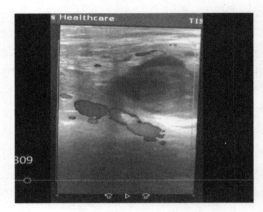

图 3-33 2 天后复查超声

六、出院诊断

右侧股动脉假性动脉瘤。

冠状动脉性心脏病冠脉支架植入术后。

高血压病 3 级(极高危)。

七、病例总结及讨论

动脉瘤指行经皮穿刺后血液通过动脉壁裂口进入血管周围组织并形成一个或多个腔隙(瘤腔),收缩期动脉血液经过载瘤动脉与瘤腔之间的通道(瘤颈部)流入瘤腔内,舒张期血流回流到动脉内的一种病理现象。急性期瘤腔内为新鲜血肿形成的壁瘤;亚急性期及慢性期为机化血栓与纤维包裹形成的壁瘤。

假性动脉瘤指动脉瘤的瘤壁由纤维组织构成,不具备动脉的内膜、中膜、外膜三层结构。股动脉由于位置表浅而被用作介入手术操作的穿刺部位,同时也是血管外伤的常见

部位。因此也是假性动脉瘤发生率最高的部位。

假性动脉瘤易发的常见原因:肥胖、高龄、女性、收缩压过高;动脉穿刺技术不熟练、反复穿刺;动脉穿刺点压迫不确切;按压时间过短,或过早下地活动;凝血功能发生异常,凝血时间延长;动脉导管或导管鞘选择型号不适当;持续应用抗凝药物及注射引起局部炎性反应等。

临床表现:介入术后出现穿刺部位疼痛,出现波动性肿块,新的血管杂音或范围较大的血肿。压迫动脉近侧可使肿块缩小,紧张度减低并停止搏动。

彩色多普勒超声有确诊价值:穿刺部位存在血管外假腔,并有管道与动脉相通;多普勒检查显示典型的来回性血流信号;动脉造影及 CT 仅用于诊断及治疗有困难的病例。

假性动脉瘤如增大或破裂将会导致以下后果:瘤体破裂出血,瘤腔内血栓脱落导致远端动脉栓塞;瘤体压迫周围的血管或神经导致下肢功能障碍;皮肤张力增加导致皮肤及皮下组织坏死;显著失血,所以一旦确诊应及时、积极、有效地进行治疗。

常用的治疗方法主要有以下几种。

1. 自发性血栓形成 瘤体最大直径＜3.5cm,或瘤体体积＜6cm^3 且没有应用抗凝或抗血小板药物的患者,假性动脉瘤内可以自发地形成血栓,使得瘤体闭合。闭合时间从数天至 2 个月不等。因冠状动脉介入治疗术后的患者大都使用抗凝或血小板药物治疗,故假性动脉瘤的观察期限不宜过长,如果 1 周内仍未闭合或出现进行性增大,则需要应用其他方法促使其闭合。

2. 徒手压迫 适用于小的(直径 1～2cm)单纯性假性动脉瘤。也存在明显的缺点,如压迫时间较长(平均 60 分钟);患者不能耐受腹股沟长时间压迫带来的不适,出现血管迷走神经反射;需要应用镇静药和镇痛

药;操作者手部不适及压力不能保持恒定等,成功率为87％,与文献报道的其他局部压迫性治疗方法的成功率相近。患者应用抗血小板药物对徒手压迫的成功率有影响,但是无统计学差异。

3. 超声指导下压迫　应用超声的方法找出假性动脉瘤的异常通道,将超声探头置于通道的上方,在超声的监控下压迫,使无血流通过异常通道,同时保持股动脉通畅以防止动脉栓塞平均约30分钟,待动脉瘤完全闭塞后,再用弹力绷带包扎12～24小时。

4. 超声指导下注射凝血酶　通过彩色多普勒检查,确定动脉破口的位置、假性动脉瘤通道的直径和长度、假性动脉瘤瘤腔的大小和数量。在超声的指导下,应用19～22G针经皮穿刺进入瘤体,针尖应尽量远离异常通道的口部,穿刺成功后注射生理盐水,证实穿刺针的位置。在超声的监测下从小剂量开始分次注射凝血酶,直至瘤体内和异常通道中的彩色血流信号消失(总剂量为500～1000U),术后卧床2～6小时,测定远端动脉搏动以排除血栓扩大和远端动脉栓塞。术后24～48小时复查彩色多普勒超声,了解假性动脉瘤有无再通。

动脉内急性血栓形成是此种方法最严重的并发症,其发生率为0～3.3％,多是由于假性动脉瘤瘤体小、异常通道宽而短、凝血酶浓度高、注射速度快等原因造成。因此,在注射凝血酶时应缓慢,同时通过超声严密观察瘤体内及动脉内的血栓形成情况。

5. 弹簧圈栓塞　可用于上述治疗方法无效或有禁忌证的患者。比较简单的操作方法是在动脉造影下直接以18G穿刺针穿刺动脉瘤,造影明确瘤颈的直径大小,然后选用尽可能大的,至少超过瘤颈直径2mm的弹簧圈经穿刺针导入瘤体,尽量将瘤体完全填塞。如果患者动脉瘤表面局部的皮肤感染,可采用对侧股动脉穿刺将导管超选入瘤体内填塞弹簧圈。该方法即刻成功率较高,但如果填塞不完全则容易复发。

6. 腔内隔绝术　股动脉假性动脉瘤的腔内隔绝术是指使用带膜支架在股动脉内封闭股动脉破裂口,使瘤腔内的血液不再与动脉内血液交通,从而形成血栓而使动脉瘤闭塞。这种方法比较恰当的适应证是瘤体巨大、瘤颈宽大或合并有动静脉瘘的患者。

7. 外科手术　主要包括2种方法。

(1)动脉瘤切除重建:是治疗股动脉假性动脉瘤最传统的方法,目前主要用于不适合或不愿接受微创治疗的患者。手术应该在假性动脉瘤形成至少3个月后进行,此时瘤体周围有假性包膜形成,瘤壁与周围组织之间粘连减轻,解剖比较容易;第二是近端股动脉的控制,在打开瘤体前必须控制好近端股动脉,在瘤体巨大、近端股动脉不易显露时可经同侧腹膜后径路显露髂外动脉控制。

(2)股动脉结扎术:动脉结扎术并不是治疗股动脉假性动脉瘤的常规方法,而只是在危急情况下挽救患者生命的方法,主要用于股动脉感染性动脉瘤破裂时的处理。

医源性假性动脉瘤大多数是可以预防的。预防方法主要包括以下措施:①穿刺时正确定位,穿刺点不宜过高或过低;②医师在拔鞘管后按照正确的定位和手法压迫穿刺点;③术后严密监测血压变化,如发现血压过高,及时报告;④遵医嘱合理使用抗凝药物;⑤做好术前教育,让患者了解活动可能带来的危害,鼓励患者坚持术侧肢体制动位;⑥患者卧床时间长时,会腰酸背痛,这时要给予按摩;⑦尽量避免剧烈咳嗽、打喷嚏、大便用力等。

(解俊敏　吴艳民)

参 考 文 献

[1]　佟铸,谷涌泉,郭连瑞,等.肱动脉入路在腔内治疗中的应用及穿刺并发症分析.中国微创外

科杂志,2012,12(6):547-549,553. DOI:10.
3969/j. issn. 1009-6604. 2012.06.022.

[2] Conrad M, Richardson D, Schecter W, et al.

Mycotic pseudoaneurysms due to injection drug use: A ten-year experience. Annals of Vascular Surgery,2012,26(6):819-824.

病例 27 看似简单,实则不然——急性非 ST 段抬高型心肌梗死一例

一、病史

患者:男性,59 岁。

主诉:主因发作性胸痛 6 年,加重 4 天入院。

现病史:患者于 6 年前无明显诱因突发胸痛,位于胸骨后,持续不缓解,遂就诊于当地医院,诊断为"急性心肌梗死",予以药物治疗后症状好转出院。平素患者规律应用"阿司匹林、参松养心胶囊"治疗,偶有胸痛发作。4 天前,患者无明显诱因再次出现胸痛,位于胸骨后,伴后背部疼痛,持续 2 小时后减轻,遂就诊于当地医院,查心肌酶谱提示 CK、CKMB 升高,考虑"急性心肌梗死",予以药物治疗,住院期间患者有室速发作,予以电转复治疗后就诊于我院。

既往史:否认"高血压病、糖尿病"等病史。无肝炎、结核、伤寒、疟疾等传染病病史及其接触史。无手术、外伤及输血史。否认药物、食物及其他过敏史。预防接种史不详,系统回顾无特殊。

个人史:吸烟 20 余年,20 支/日,已戒 6 年。无饮酒嗜好。

二、体格检查

体温 37.1℃,脉搏 68 次/分,呼吸 18 次/分,血压 131/84mmHg。神清语利,双肺呼吸音清,两肺未闻及干、湿啰音。心前区无隆起,未触及收缩期震颤,心界正常,心率 68 次/分,律齐,心音低钝,各瓣膜听诊区未闻及病理性杂音。腹平软,全腹无压痛、反跳痛及

肌紧张,肝脾肋下未触及,双下肢无水肿。

三、辅助检查

1. **心电图** 外院心电图提示室性心动过速(图 3-34),入院后心电图提示窦性心律,Ⅱ、Ⅲ、aVF 导联呈 rS 型,$V_1 \sim V_4$ 导联呈 QS 型(图 3-35)。

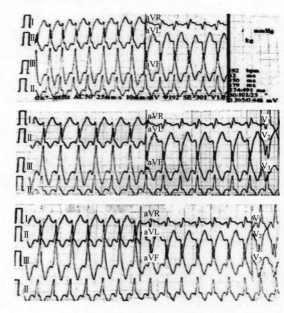

图 3-34 外院心电图
注:室性心动过速。

2. **床旁 X 线胸片** 两肺间质性改变,心影增大(图 3-36)。

3. **实验室检查** 血常规、尿常规、肝肾功能、电解质、心肌酶谱、血糖未见异常。心肌三项:cTnI 0.318ng/ml,CKMB、Myo 正常。血脂:总胆固醇 6.83mmol/L,三酰甘油 5.40mmol/L,

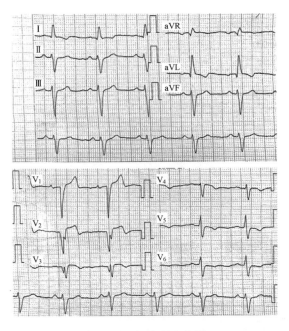

图 3-35　入院后心电图

注：窦性心律，Ⅱ、Ⅲ、aVF 导联呈 rS 型，$V_1 \sim$ V_4 导联呈 QS 型。

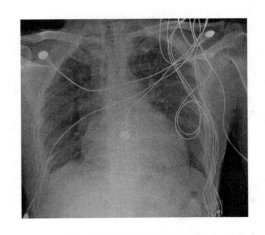

图 3-36　床旁胸片示两肺间质性改变，心影增大

高密度脂蛋白胆固醇 1.17mmol/L，低密度脂蛋白胆固醇 4.25mmol/L。甲功五项：TT_3 0.82ng/ml，TT_4 5.05μg/dl，FT_3 2.4pg/ml，FT_4 1.15ng/dl，TSH 4.36μU/ml。

4. 心脏彩超　左心室增大，室间隔回声增强、运动幅度减低，二尖瓣少量反流，左心

功能减低，EDD 6.6cm，EF 37%。

5. 甲状腺超声　提示甲状腺结节，TI-RADS 3 类。

四、初步诊断

冠状动脉性心脏病。

急性心肌梗死。

陈旧性前壁心肌梗死。

心律失常。

室性心动过速。

电转复术后。

Killip 1 级。

五、诊治经过

入院后给予低分子肝素抗凝，阿司匹林及硫酸氢氯吡格雷片抗血小板聚集，阿托伐他汀稳定斑块，单硝酸异山梨酯缓释片扩冠，贝那普利、富马酸比索洛尔抑制心室重构等治疗，并行冠脉造影检查示 LM 斑块；LAD 多发斑块，中段狭窄 70%～80%，可见夹层及血栓影；LCX 多发斑块，中远段狭窄 40%～50%；RCA 多发斑块，中段狭窄 20%～30%，PD2 中远段纤细狭窄 70%～90%。造影诊断：双支病变累及前降支、右冠。同时左心室内可见不规则血栓影（图 3-37）。术中行血管内超声（IVUS）检查，提示前降支中段夹层（图 3-38），遂于 LAD 病变由远至近植入 FIREBIRD 22.5mm × 33mm、FIREBIRD 22.5mm×33mm 支架 2 枚。术后调整药物为硫酸氢氯吡格雷联合达比加群酯治疗。

复查心脏超声可见左心室心尖部不规则偏强回声附着，考虑血栓形成（图 3-39）。

六、出院诊断

1. 冠状动脉性心脏病

急性非 ST 段抬高型心肌梗死。

陈旧性前壁心肌梗死。

心律失常。

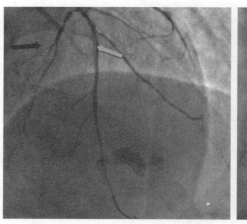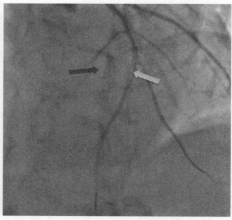

图 3-37 不同角度冠脉造影观察前降支中段病变

呈"双轨征",考虑夹层？并行血管(间隔支)？

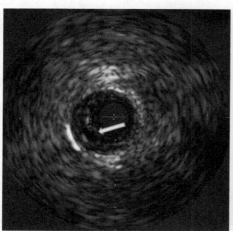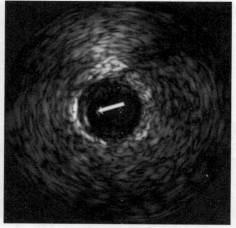

图 3-38 血管内超声可见断裂的内膜片(左),期间可见血流信号(右)

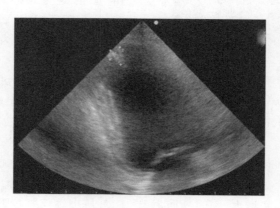

图 3-39 心脏超声

室性心动过速。

电转复术后。

左心室扩大。

左心室心尖附壁血栓形成。

Killip 1 级。

2. 高脂血症。

七、病例总结及讨论

(一) 血管内超声在冠状动脉夹层诊治中的优势

血管内超声（intravascular ultrasound，IVUS）是通过导管技术将微型超声探头送入血管腔内，显示血管横截面图像，从而提供在体血管腔内影像。IVUS 能够精确测定管腔、血管直径以及判断病变严重程度及性质。冠状动脉夹层（coronary artery dissection）是指冠状动脉内膜或冠脉内膜下粥样斑块自发的破裂或在外力作用下发生的继发破裂。在诊断自发性冠状动脉夹层及介入治疗术后继发性冠状动脉夹层方面，IVUS 较冠状动脉造影的敏感度更高。

在 IVUS 上冠脉夹层主要表现为孤立的新月形组织斑片，可随心动周期飘动；在撕裂斑片后方有环形无回声区，深达内膜下层或中层；注射造影剂或生理盐水可见该无回声区消失或被充盈。冠状动脉夹层在 IVUS 图像下可以分为五种类型：①内膜型，夹层只限于内膜或粥样斑块内，没有扩展至中膜；②中膜型，夹层扩展至中膜；③外膜型，夹层扩展至外膜；④壁内血肿，血液在中膜层内聚集，使内弹力膜向内移位，外膜向外移位，入口或出口可能看不到；⑤支架内夹层，增生的新生内膜与支架分离，通常只见于支架内再狭窄的治疗中。本病例中通过 IVUS 辨识了冠状动脉夹层，弥补了冠状动脉造影不能满足当前精准诊疗的不足，能够在冠脉介入治疗中起到指导和优化的作用。

(二) 抗凝、抗栓治疗的合理应用

左心室心尖部附壁血栓（left ventricular mural thrombus，LVMT）形成，LVMT 的转归有自溶、钙化、机化及脱落。其中，血栓脱落后果最为严重。附壁血栓多黏附于梗死心肌的心内膜，其表层可脱落并造成体循环栓塞，因此抗凝、抗栓药物的选择至关重要。

2013 年 ACCF/AHA STEMI 指南中推荐合并 LVMT 且无体循环栓塞的 ST 段抬高型心肌梗死（ST-segment elevation myocardial infarction，STEMI）患者，可使用维生素 K 拮抗药（vitamin K antagonist，VKA）联合双联抗血小板（DAPT）进行治疗。国际标准化比值（INR）目标为 2.0～2.5 疗程 3 个月。2014 年 AHA/ASA 卒中预防指南建议合并 LVMT 的 AMI 患者伴发缺血性卒中或 TIA 时，推荐使用 VKA 抗凝治疗 3 个月，目标 INR 为 2.5（范围为 2.0～3.0）。2017 年 ESC STEMI 指南则建议 STEMI 合并 LVMT 患者在定期复查超声心动图基础上，充分权衡出血风险，可考虑口服抗凝治疗 6 个月。2018 年 CCS 的抗血小板治疗指南中建议，对于已行 PCI 的 ACS 或非 ACS 且合并 LVMT 的患者，推荐初始治疗使用阿司匹林（81mg，每日 1 次）、氯吡格雷（75mg，每日 1 次）联合口服抗凝药（oral anti-coagulant，OAC）治疗；阿司匹林可在 PCI 后尽早停用，也可权衡利弊后用满 6 个月停用，之后继续氯吡格雷联合 OAC 治疗满 12 个月；若 PCI 后 3 个月 LVT 消失建议停用 OAC，之后继续阿司匹林联合氯吡格雷治疗满 12 个月。2018 年 ESC/EACTS 指南建议，充分评估出血风险和缺血事件，避免大出血事件的发生，达比加群酯联合阿司匹林或硫酸氢氯吡格雷治疗时，推荐使用剂量为 150mg，每日 2 次（Ⅱb，B）。

2019 年中国急性 ST 段抬高型心肌梗死诊断和治疗指南指出，双联抗血小板联合口服抗凝药可使出血风险增加 2～3 倍。缺血风险明显大于出血风险的患者,建议给予三联抗栓治疗(口服抗凝药＋阿司匹林＋P2Y12 受体抑制药)1～6 个月(Ⅱa,B),此后改为二联抗栓治疗(口服抗凝药＋P2Y12 受体抑制药)持续至 PCI 后 12 个月(Ⅱa,A)。出血风险明显大于缺血风险的患者,推荐三联抗栓治疗 1 个月(Ⅱa,B)后改为两联抗栓治疗持续至 PCI 后 12 个月(Ⅱa,A)。口服抗凝药选用华法林时,P2Y12 受体抑制药可选用氯吡格雷或替格瑞洛;选用非维生素 K 拮抗药口服抗凝药(non-vitamin K antagonist oral anti-coagulants,NOACs)时,可联合氯吡格雷。12 个月后长期单用口服抗凝药(Ⅱa,B),优选 NOACs 口服抗凝药,推荐采用最低有效剂量。若使用华法林,宜维持国际标准化比值在 2.0～2.5。

(解俊敏)

参 考 文 献

[1] 周玉杰,赵迎新,霍勇,等.冠状动脉血管内超声的临床应用与实践.北京:人民卫生出版社,2008.

[2] 张耘博,赵汉军.急性心肌梗死左心室附壁血栓的临床特征及治疗进展.心血管病学进展,2019,40(2):152-156.

[3] Ibanez B,James S,Agewall S,et al. 2017 ESC Guidelines for the management of acute myocardial infarction in patients presenting with ST-segment elevation:The Task Force for the management of acute myocardial infarction in patientspresenting with ST-segment elevation of the European Society of Cardiology(ESC). Eur Heart J,2018,39(2):119-177.

[4] 中华医学会心血管病学分会,中华心血管病杂志编辑委员会.急性 ST 段抬高型心肌梗死诊断和治疗指南(2019).中华心血管病杂志,2019,47(10):766-783.

病例 28　冠脉痉挛导致急性心肌梗死并发恶性心律失常一例

最近我院收治了一例急性心肌梗死合并恶性心律失常患者,罪魁祸首竟是冠脉痉挛,现讨论如下。

一、病史

患者:男性,63 岁。

主诉:发作性胸闷 4 年余,加重 5 小时。

现病史:4 年前患者劳累后出现胸闷,伴大汗,伴双侧上肢麻木,伴头晕、恶心、呕吐,呕吐物为胃内容物,无胸痛,无咳嗽、咳痰,无发热、胃灼热、反酸,位于心前区,就诊于我院。2015 年 6 月 18 日急诊冠脉造影示,LM 正常,LAD、LCX、RCA 斑块。造影诊断为冠脉散在斑块。考虑为"变异性心绞痛"。患者出院后长期口服"阿司匹林、阿托伐他汀、盐酸地尔硫䓬";近 2 年间断出现胸闷不适,曾多次就诊于当地医院。5 小时前无明显诱因再次出现胸闷,伴出汗,伴恶心、呕吐,呕吐物为胃内容物,无胸痛及放射痛,遂就诊于当地医院,查心电图考虑为"急性下壁心肌梗死"(未见心电图),给予"尿激酶 130 万 U"溶栓治疗,溶栓过程中患者突发室颤,给予心脏电除颤治疗,遂紧急转往我院,途中再次出现 2 次室颤,均行心脏电除颤后恢复窦律,急救车给予"吗啡、利多卡因"等治疗。我院急诊心电图示窦性心律,Ⅱ、Ⅲ、aVF 导联 ST 段抬高。

既往史:"高血压病"病史 5 年,最高 160/110mmHg,曾口服"卡托普利",近 2 年未服用降压药,自诉血压可维持在正常范围。

个人史:吸烟 20 余年,平均 40 支/日,未戒烟。饮酒 20 余年。

家族史：无冠心病、糖尿病、高血压等家族史。

二、体格查体

体温 36.3℃，脉搏 88 次/分，呼吸 19 次/分，血压 108/97mmHg。双肺呼吸音清，未闻及干、湿啰音及胸膜摩擦音。心尖冲动不明显，心界不大，心率 88 次/分，心音低钝，心律齐，各瓣膜听诊区未闻及病理性杂音及额外心音。双下肢无指凹性水肿。

三、辅助检查

1. 实验室检查

血常规：WBC $20.94×10^9$/L，中性粒细胞百分比 78.6%。

尿便常规正常。

降钙素原（PCT）<0.01ng/ml。

心肌酶：CK-MB 正常，cTnI 0.246ng/ml（0～0.034），Myo 174.5ng/ml（0～121）。

生化：TG 2.32mmol/L（0.38～1.62），AST 50U/L（15～40），ALT 70U/L（9～50）。

NT-proBNP 319pg/ml。

D-Dimer、肾功能、电解质正常。

2. 心电图 窦性心律，Ⅱ、Ⅲ、aVF 导联 ST 段明显抬高 0.1～0.4mV，Ⅰ、aVL、V_2～V_6 导联 ST 段压低 0.2～0.4mV，多导联 T 波低平或倒置。

3. X 线胸片 心肺膈未见异常。

4. 心脏超声 下壁振幅相对减低，左心室舒张功能减低（EDD 4.3cm，EF 63%）。

四、初步诊断

1. 冠状动脉性心脏病。

急性下壁心肌梗死。

心律失常。

室性期前收缩。

室颤心脏电除颤术后。

Killip 1 级。

2. 高血压病 3 级（很高危）。

五、诊治经过

冠脉痉挛诊断流程图见图 3-40。

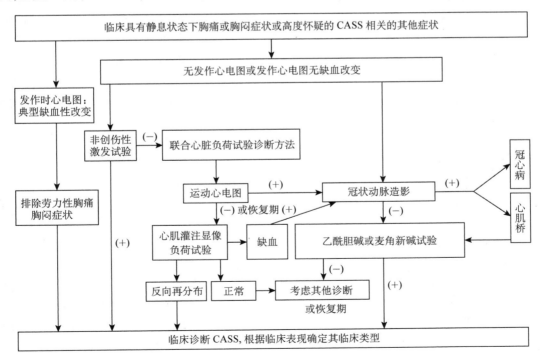

图 3-40 冠脉痉挛诊断流程图

入院后给予吸氧、心电监护、Ⅰ级护理，病重通知，给予阿司匹林、替格瑞洛联合抗血小板，阿托伐他汀稳定斑块及营养心肌等治疗。入院后行冠脉造影，结果显示：冠状动脉粥样硬化，LM 未见明显斑块；LAD 多发斑块，近端狭窄 40%～50%；LCX 斑块；RCA 多发斑块，中段狭窄 40%～50%。患者住院期间反复出现胸闷，多为凌晨发作，发作时心电图示窦性心律，多导联 ST-T 改变。其中患者住院期间有一次发作时出现一过性三度房室传导阻滞，心率（HR）最慢 33 次/分，无黑矇、晕厥等症状发作，结合患者病史、冠脉造影结果，考虑"冠脉痉挛"。予以异山梨酯 10mg 舌下含服，地尔硫䓬缓释片 90mg 口服，并予以地尔硫䓬泵入，患者于 8 分钟左右症状缓解。复查心电图提示 ST 段回落至基线水平。此后我科对该患者行基因检测：此次遗传性心血管病基因检测，包含 179 个疾病相关基因，筛查 36 种疾病亚型。检测结果显示：您并未发生高危险的位点变异；这些异位点由于相关研究较少、ACMG 证据条目不足，基于现有研究判断其致病性等级较低，但不排除导致疾病的可能性。若检出位点的相关疾病与您现有的临床表型不符，那么您的相关临床症状可能与其他未知基因变异、疾病的不完全外显性、不良生活习惯或环境等因素相关。建议您注意生活细节，积极改变不良生活方式，或去医院进行相关疾病的进一步检测，听从医生的临床建议，定期体检，并采取积极的生活干预。若您未发现任何相关疾病表型，则这类 ACMG 致病类证据较少的位点可能并不致病。以上检测结果仅基于当前的科学研究，随研究文献的更新，位点致病性情况可能会发生变化，属于正常现象。如果您想进一步了解基因变异的信息或家族遗传史，建议联系家人一起进行检测。行心脏 MRI 检查结果显示：心脏结构及功能未见明显异常，心肌未见纤维化。综上考虑，此患者目前考虑为冠脉痉挛导致的急性心肌梗死

并发恶性心律失常，给予加强抗血小板同时，加用盐酸地尔硫䓬缓释胶囊 90mg 口服，患者 1 个月、2 个月及 3 个月随访均未再发生任何症状及恶性心脏事件。

六、出院诊断

1. 冠状动脉性心脏病。
急性下壁心肌梗死。
冠状动脉痉挛。
心律失常。
室性期前收缩。
室颤心脏电除颤术后。
Killip 1 级。
2. 高血压病 3 级（很高危）。

七、病例总结及讨论

目前，急性心肌梗死（AMI）的患者呈高发趋势，其中有一类急性心肌梗死是由于冠状动脉痉挛（CAS）引起；结合目前影像学手段，如冠脉造影（CAG）、冠脉内血管超声（IVUS）及光学相干断层扫描（OCT）等，不难诊断及发现冠脉痉挛导致急性心肌梗死患者冠脉伴有或不伴有粥样硬化及狭窄；冠脉痉挛主要危险因素有劳累、应激、吸烟及血脂增高等。目前临床症状、发作时心电图及血管影像学检查是冠脉痉挛诊断的主要手段。

本病例患者为凌晨发作，发作时心电图Ⅱ、Ⅲ、aVF 导联 ST 段明显抬高，心肌酶明显增高，且并发室颤，结合冠脉造影结果，患者右冠状动脉存在 40%～50% 的狭窄，综合考虑"冠脉痉挛"，且给予盐酸地尔硫䓬缓释胶囊口服后，患者 3 个月随访未再次发作心脏方面的症状及心脏恶性事件。

冠脉痉挛机制复杂，冠脉痉挛导致的 AMI 治疗策略与其他类型的 AMI 有所不同，CAS 导致的 AMI 给予常规抗血小板治疗的同时，要重用他汀类药物及长效钙离子拮抗药和硝酸酯类药物；避免使用 β 受体阻

滞药。

　　冠脉痉挛导致急性心肌梗死常伴有恶性心律失常,本病例为急性下壁心肌梗死,伴有快速性心律失常(室颤),同时也伴有缓慢性心律失常(一过性三度房室传导阻滞),此病例应用钙离子拮抗药(地尔硫䓬)治疗效果佳,对于反复发作冠脉痉挛及并发恶性心律失常及钙离子拮抗药治疗效果欠佳和危及生命的患者,可考虑行永久起搏器及植入式心脏转复除颤器治疗。

(祖玉刚)

参 考 文 献

[1] Piao Z H,Jeong M H,Li Y,et al. Benefit of statin therapy in patients with coronary spasm-induced acute myocardial infaretion. J Cardiol,2016,68(1):7-12.

[2] 中华医学会心血管病学分会,中华心血管病杂志编辑委员会.急性 ST 段抬高型心肌梗死诊断和治疗指南.中华心血管病杂志,2015,43(5):380-393.

第四章　心力衰竭篇

病例 29　拨云见日，探寻真相——怪异的心力衰竭

心力衰竭（简称心衰）是各种心脏疾病的严重表现及晚期阶段，死亡率和再住院率居高不下，需进行长期规范诊治及管理。贫血是心衰患者常见的并发症，与心衰严重程度独立相关，预后差，应积极寻找贫血病因、并存疾病并采取针对性措施，往往有效甚至逆转（表 4-1）。中国心力衰竭诊断和治疗指南（2018）指出，射血分数减低性心衰（heart failure with reduced ejection fraction, HFrEF）NYHA 心功能 Ⅱ～Ⅲ 级并"铁缺乏"性贫血（铁蛋白＜100μg/L 或转铁蛋白饱和度＜20％并铁蛋白 100～300μg/L）患者，静脉补充铁剂有助于改善活动耐力和生活质量（Ⅱ，B），但近期，"铁超载""铁负荷过重性心肌病（iron overload cardiomyopathy, IOC）"吸引越来越多的医师及调查人员注意，并非罕见，尤其是原发某些血液学疾病较为常见。如临床医师加强识别并准确鉴别，针对病因治疗，改善此类患者预后甚至治愈已经成为可能。近日，我科诊疗一位不明原因贫血并长年输注悬浮红细胞患者，最终因并发消化道大出血未成功救治而死亡，现与大家分享患者病情资料，以期引起注意。

表 4-1　心力衰竭常见并发症的处理原则

并发症	与心力衰竭预后的相关性	改善并发症的临床证据	建议
心脑血管疾病			
冠心病	强	强	进行评估，适合的患者进行血运重建
房颤/房扑	强	中	根据现行国内外心房颤动指南进行治疗
二尖瓣关闭不全	强	中	转诊给心脏瓣膜病治疗团队，根据现行心脏瓣膜病指南进行治疗
主动脉瓣狭窄	强	强	转诊给心脏瓣膜病治疗团队，根据现行心脏瓣膜病指南进行治疗
高血压	不确定	强（预防）	根据现行国内外高血压指南进行治疗
血脂异常	不确定	强（预防）	根据现行国内外血脂异常指南进行治疗
脑血管疾病	中	弱	根据现行国内外卒中指南进行治疗

（续　表）

并发症	与心力衰竭预后的相关性	改善并发症的临床证据	建议
非心脑血管疾病			
慢性肺病	强	弱	优化治疗，请呼吸科医生会诊
糖尿病	强	中	优化治疗，给予 SGLT2 抑制药，考虑内分泌科医师会诊，根据现行国内外糖尿病指南进行治疗
慢性肾病	强	弱	优化肾素-血管紧张素系统抑制药治疗，考虑肾内科医师会诊
贫血	中	弱	明确贫血原因，严重时考虑输血
铁缺乏症	强	中	静脉补铁以改善症状
甲状腺功能异常	强	弱	考虑内分泌科医师会诊
睡眠呼吸障碍	强	中	行睡眠相关检查，治疗严重阻塞性睡眠呼吸暂停以改善睡眠治疗，考虑转诊给相关专业人士
高尿酸血症和痛风	中	弱	参考国内外相关指南和专家共识进行治疗

注：SGLT2 为钠-葡萄糖协同转运蛋白 2。

一、病史

患者：男性，71 岁，退休干部。

主诉：因慢性贫血常年输血 8 年，再次输血 3 天，突发呼吸困难 4 小时急诊入院。

现病史：患者于 8 年前发现"骨髓增生性疾病"导致慢性贫血（具体不详），就诊于"天津某研究所"，8 年来反复输注悬浮红细胞（20～40 单位/年）并维持血红蛋白水平 70～120g/L。1 年前因左侧股骨颈骨折全麻下行"人工股骨头置换术"，术中出现低氧血症，经治疗好转，未引起注意。3 天前在社区医院输注悬浮红细胞 2 单位/日并无不适。4 小时前输血时突发胸闷、气短伴大汗，极度呼吸困难、不能平卧，无胸闷、胸痛、黑矇及意识不清，当地医院给予紧急处理稍有好转后转来我院。

既往史："胃溃疡、胃大部切除术后"30 年。"脾功能亢进、脾切除术后"8 年。"2 型糖尿病"5 年。无吸烟、饮酒史，无血液病、遗传病等家族史。

二、体格检查

体温 36.8℃，脉搏 60 次/分，呼吸 24 次/分，血压 120/70mmHg（1mmHg = 0.133kPa）。末梢血氧 98%（鼻导管吸氧），双肺呼吸音低，可闻及少量湿啰音，心界稍向左侧扩大，心率 67 次/分，各瓣膜听诊区未闻及病理性杂音及心包摩擦音。腹部无明显阳性体征，双下肢中度凹陷性水肿。

三、辅助检查

1. **心电图**　房颤，心室率 67 次/分，未见明显 ST-T 改变。

2. **心脏超声**　全心增大伴左心收缩功能减低（EDD 56cm，EF 27%，LA 4.4cm，RA 5.1cm，室壁运动幅度普遍减低，FS 13%），二尖瓣中量反流、三尖瓣大量反流伴肺动脉高压（收缩压 35mmHg）（图 4-1）。

3. **胸部 CT**　肺部感染；双侧大量胸腔积液，心脏增大，心腔内密度减低（考虑"贫血"）（图 4-2）。

4. **实验室检查**

血常规：Hb 114g/L，血小板及白细胞未见异常。

贫血三项：铁蛋白极度升高 3000ng/ml（正常值 25 ～ 350ng/ml），维生素 B_{12}

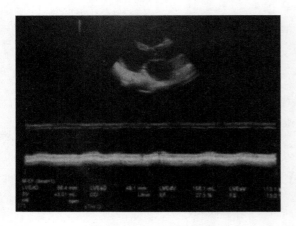

图 4-1　心脏超声

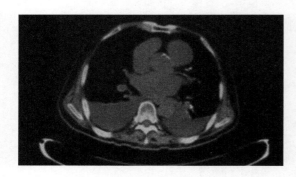

图 4-2　胸部 CT

1317.9pg/ml(正常值 200~1100pg/ml),叶酸 9.26nmol/L(正常值 11~54nmol/L)(表4-2)。

表 4-2　贫血三项

检验项目	结果	参考值	单位
铁蛋白	3000.00	25~350	ng/ml
叶酸	9.26	5.21~20	nmol/L
维生素 B$_{12}$	1317.9	200~1100	pg/ml

NT-proBNP 9003.00ng/L(正常值 < 250.00ng/L)。

葡萄糖(空腹)10.3mmol/L。

糖化血红蛋白 7.5%。

肝功轻度受损:GOT 440U/L(正常值 15~40U/L),GPT 333U/L(正常值 9~50U/L),白蛋白 33g/L(正常值 40~55g/L)。

四、初步诊断

1. 铁负荷过重性心肌病。

心律失常。

心房颤动。

心力衰竭。

心功能Ⅳ级。

2. 2 型糖尿病。

3. 胃溃疡、胃大部切除术后。

4. 脾功能亢进、脾切除术后。

五、诊治经过

予抗感染、强心、利尿并保护心、肝、肾及胃肠等多脏器功能,同时左侧胸腔穿刺置管引流胸水改善心、肺功能,第 2 天呼吸困难症状有所改善;住院期间多次心房颤动,经胺碘酮转律后可逐渐稳定并维持窦性心律。

科内讨论并血液科会诊如下。

依据本例患者为老年男性,有 8 年可疑"骨髓增生性疾病"导致贫血并常年大量输注悬浮红细胞、无血红蛋白明显降低,存在 HFrEF 并阵发性房颤,糖尿病及肝功受损以及铁蛋白极度升高(3000ng/ml)的情况,诊断为铁负荷过重性心肌病(IOC);以利尿为主的抗心力衰竭及去铁药物地拉罗司口服,预约心脏 MRI 检查确定后续治疗。

住院 1 周,患者夜间突发呕血及便血,给予禁食水、补液、抑酸及对症止血等处理,生命体征不能维持,于 4 小时后呼吸、循环衰竭死亡。

六、死亡诊断

1. 铁负荷过重性心肌病。

心律失常。

心房颤动。

心力衰竭。

心功能Ⅳ级。

2. 消化道出血。

3. 2 型糖尿病。

4. 胃溃疡、胃大部切除术后。

5. 脾功能亢进、脾切除术后。

七、病例总结及讨论

1. IOC 概念、发病机制　IOC 是一种特殊类型扩张型心肌病,目前认为主要见于由遗传性疾病,如 β 地中海贫血造成铁蓄积引起继发性心肌病变,特征改变为左心室重塑、扩张、射血分数降低,又称为"血色素沉着症"累及心脏特殊类型,常合并多脏器功能受损并已达到病情进展终末阶段,预后极差。发病机制(图 4-3):①铁超负荷沉积是出现多脏器受累重要机制,过量铁以含铁血黄素、铁蛋白、黑色素、脂褐素等形式沉积于脏器、组织中,引起组织损害、纤维组织增生,心脏、肝脏及内分泌器官最易受累;②铁超负荷进入心肌细胞,游离铁离子通过氧化还原反应产生活性氧自由基,对心肌细胞产生直接毒性作用,铁浸润心肌导致其功能受到影响,早期为舒张功能受限,晚期引发心室几何结构改变、心脏扩大、射血分数降低及心律失常,最常见心房颤动及室性期前收缩;③心脏病理生理改变归因于多因素综合作用,包括贫血性心脏病、铁超负荷性心肌病、急性感染性心肌炎、急性心包炎、心律失常、肺含铁血黄素沉着、肺动脉高压引起的右心功能衰竭等,肝及内分泌腺器官同时受累并功能异常间接损害心肌细胞。

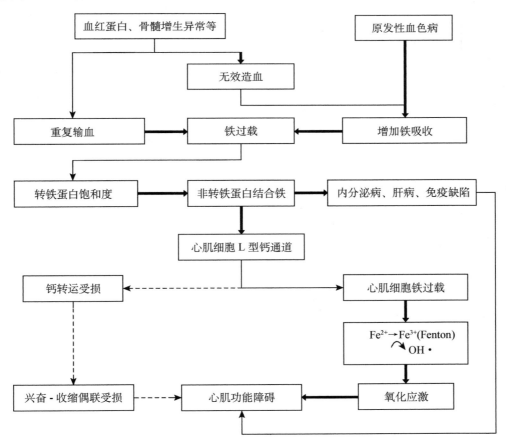

图 4-3　铁超载心肌病病理生理机制
注:虚线表示机制不明确;粗线表示间接影响。

2. IOC 类型及常见病因　铁超载分为原发性和继发性两种类型,常见病因有遗传性贫血、反复溶血、长期大量输血、食用或医用过量铁剂、长期酗酒、慢性肝疾病导致铁代谢异常等,单纯因输血过多很少出现临床症状,常见疾病如表 4-3 所示。

表 4-3　导致铁负荷过重的主要疾病

原发性铁负荷过重
遗传性血色素沉着病
Ⅰ型:HFE 相关
Ⅱ型:青少年类型(Subtype A:HJV-related、SubtypB:HAMP-related)
Ⅲ型:TFR2 相关
Ⅳ型:铁端口蛋白相关
继发性铁负荷过重
遗传性贫血
血红蛋白病
地中海贫血
镰状细胞病
钻石布莱克法恩贫血
先天性红细胞生成障碍性贫血
铁粒细胞性贫血
后天性贫血
骨髓增生异常综合征
骨髓纤维化
再生障碍性贫血
白血病
干细胞移植
慢性肾病
其他疾病
慢性肝病
弗里德赖希共济失调
无铜蓝蛋白血症
先天性无神经症
增加膳食摄入量

3. IOC 辅助检查方法

(1)铁代谢血清生化检查:铁浓度升高,总铁结合力正常或降低,血清铁蛋白浓度显著升高,转铁蛋白饱和度显著升高;骨髓铁染色含铁血黄素颗粒增多;肝活检可检测肝铁含量;皮肤活检见黑素及含铁血黄素增多;去铁胺试验:肌内注射去铁胺 10mg/kg,24 小时尿排出铁>10mg。

(2)心脏 MRI 检查:血清铁蛋白、肝铁沉积等均能间接反映全身及心肌铁沉积情况。近年来心脏 MRI 发展为心脏铁沉积评估提供了更加理想和准确方法,MRI 监测心肌铁沉积情况,以及联合使用去铁治疗,患者死亡率明显降低。

4. IOC 诊断、治疗原则及预后　反复溶血、长期大量输血、过量使用铁剂或长期大量使用高含铁食物、长期酗酒并心力衰竭患者,应警惕 IOC 可能,患者存在肝硬化、皮肤色素沉着、继发性糖尿病等典型症状,测定血清铁浓度升高、血清铁蛋白升高、转铁蛋白饱和度升高,认真分析病史、家族史、家族成员检查血清铁及转铁蛋白饱和度,可基本明确诊断(图 4-4)。该患者入院时间短且危重,依据目前检查结果对诊断 IOC 依据尚不充分,未进行总铁结合力、转铁蛋白饱和度、遗传学基因检测及心脏 MRI 检查,未明确原发疾病及心脏等多脏器铁沉积情况。此类患者往往早期仅有乏力、体重下降、皮肤色素沉着等症状,未引起注意,有 15% 的患者出现心肌病变、心律失常及心力衰竭时已经进入病情的终末阶段,预后较差。

5. IOC 预后及治疗原则

(1)预后与心肌铁沉积严重程度相关,去铁治疗时间漫长,短时间难以有效,临床效果差且有效药物地拉罗司费用较高(去铁胺、去铁酮国内很难找到),常常短时间内迅速进展成多脏器衰竭而死亡。

(2)治疗原则

①早期识别、预防为主及尽早治疗,避免摄入高含铁食物及药物,避免酗酒,停止服用铁剂及输血,有发生 IOC 高危患者,如地中海贫血、骨髓增生异常综合征、骨髓纤维化、

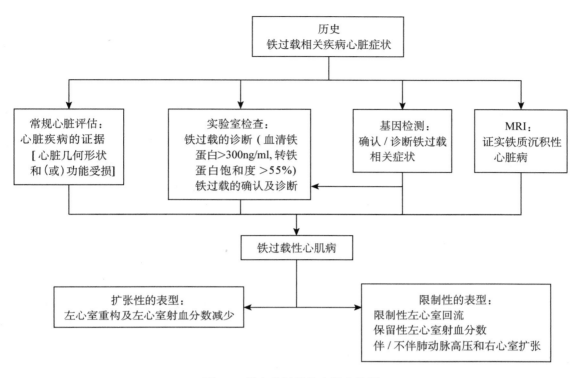

图 4-4　铁负荷过量性心肌病诊断

注:铁负荷过量(血清铁蛋白＞300ng/ml,转铁蛋白饱和度＞55％);心脏铁质沉着(心肌 T2 值＜20 毫秒)和心脏病证据。

再生障碍性贫血、白血病、慢性肾病及慢性肝病等,推荐 10 岁后每年常规心脏方面筛查。中国心力衰竭诊断和治疗指南(2018 年)推荐心力衰竭初诊患者,除常规完善血常规、血脂、血糖、电解质、利钠肽、凝血及明确甲状腺、肝、肾等多脏器功能外,血清铁、铁蛋白、总铁结合力也列为常规检查项目。

②以病因及去铁治疗为主,去铁胺、去铁酮和地拉罗司对于严重铁沉积患者可考虑联合应用,同时合用抗氧化药(如维生素 E、N-乙酰半胱氨酸)可产生协同治疗作用。

③心力衰竭应以利尿为主,正性肌力药物可增加铁离子介导细胞毒性,患者血压水平普遍较低,避免使用强心及扩血管药物或以最小剂量慎重使用。

(赵文萍)

参 考 文 献

[1] 中华医学会心血管病学分会心力衰竭学组,中国医师协会心力衰竭专业委员会,中华心血管病杂志编辑委员会.2018 年中国心力衰竭诊断和治疗指南.中华心血管病杂志,2018,10(46):760-789. DOI:10.3760/cma.j.issn.0253-3758.2018.10.004.

[2] 张湘兰,龚五星.地中海贫血的铁负荷状况.医学综述,2017,24(13):1964-1967.

[3] 邓英建,郑小燕,涂涛,等.铁超负荷性心肌病一例.中华心血管病杂志,2018,3(46):225-227.

[4] Remastinos D T,Farmakis D. Iron overload cardiomyopathyin clinical practice. Circulation,2011,124(20):2253-2263.

[5] Wongjaikam S,Kumfu S,Chattipakorn S C,et al. Current andfuture treatment strategies for iron overload cardiomyopathy. Eur J Pharmacol,2015,765:86-93.

病例 30　揭开青年男性反复心力衰竭的面纱——假肥大型肌营养不良症致心力衰竭一例

青年心力衰竭比较常见的疾病主要有扩张型心肌病、酒精性心肌病、应激性心肌病，近期我科收治一例心力衰竭患者，为罕见的 Becker 型肌营养不良症引起的心力衰竭，特将此病例简述如下。

一、病史

患者：男性，19 岁。

主诉：四肢乏力 2 年，呼吸困难 8 个月，再发 5 个月，加重 2 天。

现病史：患者于 2 年前出现四肢乏力，蹲位后站立困难，上楼费力，就诊于北京某医院。当时行双下肢 MRI 检查（图 4-5），示双侧大腿肌肉多发脂肪浸润，考虑"肌营养不良"。肱二头肌病理报告为骨骼肌呈肌营养不良性病理改变。评判为骨骼肌的主要病理改变为肌纤维肥大、萎缩、坏死、再生及结缔组织增生，符合肌营养不良的病理改变特点，dystrophin（抗肌萎缩蛋白）表达下降，提示为 dystrophinpathy（肌营养不良）可能，其下降程度倾向 Duchenne 型肌营养不良（DMD），无炎性肌病、代谢性肌病及神经源性骨骼肌损害的典型病理改变。肌电图示，右三角肌、伸指总肌、胫前肌均呈肌源性损害，双侧正中神经、双腓浅神经、感觉神经传导速度正常，双侧正中神经、双腓总神经、运动神经传导速度正常。左侧尺神经 F 波传导速度正常，右侧胫神经 H 反射潜伏期正常。行基因检测示，DMD 基因 7 号外显子有缺失突变，ACMG 突变变异类型为 pathogenic，结合临床症状符合 DMD 致病特征，诊断为 Becker 型肌营养不良症，给予相应治疗

后症状缓解出院（具体治疗措施不详）。8 个月前患者无明显诱因出现胸闷、气短，于活动后加重，伴夜间阵发性呼吸困难，无明显胸痛、心悸等伴随症状，遂就诊于保定市某医院行激酶检测 CK 2932.06U/L，CK-MB 61.83U/L，LDH 769.66U/L；动态心电图：最快心率 80 次/分，最慢心率 55 次/分，平均心率 63 次/分；室上早 31 次，成对室上早 1 次，有室上早伴差传，室早总数 1219 次，室早二联律 109 次。心脏彩超：全心扩大，左室弥漫性运动减低，二三尖瓣中量反流，肺动脉轻度高压，左心室收缩功能减低。EDD 7.0cm，LA 4.0cm，EF 41%（图 4-6），诊断为"扩张型心肌病"。给予利尿、减轻心脏负荷等治疗后症状缓解出院。出院后口服托拉塞米、螺内酯等药物治疗，间断出现胸闷、气短。5 个月前上述症状再发，于北京某医院就诊，行心脏 MRI 示，心肌受累疾病，全心增大伴左右心功能不全，呈扩张性心肌病变，结合临床不除外贝氏肌营养不良症累及心肌（图 4-7）。建议心脏移植，家属表示拒绝，出院。2 天前患者再次出现上述症状，性质相同，程度加重，伴食欲缺乏、恶心等，就诊于我院急诊，我院以"心力衰竭"收住入院。

既往史：哮喘病史 10 余年，自诉已痊愈。

个人史：无吸烟、饮酒史。

二、体格检查

精神差，双肺呼吸音低，可闻及湿啰音，心界向左下扩大，二尖瓣听诊区可闻及收缩期杂音，肝于肋下 2cm 可触及，肝区叩击痛，双下肢肌力 V⁻级，肌张力明显减低，腓肠肌明显肥大（图 4-8）。

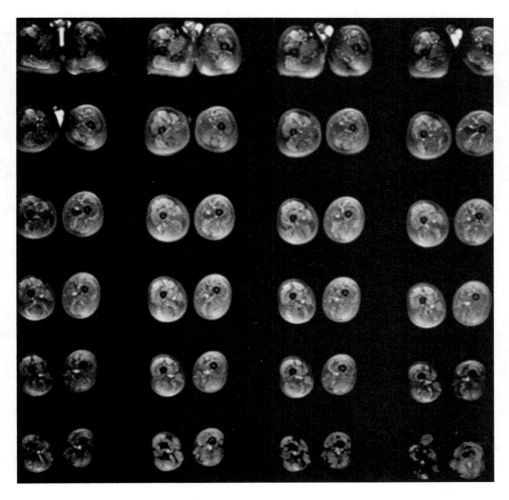

图 4-5　2 年前北京某医院下肢 MRI 影像

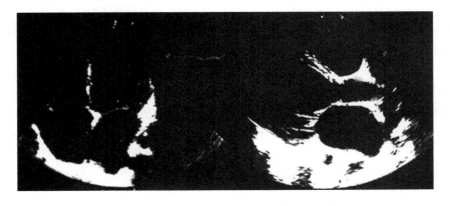

图 4-6　8 个月前保定某医院心脏彩超影像

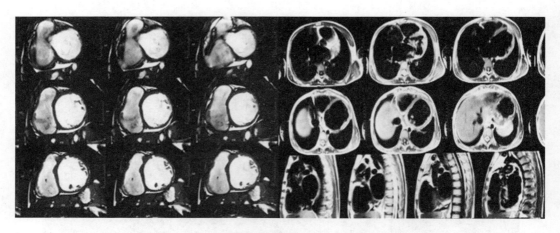

图 4-7　5 个月前北京某院心脏 MRI 影像

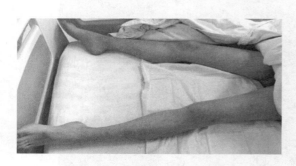

图 4-8　双下肢腓肠肌明显肥大

三、辅助检查

1. 实验室检查

心肌三项：CK-MB 25.6ng/ml，肌红蛋白 752.2ng/ml。

肾功能：肌酐 46.0μmol/L，尿酸 642.0μmol/L。

NT-proBNP 5770pg/ml。

凝血：PT 18.3秒，INR 1.58。

血常规、淀粉酶、电解质均大致正常。

2. 心脏超声　EDD 8.0cm，LA 6.4cm，RA 5.9cm，EF 17%，全心增大，考虑全心衰竭，二、三尖瓣大量反流，肺动脉高压（59mmHg），左心功能重度减低，少量心包积液，肝瘀血。

3. 入院心电图（图 4-9）

四、初步诊断

1. Becker 型肌营养不良症。

全心增大。

二、三尖瓣关闭不全。

肺动脉高压。

心律失常。

室性期前收缩。

肝瘀血。

心功能Ⅳ级。

2. 哮喘个人史。

五、诊治经过

给予强心、利尿减轻心脏负荷及预防心室重构等综合治疗，并进一步完善相关检查，心肌酶谱：CK-MB 26U/L，CK 2799U/L，HBDH 214U/L。肝功能：AST 128U/L，ALT 131U/L，总蛋白 54g/L，白蛋白 30g/L。

患者住院期间出现心悸、胸闷，心电图示室性心动过速，给予胺碘酮后终止（图 4-10）。

突发意识丧失，双眼上吊，大动脉搏动消失，血压未测出，心电图示室性逸搏心律，心室率 30 次/分（图 4-11）。

立即建议以下抢救措施。

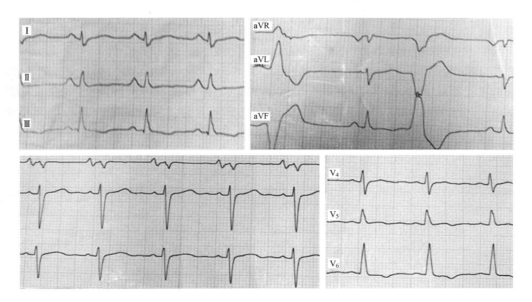

图 4-9 入院心电图

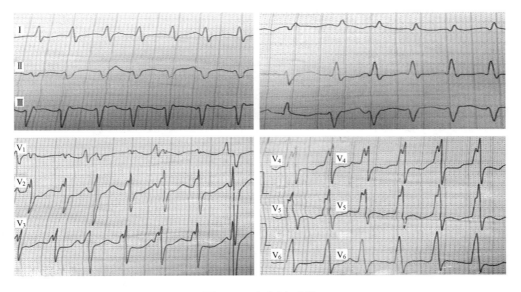

图 4-10 心电图:室速

1. 给予心肺复苏术,行胸外按压,球囊辅助呼吸。

2. 给予肾上腺素、阿托品及多巴胺升压、强心。

3. 行气管插管、中心静脉置管,给予去甲肾上腺素升压。

4. 血气示低氧,代谢性酸中毒(氧分压 38.0mmHg,酸碱度 7.10,实际碳酸氢根 14.9mmol/L,乳酸>15mmol/L),碳酸氢钠纠正代酸。

5. 于 09：29 出现室颤、室扑，给予非同步直流电复律（图 4-12）。

经抢救，患者恢复自主心律，心室率波动于 90～110 次/分（图 4-13），在多巴胺、去甲肾上腺素共同维持下 [10μg/(min・kg)]，收缩压波动于 75～85mmHg。患者瞳孔散大，无自主呼吸，病情危重，转入 CCU 进一步治疗。

X 线胸片，见图 4-14。

复查心脏彩超示，EDD 7.7cm，LA 4.6cm，RA 6.9cm，EF 16%，全心增大，室间隔及左室壁振幅弥漫性减低，二尖瓣中至大量反流、三尖瓣大量反流，左心功能重度减低，肺动脉高压约 42mmHg（图 4-15）。

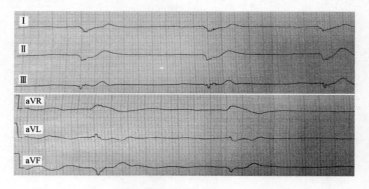

图 4-11　心电图：室性逸搏心律，心室率 30 次/分

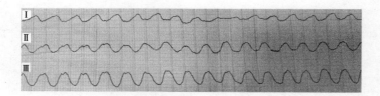

图 4-12　心电图：室颤、室扑

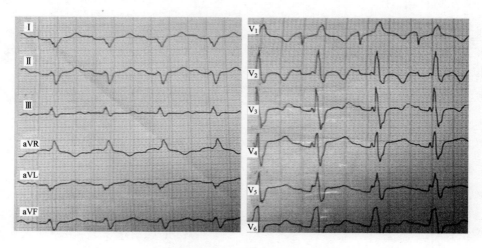

图 4-13　抢救后心电图

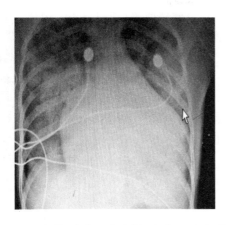

图 4-14　胸片：考虑心力衰竭，肺瘀血，心包积液

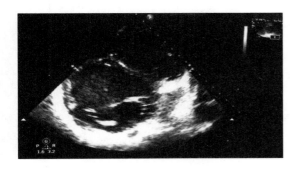

图 4-15　心脏超声

后患者病情进一步恶化，经 ICU 会诊后转入 ICU 治疗，转入后患者大动脉搏动消失，血压不能测出，无自主呼吸，瞳孔散大，全身发绀，宣布临床死亡。

六、死亡诊断

1. Becker 型肌营养不良症。
全心增大。
二、三尖瓣关闭不全。
心包积液。
肺动脉高压。
心律失常。
室性期前收缩。
心室颤动。
心室扑动。
心功能 IV 级。

2. 哮喘个人史。

七、病例总结及讨论

1. 定义　假肥大型肌营养不良症是由抗萎缩蛋白基因（DMD）突变所致的 X 连锁隐性遗传病。DMD 基因所编码的蛋白称为抗肌萎缩蛋白（dystrophin，Dsy）分布于骨骼肌和心肌的细胞膜上，起支架作用，保护肌细胞在肌肉收缩时不受损伤。由于 DMD 基因缺陷，导致肌细胞膜上的抗肌萎缩蛋白功能异常，肌细胞坏死，细胞内的肌酸激酶外漏，脂肪组织、结缔组织增生。某些 DMD 基因缺陷导致抗肌萎缩蛋白（dystrophin）完全缺失，临床表现为 Duchenne 肌营养不良，称为杜氏肌营养不良。某些 DMD 基因缺陷导致抗肌萎缩蛋白（dystrophin）部分缺失，临床表现为 Becker 肌营养不良，称为贝氏肌营养不良。杜氏与贝氏肌营养不良统称为假肥大型肌营养不良症。

2. 遗传规律　DMD 基因导致的杜氏/贝氏肌营养不良，为 X 染色体隐性遗传，理论上只有男性才会发病，女性多为携带者，携带者的儿子有 1/2 概率患病，女儿有 1/2 概率为携带者（图 4-16）。

3. 临床表现　呈隐匿性起病，进行性发展。早期表现为下肢近端和骨盆带肌萎缩和无力、小腿腓肠肌假性肥大、鸭步及 Gower

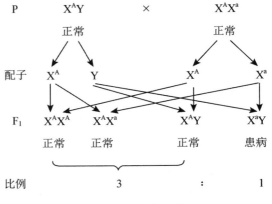

图 4-16　遗传图谱

149

征。随着年龄增长出现双上肢无力及翼状肩胛,晚期出现全身骨骼肌萎缩,通常于 20 岁左右死于呼吸衰竭或心力衰竭。两种患者的临床过程相似,但贝氏肌营养不良病情进展缓慢。发病年龄较晚,通常 16 岁以后尚可行走。

4. 辅助检查

(1)血清酶学检查:主要是血清肌酸激酶、乳酸脱氢酶和肌酸激酶同工酶。其中肌酸激酶水平显著升高具有诊断意义。在疾病晚期,因肌肉严重萎缩,可出现肌酸激酶严重下降。

(2)基因检测:可应用多重连接探针扩增法测定 DMD 基因外显子的缺失及重复;应用 DNA 测序法明确 DMD 基因的点突变及微小突变。基因突变类型占 60%,重复突变占 10%,点突变占 20%,微小突变占 10%。

(3)肌肉活检:显微镜下肌纤维大小不等,萎缩肌纤维呈小圆形,可见肌纤维变性、坏死现象;肌纤维间隙明显增宽,并有大量脂肪组织、结缔组织增生。应用 Dsy 抗体免疫组织化学染色显示肌纤维膜部分染色阳性。

(4)肌电图:呈肌源性损害。

(5)肌肉 MRI:受累肌肉呈现不同程度的水肿、脂肪浸润和间质增生。

(6)其他检查:X 线、心电图、超声心动图可了解患者心脏受累程度。

通过基因检测可以确诊,确诊后可不需行肌肉活检,但若想了解肌肉抗萎缩蛋白表达程度并判断病情轻重,应行活检。

5. 鉴别诊断

(1)肢带型肌营养不良症:存在四肢近端肌肉萎缩无力及 CK 的明显升高,但为常染色体隐性遗传,肌肉活检 Dsy 正常。

(2)皮肌炎:存在四肢近端肌肉萎缩无力及 CK 的明显升高,但主要表现为眼睑、眼周关节伸面有红色斑疹,肌肉活检存在束周萎缩,有微血管损害,应用免疫抑制药治疗有效。

(3)多发性肌炎:常伴肌痛,病理符合肌炎改变,皮质类固醇治疗有效。

(4)脊肌萎缩症 2 型:存在肌束震颤,CK 水平一般正常,肌电图为神经源性损害,活检为神经性肌萎缩。

6. 治疗　目前尚无治愈的方法。

(1)药物治疗:糖皮质激素,泼尼松 $0.75mg/(kg \cdot d)$,可以延长患者独立行走的时间,其他药物,如口服维生素 E、辅酶 Q_{10},可能会有一定作用。

(2)康复治疗:患者需终身接受不同类别的康复治疗,以维持肌肉的伸展性和预防关节挛缩,改善肌肉组织的微循环,促进代偿性肥大,最大限度地维持残留肌肉的功能,维持心肺功能并延长生命。

(3)呼吸系统并发症的治疗:主要死于呼吸肌无力的并发症,如肺部感染、呼吸衰竭。

(4)心脏病的治疗:主要是扩张型心肌病和心律失常的治疗。

(5)外科矫形治疗:丧失行走能力后,或出现骨折行手术矫正。

(6)基因治疗及干细胞治疗:尚处于基础和临床研究阶段。

(7)其他:营养、心理及教育治疗。

7. 预防　由于目前尚无有效的治疗方法,因此检出携带者、进行产前诊断,人工流产患病胎儿就显得格外重要。当携带者怀孕以后应进行产前基因诊断,若是病胎应终止妊娠。

(吴艳民)

参 考 文 献

[1] Shaw Robin M, Saffitz Jeffrey E. A role for connexin-43 in Duchenne muscular dystrophy cardiomyopathy. The Journal of Clinical Investigation:The Official Journal of the American Society for Clinical Investigation,2020,130(4):1608-1610. DOI:10.1172/JCI135007.

[2] Himelman E, Lillo Mauricio A, Nouet J, et al. Prevention of connexin-43 remodeling protects against Duchenne muscular dystrophy cardiomyopathy. The Journal of Clinical Investigation: The Official Journal of the American Society for Clinical Investigation, 2020, 130(4): 1713-1727. DOI: 10.1172/JCI128190.

[3] 李文竹, 袁云, 肖江喜, 等. 贝氏肌营养不良症

与杜氏肌营养不良症患者骨骼肌脂肪浸润程度的对比研究. 中华物理医学与康复杂志, 2016, 38(9): 697-701. DOI: 10.3760/cma. j. issn. 0254-1424. 2016.09.013.

[4] 魏翠洁, 杨海坡, 傅晓娜, 等. Duchenne 和 Becker 型肌营养不良患儿合并癫痫的初步研究. 中华儿科杂志, 2015, 53(4): 274-279. DOI: 10.3760/cma. j. issn. 0578-1310. 2015.04.009.

病例 31　SYNCAV™ CRT-D 成功治疗严重心力衰竭一例

一、病史

患者: 男性, 62 岁。

主诉: 主因活动后胸闷、气短 3 个月, 发热 10 天, 呼吸困难 1 天, 于 2019 年 5 月 10 日 0:50 入院。

现病史: 患者于 3 个月前出现活动后胸闷、气短, 当地医院诊断为"扩张性心肌病, 心力衰竭", 给予口服卡托普利 25mg, 2 次/日; 美托洛尔 25mg, 2 次/日; 螺内酯 20mg, 2 次/日等药物治疗后曾一度上述症状好转。患者 10 天前出现发热伴咳嗽, 无痰及胸痛、胸闷及气短, 体温波动于 38～39℃, 于当地诊所输抗生素 3 天热退。1 天前突发呼吸困难, 无胸痛、恶心、呕吐、晕厥及意识不清, 来我院急诊。急诊查心电图示, 窦性心律, 完全性左束支传导阻滞, 室性期前收缩(图 4-17)。心脏超声示, 全心增大伴左心功能减低(弥漫性室壁运动幅度减低, LV, EDD 61mm, RV 26mm, LVEF 32%), 二、三尖瓣中量反流。胸部 CT 示, 双肺渗出性病灶, 心脏明显增大, 双侧少量胸腔积液。急诊化验心肌三项、凝血、电解质、肾功能, 在正常范围; 随机血糖 11mmol/L; NT-proBNP 7430pg/ml, D-Dimer 正常范围。

既往史: "高血压病"病史 10 年, 最高达 155/100mmHg, 长期服用"卡托普利", 平素

血压波动于 120～130/60～80mmHg。

个人史: 个人及家族史无特殊。

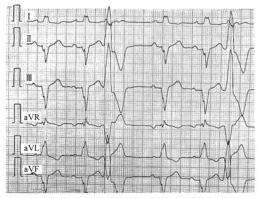
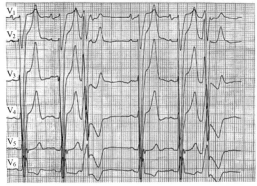

图 4-17　急诊心电图

注: 窦性心律, 完全性左束支传导阻滞, 室性期前收缩。

二、体格检查

体温 36.9℃,脉搏 100 次/分,呼吸 18 次/分,血压 135/93mmHg。神清语利,端坐位,双肺可闻及大量湿啰音,心界左侧扩大,心率 100 次/分,律齐,心音低钝,各瓣膜听诊区未闻及病理性杂音,腹软,肝脾肋下未触及,双下肢无水肿。

三、辅助检查

血气分析提示低氧(PO_2 65mmHg),余(一)。完善甲功、血脂、血糖、肝功能、肾功能、心肌酶未见明显异常。

四、初步诊断

1. 扩张性心肌病。
完全性左束支传导阻滞。
室性期前收缩。
心功能Ⅳ级。
双侧胸腔积液。
2. 高血压病 2 级(极高危)。

五、诊治经过

立即予重组人脑利钠肽静脉推注及泵点,毛花苷 C 0.2~0.4mg/日静脉推注,托拉塞米 10～20mg/日静脉推注,贝那普利 10mg,1 次/日;螺内酯 20mg,1 次/日;低分子肝素抗凝 5000U,2 次/日,皮下注射;益气复脉静脉滴注呼吸困难缓解,后续停用贝那普利,更改沙库巴曲缬沙坦 50mg,2 次/日,口服,逐渐增加剂量。3 天后复查心电图示室性期前收缩明显减少(图 4-18);心脏超声示心脏明显增大伴射血分降低(EDD 7.9cm,EF 27.8%)(图 4-19)。

患者病情特点:①62 岁男性;②病史 3 个月,经抗心力衰竭药物无好转,此次因严重呼吸困难入院;③心电图示窦性心律,真性完全性左束支传导阻滞(QRS＝160 毫秒),频发室性期前收缩;④心脏超声提示心脏扩大

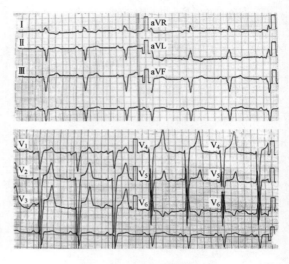

图 4-18　3 天后复查心电图

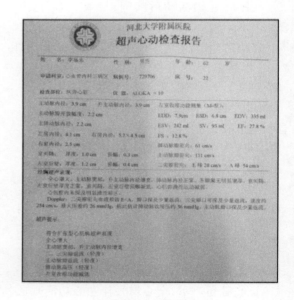

图 4-19　心脏超声

伴射血分数减低,EF＜35%,据《2018 中国心力衰竭诊断和治疗指南》推荐有植入 CRT-D(Ⅰ,A 指征)。于 5 月 22 日植入具有多位点起搏功能四极电极(MultiPoint™ Pacing)、具有高电压除颤、大容量、磁兼容 CRT-D(QUADRA ASSURA MP Model CD 3371-40Q)(图 4-20),术中测试参数如图 4-21 所示,植入顺利,安返病房(图 4-22)。

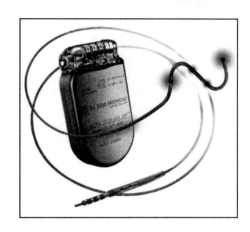

图 4-20　CRT-D

术后 7 天出院前测量参数如下，较前有所变化，复查胸片电极位置良好（图 4-23）。

调整个体化参数（图 4-24），仅 Mid 2 to RV Coil 参数较佳，尝试打开 MPP 功能，心电图 QRS 波宽（160 毫秒），最后打开 SyncAV 设置参数如下：PAV/SAV＝275/250 毫秒，M2-RVCoil，LV，RV：80 毫秒，SYNCAv™CRT 变量：－50 毫秒，最短 AV 间期：70 毫秒，获得满意心电图（图 4-25，图 4-26），好转出院。出院后口服盐酸胺碘酮 0.2g，2 次/日；托拉塞米 10mg，1 次/日；螺内酯 20mg，1 次/日；沙库巴曲缬沙坦 100mg，2 次/日，血压偏低。术后 3 个月，逐渐将沙库巴曲缬沙坦调整到负荷剂量 200mg，2 次/日，随访 5 个月（图 4-27），无特殊不适，BNP 水平正常范围，心功能恢复，生活质量明显改善，未见再次胸闷、气短及呼吸困难发作。

Anode	Thresholds （V）	Impedance （Ω）	Diaphragm/Amplitude （mv）
Distal 1	1.5	600	(+)
Mid 2	1.0	500	(−)
Mid 3	1.0	560	(−)
Proximal 4	1.2	800	(−)
RA	1.5	560	3.0
RV, Defibrillation	0.8	800, HV: 57(RV:can)	20

图 4-21　术中测试参数

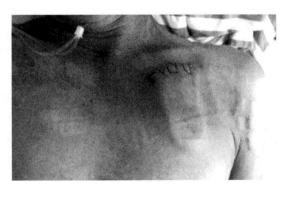

图 4-22　手术切口

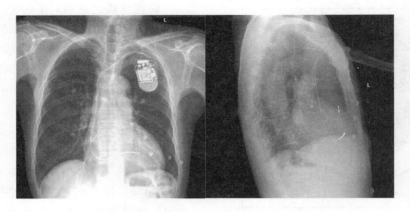

图 4-23　X 线胸片

Vector	Cathode to Anode	Diaphragm
Mid 2 to RV Coil	1.75@0.5ms	(-)
Proximal 4 to RV Coil	2.75@0.5ms	(-)
Proximal 4 to Mid 2	不存在	(-)
Mid 3 to RV Coil	不存在	(-)
Mid 3 to Proximal 4	不存在	(-)
Mid 3 to Mid 2	不存在	(-)
Mid 2 to Proximal 4	2.5@0.5ms	(-)
Distal 1 to RV Coil	0.75@0.5ms	(-)
Distal 1 to Proximal 4	1.0@0.5ms	(-)
Distal 1 to Mid 2	1.0@0.5ms	(-)

图 4-24　调整参数

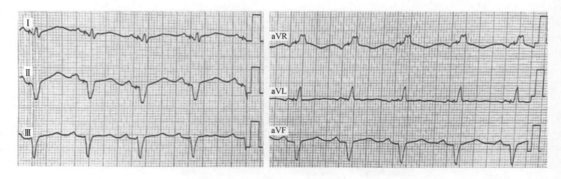

图 4-25　调整参数后心电图(一)

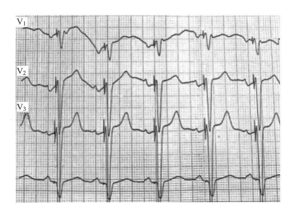

图 4-26　调整参数后心电图（二）

术后随访　调整参数						
术后随访	CRT，参数	沙库巴曲剂量	心功能			BNP(pg/ml)
			EDD(mm)	EF(%)	SV	
术前，05/17		60mg 2/日	79	27.8	93	7430
出院前，05/29	M2-RVColl SyncAV SYNCAv™CRT 变量：-50ms	100mg 2/日	75	31	90	500
07/02		50～100mg 2/日	69	45	89	未查
09/03	未更改	200mg 2/日	63	47	94	205
10/30	未更改	200mg 2/日	63	47	103	86

图 4-27　术后随访相关参数

六、病例总结及讨论

心力衰竭是多种原因导致心脏结构和（或）功能异常改变，使心室收缩和（或）舒张功能发生障碍，从而引起一组复杂临床综合征。主要表现为呼吸困难、疲乏和液体潴留（肺瘀血、体循环瘀血及外周水肿）等。心力衰竭是所有心血管疾病的终末阶段。随着中国人口老龄化加剧，心力衰竭患病率及死亡率呈明显升高趋势。中国心力衰竭患病率为0.9％，有约1000万的心力衰竭患者发病率和死亡率高，预后极差。目前心力衰竭治疗包括药物治疗和器械治疗两部分，建立全面的心力衰竭综合管理体系，运用最新的治疗理念、方法和手段使得心力衰竭患者得到规范化、最优化治疗，以便让更多患者获益。此患者为个体化优化药物治疗方案及器械（CRT-D）调整最优化参数、个体化随访治疗成功典型案例，患者在5个月时间内心功能得到"超反应"好转，得益于运用现有心力衰竭理论和现代综合管理方法,诊治的体会如下。

1. 选择适合患者是植入 CRT 有反应的前提 《2018 中国心力衰竭诊断和治疗指南》指出(图 4-28),心力衰竭患者在药物优化治疗至少 3 个月后仍存在以下情况应进行 CRT 治疗,以改善症状及降低病死率。①窦性心律,QRS 时限≥150 毫秒,左束支传导阻滞(left bundle branch block,LBBB),LVEF≤35%症状性心力衰竭患者(Ⅰ,A);②窦性心律,QRS 时限≥150 毫秒,非 LBBB,LVEF≤35%症状性心力衰竭患者(Ⅱa,B);③窦性心律,QRS 时限 130~149 毫秒,LBBB,LVEF≤35%症状性心力衰竭患者(Ⅰ,B);④窦性心律,130 毫秒≤QRS 时限<150 毫秒,非 LBBB,LVEF≤35%症状性心力衰竭患者(Ⅱb,B);⑤需要高比例(>40%)心室起搏 HFrEF 患者(Ⅰ,A);⑥对于 QRS 时限≥130 毫秒,LVEF≤35% 房颤患者,如果心室率难控制,为确保双心室起搏可行房室结消融(Ⅱa,B);⑦已植入起搏器或 ICD 的 HFrEF 患者,心功能恶化伴高比例右心室起搏,可考虑升级到 CRT(Ⅱb,B)。心力衰竭患者植入 ICD 适应证。二级预防:慢性心力衰竭伴低 LVEF,曾有心脏停搏、心室颤动(室颤)或伴血流动力学不稳定的室性心动过速(室速)(Ⅰ,A)。一级预防:①缺血性心脏病,优化药物治疗至少 3 个月,心肌梗死后至少 40 天及血运重建至少 90 天,预期生存期>1 年;LVEF≤35%,NYHA 心功能Ⅱ级或Ⅲ级,推荐 ICD 植入,减少心脏性猝死和总死亡率(Ⅰ,A);LVEF≤30%,NYHA 心功能Ⅰ级,推荐植入 ICD,减少心脏性猝死和总死亡率(Ⅰ,A)。②非缺血性心力衰竭,优化药物治疗至少 3 个月,预期生存期>1 年;LVEF≤35%,NYHA 心功能Ⅱ级或Ⅲ级,推荐植入 ICD,减少心脏性猝死和总死亡率(Ⅰ,A);LVEF≤35%,NYHA 心功能Ⅰ级,可考虑植入 ICD。该患者

为男性,病史 3 个月,经抗心力衰竭药物治疗无好转,入院诊断心功能 4 级,心电图提示窦性心律,真性完全性左束支传导阻滞(QRS=160 毫秒),心脏超声提示心脏扩大伴射血分数减低,EF<35%为 CRT-D(Ⅰ,A 推荐指征),术前预期反应佳。

2. 真性完全性左束支传导阻滞 左侧束支传导阻滞在心力衰竭患者很常见,左心室功能正常患者占 8%,左心室功能不正常占 24%,中、重度心力衰竭患者 38%存在左侧束支传导阻滞。由于存在双室间、左心房、室间、左侧室内不同步最终导致心脏逐渐增大,心功能恶化。双侧心室再同步化治疗(CRT)逆转左心室重构机制如下。①提前激动左心室最晚激动部位,降低局部室壁张力,增加心室收缩功能,在分子水平产生影响,改变心室结构和功能。②增加收缩压、有效充盈时间,改善心力衰竭患者交感、副交感平衡,进一步降低神经、内分泌激活,阻断心力衰竭进展。③减少收缩和舒张期二尖瓣反流,改善患者血流动力学状态。传统 CLBBB 治疗方法如下。QRS 时限≥120 毫秒;V_1 导联呈 rS 形态;V_1、V_2、V_5、V_6、Ⅰ、aVL 导联 QRS 未见切迹及顿挫。Strauss 等提出真性左侧束支传导阻滞概念:QRS 波时限男性>140 毫秒,女性>130 毫秒;V_1、V_2 导联呈 QS 或 rS 型;V_1、V_2、V_5、V_6、Ⅰ、aVL 导联至少有 2 个导联存在 QRS 波切迹。心脏磁扫描显示左心室收缩模式。临床研究发现,Ⅰ型电激动从室间隔到侧壁均匀扩布;Ⅱ型"U"形扩布,室间隔、侧壁存在线性功能阻滞,跨间隔传导时间延迟;真性 LBBB 联合Ⅱ型"U"形收缩模式,100%有反应甚至超反应,是 CRT 植入有效性独立预测因素。该患者心电图符合真性 LBBB 特点且 QRS 波群>150 毫秒,预期植入反应性佳且效果好。

3. 左心室四极电极 左心室电极植入是 CRT 植入功能与否的关键环节,15%~

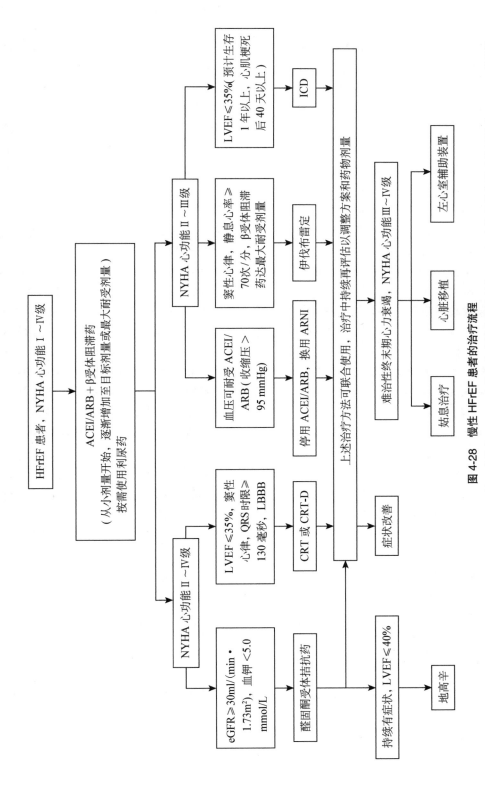

图 4-28 慢性 HFrEF 患者的治疗流程

注：HFrEF. 射血分数降低的心力衰竭；NYHA. 纽约心脏协会；ACEI. 血管紧张素转化酶抑制药；ARB. 血管紧张素 II 受体阻滞药；eGFR. 估算的肾小球滤过率；LVEF. 左心室射血分数；LBBB. 左束支传导阻滞；CRT. 心脏再同步治疗；CRT-D. 具有心脏复颤功能的 CRT；ARNI. 血管紧张素受体脑啡肽酶抑制药；ICD. 植入式心律转复除颤器；1mmHg = 0.133kPa。

37%患者出现膈神经搏动、30%～50%的 LV 高阈值及 4.4%～6.8%的 LV 电极脱位、14%为心尖起搏而植入失败或有疗效，而相比普通 CRT-D，SJM 左心室四极 CRT-D 提高植入成功率 88%并降低 18%死亡率，大大提高了手术疗效和改善患者预后，可谓"植入心尖，起搏心底"，提高 CRT-D 植入成功率。

4. CRT 左心室多位点起搏 Multi-Point™ 起搏技术通过程控实现在一根左心室四极导线上选择两个电极共同起搏左心室，夺获更多心肌组织，以改善某些病例的心肌运动的同步化、急性血流动力学、缩短 QRS 波时限并改善反应和反应幅度。研究发现，采用 MultiPoint™ 起搏治疗的 CRT 可改善某些患者心内膜和心脏表面电学同步性及血流动力学。与 BiV 相比，Multi-Point™ 起搏技术可提高 LV dp/dtmax、缩短 QRS 波时限并减少总心内膜激活时间。SJM 左心室四极 CRT-D 提高植入成功率并降低死亡率，相比普通 CRT-D，左心室四极 CRT-D 能够降低 88%植入失败率，大大提高了手术成功率；相比普通 CRT-D，左心室四极 CRT-D 能够降低 18%死亡率，提高 CRT 反应率达 19%。该患者出院前曾尝试 Multi-Point™，但可利用较低起搏阈值位点较少，最终获得心电图 QRS 波宽度 150 毫秒，未选择此起搏方案。《2018 中国心力衰竭诊疗指南》指出：对于常规 CRT 无效者可推荐使用左心室多部位起搏。

5. SyncAV 最大限度地提升 CRT 反应率 SyncAV CRT 是一种自动算法，可促使与自主心律融合，从而改善电同步并使 QRS 变窄。解释 BiV 融合起搏示例，在于左束支传导阻滞（LBBB）患者通过左束支的传导延迟，但是通过右束支的传导是正常的，可通过调整左心室起搏前间期，达到左心室激动扩步与自主传导融合，心搏动态调整。四极 CRT 动态间期功能：补充 MPP，根据患者自主心律，个体化和动态调整间期（AV 间期），促使与自主心律融合改善电同步并使 QRS 变窄，SyncAV（BiV 融合起搏），提升 CRT 反应率。运用 MPP 功能，将 CRT 疗法升级到第三代。1st Generation，单极或双极房室顺序起搏，调整 A-V 间期。2nd Generation，单极、双极或四极双室顺序起搏，调整 V-V 间期，3th Generation，四极左心室多位点起搏 MPP 和 SYNCAV™，LV1-LV2 间期以及动态 AV 间期，获得更优化的心室运动的同步化。

6. 最优化药物治疗是提高反应性的基础 CRT 诺欣妥，ICD/CRT 术后保驾护航，患者有更多获益。植入 ICD/CRT、CD/CRT 患者死亡或发生心力衰竭事件仍高，植入 CRT 后药物优化治疗为患者获得最佳反应性的基础。植入 CRT 的患者约 30%出现无反应性。因此，ICD 获益的前提是最佳药物治疗。诺欣妥可增强利钠系统的有利作用，同时抑制 RAAS 激活引发的不利作用。植入 CRT 患者服用诺欣妥可进一步降低猝死和死亡风险，减少 ICD 放电，以及减少非持续性室速频率、降低患者猝死风险、降低 PCV 负荷、增加双心室起搏率。

（赵文萍）

参 考 文 献

[1] ACC NCDR ICD Registry data presented at St. Jude Medical 2013 Annual Investor Meeting,2013.

[2] Turakhia M. Reduced mortality with quadripolar versus bipolar left ventricular leads in cardiac resynchronization therapy. HRS, 2014, 1-51.

病例 32 应用沙库巴曲缬沙坦钠治疗心力衰竭一例

心力衰竭是各种心脏疾病的严重表现或晚期阶段,死亡率和再住院率居高不下。随着我国人口老龄化的加剧,冠心病、糖尿病、高血压等慢性疾病发病呈上升趋势,因此我国心力衰竭患病率呈持续性升高。2018 年,我国推出了新的中国心力衰竭诊断及治疗指南,其中将脑啡肽酶抑制药沙库巴曲缬沙坦钠片作为慢性射血分数减低心力衰竭的治疗药物之一。下面,将应用沙库巴曲缬沙坦钠片治疗心力衰竭的病例与大家一起分享。

一、病史

患者:女性,63 岁。

主诉:主因发作性胸闷、胸痛 7 年,气短 2 年,加重 2 天,于 2019-05-30 22:30 入院。

现病史:患者于 7 年前,无明显诱因出现胸闷、胸痛,症状持续不缓解,到我院住院治疗,当时诊断:①冠心病,不稳定型心绞痛;②高血压病 3 级(极高危);③2 型糖尿病。入院后完善相关检查后,行冠脉造影检查示,左主干远段局限性狭窄 30%,前降支全程弥漫性狭窄,近段狭窄 70%,中段狭窄 80%,远段狭窄 80%,回旋支全程弥漫性狭窄 50%～60%,右冠脉开口狭窄 50%,近段局限性狭窄 70%,中段 100% 闭塞。建议患者冠脉旁路移植术。患者拒绝,要求药物治疗。此后,患者规律口服"阿司匹林、阿托伐他汀"等药物,症状仍间断发作。近 2 年,逐渐出现气短,活动后加重,因此故又在我院多次住院治疗,并于 2018-12-29 发生急性非 ST 段抬高心肌梗死一次,导致心功能不全进一步加重。平时规律口服"阿司匹林、阿托伐他汀、美托洛尔、托拉塞米、螺内酯、贝那普利"等药物。此次,于 2 天前,无明显诱因再次出现胸闷、气短,活动后加重,夜间不能平卧。故为求进一步诊治而来我院。

既往史:"高血压病"病史 2 年余,血压最高达 180/100mmHg。"糖尿病"病史 10 余年。"脑梗死"病史 5 年,未留后遗症。否认吸烟、饮酒史。

家族史:无特殊。

二、体格检查

体温 36.3℃,脉搏 60 次/分,呼吸 19 次/分,血压 125/73mmHg。神志清楚,精神欠佳,半卧位,查体合作。双肺呼吸音低,双肺可闻及湿啰音。心界向左扩大,心率 60 次/分,律齐,心音低钝,各瓣膜听诊区未闻及杂音。腹部平软,肝脾肋下未触及,双下肢轻度指凹性水肿。

三、辅助检查

血常规:WBC 7.17×10^9/L,RBC 3.46×10^{12}/L,PLT 214×10^9/L,HGB 112g/L,NE 71.6%。

心肌三项:cTnI 0.037ng/ml。

NT-proBNP:6930.0pg/ml。

血脂:TCH 3.5mmol/L,TG 1.63mmol/L,HDL 0.92mmol/L,LDL 2.20mmol/L。

血糖 6.4mmol/L;糖化血红蛋白 7.5%。肝肾功能、电解质正常。

四、初步诊断

1. 冠状动脉性心脏病。
陈旧性心肌梗死。
缺血性心肌病。
心力衰竭。
心功能Ⅳ级。
双侧胸腔积液。
2. 高血压病 3 级(很高危)。

3. 2 型糖尿病。

4. 肺部感染。

五、入院后治疗

阿司匹林 100mg，1 次/日，口服。

阿托伐他汀 20mg，1 次/日，口服。

美托洛尔 12.5mg，2 次/日，口服。

螺内酯 20mg，1 次/日，口服。

贝那普利 5mg，1 次/日，口服。

门冬胰岛素 30R，早 14U，晚 12U，餐前 20 分钟皮下注射。

托拉塞米 10mg，1 次/日，静脉推注。

新活素泵点。

根据社区感染特点给予头孢哌酮舒巴坦抗感染。

治疗调整情况：新活素泵点 3 天后，患者胸闷、气短的症状基本消失，夜间可平卧休息。考虑患者既往近 1 年来反复因心力衰竭住院治疗，平时已规律口服美托洛尔、贝那普利、螺内酯等药物，目前心脏超声提示左心室射血分数 28%，故停用贝那普利 36 小时，后加用沙库巴曲缬沙坦钠片 50mg，2 次/日（当时患者血压波动在 110～125/60～75mmHg）。加用此药物 1 天后，患者血压降至 100/60mmHg 左右，患者自诉心悸、周身不适。故将沙库巴曲缬沙坦钠片减至早 50mg，晚 25mg，收缩压波动在 95～110mmHg，患者心悸、周身不适的症状消失。

经治疗，患者病情好转，于 2019-06-11 08：00 出院。

六、出院后治疗

阿司匹林 100mg，1 次/日，口服。

阿托伐他汀 20mg，1 次/日，口服。

美托洛尔 12.5mg，2 次/日，口服。

托拉塞米 10mg，1 次/日，口服。

螺内酯 20mg，1 次/日，口服。

沙库巴曲缬沙坦钠片早 50mg，晚 25mg，2 次/日，口服。

门冬胰岛素 30R，早 14U，晚 12U，2 次/日，餐前 20 分钟皮下注射。

七、随访

出院半个月，患者门诊随访，自诉平时日常生活无胸闷、气短症状，夜间可平卧休息，饮食及大小便正常。自行监测血压波动在 110～130/60～80mmHg，故将沙库巴曲缬沙坦钠片加至 50mg，2 次/日，口服。

复查肾功能，尿素氮（Urea）10.16mmol/L，肌酐（Cr）73μmol/L，尿酸（UA）388μmol/L。

复查血钾，5.6mmol/L。血钾高于正常，故暂停螺内酯，沙库巴曲缬沙坦钠片未调整剂量。

于 2019-08-02 再次复查血钾 4.6mmol/L。考虑到患者目前心功能明显改善，无水钠潴留情况，故将螺内酯减为 10mg，1 次/日，口服；沙库巴曲缬沙坦钠片仍为 50mg，2 次/日，口服。

下一步嘱患者定期门诊复查。

患者入院时心电图（图 4-29）。

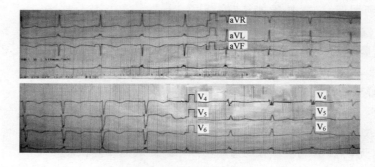

图 4-29 患者入院时心电图

患者入院时胸部 CT 结果，双肺炎性病变，心脏增大，少量心包积液，双侧胸腔积液（图 4-30）。

患者心脏超声检查汇总，见表 4-4。

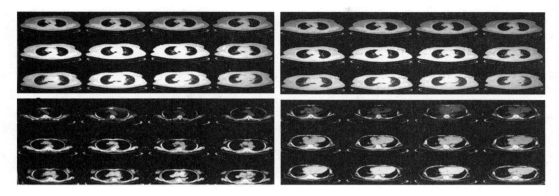

图 4-30　患者入院时胸部 CT

表 4-4　心脏超声汇总表

检查时间	左心房(LA)cm	左心室舒张末内径(EDD)cm	左心室射血分数(EF%)
2016-04-06	39	49	56
2018-06-19	24	47	53
2018-12-16	37	48	51
2019-04-23	38	53	41
2019-04-23	47	68	47
2019-05-30	52	72	28
2019-07-29	49	69	41

八、病例总结及讨论

该患者缺血性心肌病、心力衰竭的诊断明确，近 1 年多来，反复因心力衰竭住院治疗。患者一直规律口服"ACEI 类、β 受体阻滞药、醛固酮受体拮抗药"等药物，但心功能没有明显改善，且心脏超声提示左心逐渐增大，射血分数逐渐降低，提示心功能逐渐恶化，患者出现静息状态下的胸闷、气短、呼吸困难等症状，生活质量严重下降。

根据《2018 中国心力衰竭诊断和治疗指南》，对于 NYHA 心功能 Ⅱ～Ⅲ 级、有症状的射血分数降低的心力衰竭（HFrEF）患者，若能够耐受 ACEI/ARB，推荐以血管紧张素受体脑啡肽酶抑制药（ARNI）替代 ACEI/ARB，以进一步减少心力衰竭的发病率及死亡率。

众所周知，心肌梗死后心脏重构是心肌梗死患者继发心力衰竭的重要因素，其中，肾素-血管紧张素-醛固酮系统（RAAS）及交感神经系统是影响心脏重构的重要环节。基于不断更新的临床研究数据，如今利钠肽系统也逐渐被认为是心力衰竭心脏重构的重要"新环节"。ARNI 代表药是沙库巴曲缬沙坦钠，它具有独特的双重作用机制，不仅可以抑制脑啡肽酶及 RAAS 系统，而且可以调节钠肽系统。沙库巴曲是活性代谢产物的前体物质，能够抑制脑啡肽酶，增强利钠肽的活性，对抗 RAAS 系统引起的不良效果（如水钠潴留和收缩血管）。沙库巴曲本身也可以减少心肌细胞凋亡、肥大及心肌收缩功能受损。因此，沙库巴曲缬沙坦钠改善心脏收缩及舒张功能作用是明确的。很多的随机对照试验（RCT）研究都可以证实，沙库巴曲缬沙坦不但能够逆转心室重构，而且时间越久效果越好。

患者由服用 ACEI/ARB 转为 ARNI 前血压需稳定，并停用 ACEI 36 小时。因为脑啡肽酶抑制药和 ACEI 联合会增加血管神经性水肿的风险。从小剂量开始，每 2～4 周剂量加倍，逐渐滴定至目标剂量。

ARNI 主要的不良反应为低血压、肾功能恶化、高钾血症、血管神经性水肿。故在应用过程中，需重点监测血压、肾功能、电解质。以下情况须慎用：① 血肌酐 > 221μmol/L（2.5mg/dl）或 eGFR＜30ml/(min·1.73m²)；②血钾＞5.4mmol/L；③症状性低血压（收缩压＜95mmHg）。禁忌证：①有血管神经性水肿病史；②双侧肾动脉严重狭窄；③妊娠妇女、哺乳期妇女；④重度肝损害（Child-Pugh 分级 C 级），胆汁性肝硬化和胆汁淤积；⑤已知对 ARB 或 ARNI 过敏。

该患者在开始应用沙库巴曲缬沙坦钠片时出现血压减低的不良反应，调整剂量后血压趋于平稳，患者不适的症状消失。随访过程中，在患者血压允许的情况下，将沙库巴曲缬沙坦钠片加量，未见血压下降等情况发生，且一般状况及整体精神、心理状态明显好转，生活质量明显提高，心力衰竭住院次数明显减少。

（程 华）

参 考 文 献

[1] 中华医学会心血管病学分会心力衰竭学组，中国医师协会心力衰竭专业委员会，中华心血管病杂志编辑委员会.中国心力衰竭诊断和治疗指南 2018.中华心血管病杂志，2018，46(10)：760-789.

[2] 国家卫生计生委合理用药专家委员会，中国药师协会.冠心病合理用药指南（第 2 版）.中国医学前沿杂志（电子版），2018，10(6)：1-130.

病例 33　射血分数保留的心力衰竭的诊治

心力衰竭是临床常见病，是多种原因导致心脏结构和（或）功能的异常改变，使心室收缩和（或）舒张功能发生障碍，从而引起的一组复杂的临床综合征，主要表现为呼吸困难、疲乏及液体潴留（肺瘀血、体循环瘀血及外周水肿）等。

根据 LVEF 值，心力衰竭分为射血分数降低的心力衰竭（heart failure with reduced ejection fraction，HFrEF）、射血分数保留的心力衰竭（heart failure with preserved ejection fraction，HFpEF）及射血分数中间值的心力衰竭（heart failure with mid-range ejection fraction，HFmrEF）。HFrEF 和 HFpEF 不能简单地等同于收缩性心力衰竭和舒张性心力衰竭，因 HFrEF 同时合并舒张功能异常，HFpEF 同样存在一定程度的收缩功能下降。

HFrEF 有明确指南规范临床治疗，而 HFpEF 因为缺乏足够的循证医学证据，目前尚无特别有效的治疗方案和药物。我院收治了两例 HFpEF 心力衰竭的患者，病因不同，有明显急性左心衰竭症状，超声心动图示左心房和（或）左心室大，EF 在 50%～60%，现将其治疗经过介绍如下。

一、典型病例

（一）例 1
1. 病史

患者：女性，21 岁。

主诉：胸闷、气短 2 天。

现病史: 患者 2 天前因孕 8$^+$个月、胸闷、气短于我院产科住院治疗,行相关检查。超声提示左心扩大,心包积液,宫内单活胎,相当于孕 37$^+$ 周。胎心监护胎心基线 140 次/分,中度变异,反应型。胸部 CT 平扫诊断意见:双肺炎症。尿常规尿蛋白(卌),余正常。心电图,窦速,电轴正常,r 波递增不良(V$_1$～V$_4$)。血常规,WBC 10.52×10^9/L,HGB 123g/L,NE% 89.3%,PLT 351×10^9/L。D-二聚体 3.22mg/L。BNP 7630 pg/ml。心肌三项:CKMB 3.29ng/ml,Myo 200.1ng/ml,cTnI 0.051ng/ml;肾功能,肌酐 73.0μmol/L;电解质,钾 4.5mmol/L;尿常规,尿蛋白(卌);凝血四项未见异常;血脂,总胆固醇 6.26mmol/L,三酰甘油 4.23mmol/L;肝功能,AST、ALT 均未见异常。当时诊断为:①宫内孕 35^{+1} 周,第一胎,头位,无产兆;②慢性高血压并发子痫前期;③妊娠期高血压性心脏病,心功能Ⅲ级;④肺炎;⑤心包积液。给予相关治疗后,在硬脊膜麻醉情况下行剖宫产手术,术后患者诉胸闷、气短加重,面罩吸氧指脉氧 95%,脱氧状态指脉氧 80%,双肺呼吸音粗,双中下肺湿啰音。急查血气分析,氧分压 59.0mmHg,心内科会诊后考虑急性左心衰竭,给予呋塞米 40mg 静脉推注、吗啡 5mg 皮下注射等治疗后仍诉不适,为进一步治疗就诊于我科。

患者自发病以来,睡眠尚可,食欲欠佳,大小便正常。体重较前无明显变化。

既往史: 既往 4 年前因"左侧臀部纤维瘤"行切除手术,自诉术后病理为良性。发现血压升高约 5 个月,曾于外院就诊,诊断为妊娠期高血压病,未正规服用药物;咳嗽、咳痰 9 天,2 天前我院诊断为"肺部感染",给予抗感染治疗后症状稍缓解。2 天前于我院行剖宫产手术。无糖尿病、哮喘等疾病史。无手术、外伤及输血史。无肝炎、结核、伤寒、疟疾等传染病病史及其接触史。否认药物、食物及其他过敏史。

个人史: 否认吸烟及饮酒史,无麻醉药品接触史。

婚姻史: 21 岁结婚,爱人体健,剖宫产 1 子,体健。

月经及生育史: 14 岁初潮,3～5 天/30 天,1-0-0-1。

家族史: 父母体健。1 弟,体健。无家族性遗传病史。

2. **体格检查**　体温 36.5℃,脉搏 78 次/分,呼吸 20 次/分,血压 168/104mmHg,指脉氧 98%(吸氧状态下)。神清语利,查体合作,未见颈静脉怒张及颈动脉异常搏动,双肺呼吸音粗,双中下肺湿啰音,心界向左扩大,心率 78 次/分,S$_1$ 低钝,各瓣膜听诊区未闻及病理性杂音,腹平坦,腹软,腹部切口敷料干洁,肝脾肋下未触及,叩鼓音,肠鸣音正常存在,双下肢水肿。神经系统检查未见异常。

3. **辅助检查**

(1)产科心电图:窦速,电轴正常,r 波递增不良(V$_1$～V$_4$)。

(2)入科心电图:窦性心律,电轴正常,r 波递增不良(V$_1$～V$_4$)(图 4-31)。

(3)产科超声心动图(2019-10-15):左心增大,心包积液,宫内单活胎,相当于孕 37$^+$ 周。LA 4.1cm,EDD 5.8cm,EF 55%。

(4)胸部 CT 平扫:双肺炎症,心脏增大。

(5)实验室检查

尿常规:尿蛋白(卌),余正常。

血常规:WBC 10.52×10^9/L,HGB 123g/L,NE% 89.3%,PLT 351×10^9/L。

D-二聚体 3.22mg/L。

BNP:7630pg/ml。

心肌三项:CKMB 3.29ng/ml,Myo 200.1ng/ml,cTnI 0.051ng/ml。

肾功能:肌酐 73.0μmol/L。

电解质:血钾 4.5mmol/L。

凝血四项:未见异常。

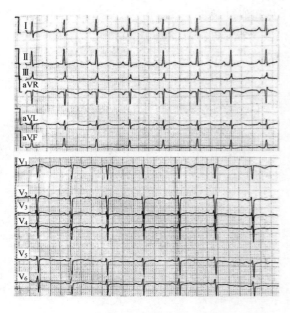

图 4-31　心电图

血脂：总胆固醇 6.26mmol/L，三酰甘油 4.23mmol/L。

肝功能：AST、ALT 均未见异常。

4. 初步诊断

（1）围产期心肌病。

左心扩大。

心包积液。

心功能Ⅳ级。

（2）妊娠期高血压病。

（3）肺部感染。

（4）剖宫产术后。

（5）高脂血症。

5. 诊治经过　心力衰竭不宜哺乳，给予回奶处理；维生素 B₆ 200mg/次，3 次/日；大黄、芒硝＝1∶3 敷乳房；生麦芽、炒麦芽各 60g 代茶饮。

患者围生期处于高凝状态，可给予达肝素抗凝治疗。

给予曲美他嗪营养心肌，非洛地平降压，托拉塞米、螺内酯利尿，硝普钠减轻心脏负荷，新活素改善心功能等综合治疗。患者咳嗽、咳痰，结合肺部听诊、胸部 CT，诊断肺部

感染，据院外细菌学感染给予头孢哌酮舒巴坦抗感染。患者 5 天症状完全缓解，出院继续口服药物治疗。BNP 变化见表 4-5。

2 个月复诊左心室内径恢复正常，EF 63%。

表 4-5　NT-proBNP 变化

日期	NT-proBNP(pg/ml)
10 月 15 日	7630
10 月 16 日	4220
10 月 18 日	388
10 月 20 日	100
10 月 21 日	50

6. 病例特点

（1）青年女性，21 岁。

（2）围产期心肌病，妊娠期高血压，剖宫产术后急性左心衰竭。

（3）患者妊娠期高血压，压力负荷过重导致急性心力衰竭发作；妊娠期体内激素变化致内分泌代谢性疾病、合并肺部感染均是心力衰竭的病因。去除病因，及时终止妊娠、降压、抗感染、利尿、减轻液体潴留和水肿，以及曲美他嗪营养心肌，改善能量代谢，症状好转，心功能完全恢复正常。

（二）例 2

1. 病史

患者：男性，61 岁。

主诉：持续胸痛 9 小时。

现病史：患者于 9 小时前无明显诱因出现胸痛，主要位于心前区及胸骨后，向左上肢放射，伴后背痛，出汗，无呼吸困难、咯血，无恶心、呕吐，无发热，无咳嗽、咳痰，无反酸、灼热，无晕厥、黑矇，症状持续不缓解，在当地县医院查心电图，示窦律，Ⅰ、aVL、V₁～V₆ 导联 ST 段弓背向上抬高 0.2～1.2mV（图 4-32）。诊断为"急性心肌梗死"；血压，200/140mmHg，给予厄贝沙坦氢氯噻嗪降压后，口服"阿司匹林 300mg、氯吡格雷 300mg、阿

托伐他汀 20mg"，静脉滴注"硝酸甘油"，患者胸痛无缓解，急来我院急诊，以"心肌梗死"收住入院。

既往史：既往有"高血压病"病史 10 年，最高 190/130mmHg，服"厄贝沙坦氢氯噻嗪、拜新同"，血压控制不详。否认糖尿病病史。

个人史：吸烟史 30 年，每日 20 支，否认饮酒史。

2. **体格检查**　体温 36.2℃，脉搏 104次/分，呼吸 20 次/分，血压 165/90mmHg（左）、186/89mmHg（右）。发育正常，营养中等，神志清楚，查体合作。口唇无发绀，双肺呼吸音粗，两肺底闻及少量湿啰音，未闻及胸膜摩擦音。心前区无隆起，心尖冲动不明显，未触及震颤。心界无扩大，心率 104 次/分，心律齐，心音低钝，各瓣膜听诊区未闻及病理性杂音及额外心音。无心包摩擦音及心包叩击音，P2＜A2。腹平软，肝脾肋下未触及。双下肢无水肿。神经系统检查未见异常。

3. **辅助检查**

（1）实验室检查

心肌三项：CKMB 12.05pg/ml，肌红蛋白 247.2pg/ml，cTnI 0.14ng/ml。

心肌酶谱：肌酸激酶同工酶 502ng/ml，肌酸激酶 5194U/L。

血脂：低密度脂蛋白胆固醇 3.01mmol/L。肝功无明显异常。

血钾 3.6mmol/L，血糖 6.3mmol/L。

血常规、凝血四项、肾功能、D-二聚体正常。

（2）心脏超声：前壁心肌运动幅度减低，左心房增大，主动脉瓣少量反流，三尖瓣少量反流，左心室舒张功能减低。LA 4.1cm，EF 53%。

（3）X 线胸片：两肺间质性改变。

（4）心电图：窦律，V_2～V_6 导联 ST 段弓背向上抬高（图 4-32）。

4. **初步诊断**

（1）冠状动脉性心脏病。

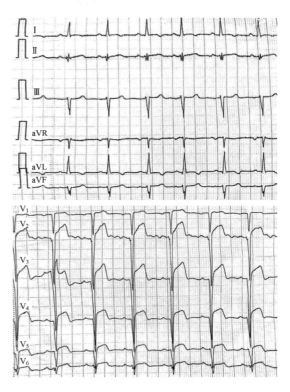

图 4-32　心电图

急性前壁心肌梗死。

Killip 2 级。

（2）高血压病 3 级（极高危）。

5. **诊治经过**　诊治依据：①老年男性，61 岁；②持续性胸痛 9 小时；③查体双肺闻及少量湿啰音，结合心电图相关导联 ST 段仍有抬高、心肌三项等，诊断为"急性前壁心肌梗死"，有急诊 PCI 指征，行急诊 PCI 治疗。

冠脉造影，示右优势型冠脉；LM 未见明显斑块；LAD 分出 D1 后闭塞；LCX 未见明显斑块；RCA 未见明显斑块。单支病变累及前降支。于 LAD 病变植入 EXCEL 3.5mm×36mm 支架 1 枚，TIMI 血流 3 级。

患者广泛前壁心肌梗死，胸闷，气短，NT-proBNP 7960pg/ml，考虑心功能不全，给予托拉塞米利尿减轻心脏负荷治疗，新活素改善心功能，厄贝沙坦氢氯噻嗪降压，低分子肝素抗凝、阿司匹林、替格瑞洛抗血小板聚集、阿托伐他汀稳定斑块等治疗。术后3天患者气短症状缓解，肺底啰音消失，NT-proBNP 809pg/ml，停新活素泵入，口服螺内酯、厄贝沙坦氢氯噻嗪、阿司匹林、替格瑞洛、阿托伐他汀、美托洛尔，未再次出现胸闷、气短，术后7天出院。

6. 病例特点

(1) 老年男性，61岁。

(2) 急性前壁心肌梗死 Killip 2级，有气短症状，NT-pro BNP 7960pg/ml，EF 53%。

(3) 患者心肌坏死范围大，血压突然增高，心脏负荷增加，心力衰竭。采取紧急血供重建，开通罪犯血管，控制血压，利尿减轻心脏负荷，心功能恢复。

二、病例总结及讨论

(一) HFpEF 定义

流行病学资料显示，约有一半的心力衰竭患者存在 HFpEF，将左心室射血分数正常或接近正常者称为 HFpEF，其主要特征为不同程度的肺循环或体循环淤血而引起的运动耐量减少。HFpEF 患病率在老年人和女性中较高，可能与高血压、糖尿病和心房颤动有关。

(二) HFpEF 的诊断标准

1. 有心力衰竭症状和体征。

2. LVEF>50%。

3. 利钠肽水平升高，并符合以下至少1条：①左心室肥厚和(或)左心房扩大；②心脏舒张功能异常。

4. 需要排除患者的症状是由非心脏疾病引起的，有效的治疗尚未明确。

HFpEF 患者早期通常使用多普勒超声心动图来进行心脏结构/功能评估。Kanagala 等报道，心血管磁共振成像(CMR)是 HFpEF 诊断的金标准。心脏 MRI 现在未普及，三甲医院大多已开展，而县级及以下医院大多做不了心脏 MRI，而依靠症状、利钠肽和心脏超声心动图诊断 HFpEF。

(三) HFpEF 的治疗

HFpEF 的临床研究(PEP-CHF、CHARM-Preserved、I-Preserve、J-DHF、TOPCAT 等)均未能证实对 HFrEF 有效的药物，如 ACEI、ARB、β受体阻滞药及醛固酮受体拮抗药等可改善 HFpEF 患者的预后。因为缺乏足够的循证医学证据，目前尚无特别有效的治疗方案和药物，指南推荐有限。

HFpEF 患者的治疗主要针对症状、心血管基础疾病和并发症、心血管疾病危险因素，采取综合性治疗手段。治疗的主要目的是减轻症状和改善患者生活状态(图4-33)。

HFpEF 患者多伴有不同的基础心脏病，如房颤、高血压、冠心病、肺动脉高压，以及非心血管疾病并发症，如糖尿病、CKD、贫血、铁缺乏、COPD 及肥胖。这些疾病往往是导致 HFpEF 患者住院和死亡的重要因素。所以建议对 HFpEF 患者进行心血管疾病和非心血管疾病并发症的筛查，并进行相应的治疗，以改善症状及预后(Ⅰ类，C级)。

1. 利尿药　液体潴留是引起 HFpEF 患者心力衰竭症状和体征的重要因素，利尿药能够控制液体潴留、纠正充血、缓解肺瘀血，从而改善 HFpEF 患者症状和心功能。有液体潴留和水肿的 HFpEF 患者应使用利尿药(Ⅰ类，B级)。利尿药剂量应合理，用量不足时液体潴留控制不充分；也不宜过度利尿，避免前负荷过度降低而致低血压和肾灌注不足。

2. 基础疾病及并发症的治疗

(1) 高血压：是 HFpEF 最重要和最常见的病因。有效控制血压可减少因心力衰竭住院、心血管事件及降低病死率(Ⅰ类，B级)。按照目前高血压指南，使患者血压控制在130/80mmHg 以下(Ⅰ类，C级)。降压药物优选 ACEI、ARB、β受体阻滞药(Ⅱa类，C级)，有液体潴留症状和体征的 HFpEF 患者首选利尿药控制血压。

(2) 冠心病：心肌缺血可以损害心室的舒张功能，合并冠心病的 HFpEF 患者应按冠

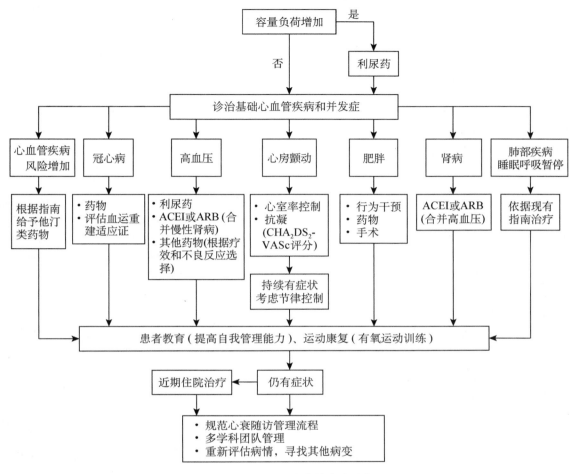

图 4-33　HFpEF 患者的治疗流程

心病相关指南进行治疗,经规范的药物治疗后仍有心绞痛症状或存在心肌缺血,应考虑行冠状动脉血运重建术(Ⅱa类,C级)。

(3)房颤:合并房颤的 HFpEF 患者根据相关指南进行房颤治疗,可以改善心力衰竭的症状(Ⅱa类,C级)。可使用 β 受体阻滞药或非二氢吡啶类 CCB(地尔硫䓬或维拉帕米)控制慢性房颤患者的心室率。如有可能,转复并维持窦性心律,对患者有益。地高辛不能增加心肌的松弛性,不推荐使用,仅用于快速房性心律失常心室率的控制。

(4)其他:积极治疗糖尿病并控制血糖,肥胖者需减轻体重。

3. 醛固酮受体拮抗药　　TOPCAT 研究亚组分析提示,螺内酯可减少 HFpEF 患者因心力衰竭住院。对 LVEF≥45%、BNP 水平升高或 1 年内因心力衰竭住院的 HFpEF 患者,并且 eGFR＞30ml/(min • 1.73m^2)、肌酐＜2.5mg/dl、血钾＜5.0mmol/L,可考虑使用醛固酮受体拮抗药以降低住院风险(Ⅱb类,B级)。使用中应该监测患者血钾和肾功能。

越来越多的证据支持螺内酯对 HFpEF 患者具有显著疗效,螺内酯是 HFpEF 患者治疗的药物。

心脏是主要的能量消耗器官之一,改善HF 能量代谢的辅助疗法有可能提高 HF-pEF 疗效。研究证实代谢障碍是 HF 发病机制和进展的重要因素。

有文献表明,HF 患者的运动训练已被作为一种辅助治疗。运动耐量降低是 HF-pEF 预后和生活质量降低的重要因素。心力衰竭恢复期合理的运动训练有助于改善 HFpEF 预后和改善生活质量。

病例 1 为围生期心肌病心力衰竭,左心增大,心包少量积液,LA 4.1cm,EDD 5.8cm,EF 55%,有典型左心衰竭症状和体征,HFpEF 诊断明确,妊高征血压高,压力负荷过重导致急性心力衰竭发作,妊娠期体内激素变化致内分泌代谢性疾病,合并肺部感染均是心力衰竭的病因。去除病因,及时终止妊娠、降压、抗感染、利尿、减轻液体潴留和水肿,曲美他嗪营养心肌,改善能量代谢,改善症状。患者年轻,治疗及时有效,并进行了心脏康复运动锻炼,心功能完全恢复正常。

病例 2 广泛前壁心肌梗死,心肌坏死范围大,血压突然增高,心脏负荷增加,心力衰竭,紧急血运重建,开通罪犯血管,控制血压,利尿减轻心脏负荷,心功能恢复。由此可见,不同类型 HFpEF,去除病因,有效的药物治疗,恢复期合理的运动训练,是规范治疗 HFpEF 的关键。

(冯惠平)

参 考 文 献

[1] 国家卫生计生委合理用药专家委员会,中国药师协会.心力衰竭合理用药指南(第 2 版).中国医学前沿杂志(电子版),2019,11(7):1-78. DOI:10.12037/YXQY.2019.07-01.

[2] 胡翠竹,胡文宇,田文.基于 PubMed 的射血分数保留型心力衰竭研究热点分析.中国心血管病研究,2019,17(2):166-169.

病例 34　诺欣妥改善心衰患者生活质量降低再住院风险

一、病史

患者:男性,36 岁。

主诉:活动后呼吸困难 10 天。

现病史:患者于 10 天前无明显诱因出现活动后呼吸困难,步行约 500m 或上三层楼时即可出现,无明显胸痛,被迫停止活动,经休息后症状减轻,未重视,活动耐量进行性下降。3 天前患者活动后呼吸困难较前加重,步行约 100m 或上楼时即可出现,伴有夜间阵发性呼吸困难,不能平卧,被迫坐起,症状可稍微好转。

既往史:既往体健,否认特殊病史。

个人史:否认烟酒不良嗜好,否认药物及食物过敏史。

二、体格检查

体温 36.7℃,脉搏 100 次/分,呼吸 19 次/分,血压 140/86mmHg。神清语利,颈静脉充盈,双肺呼吸音粗,两肺底可闻及湿啰音。心界向左下扩大,心率 100 次/分,各瓣膜听诊区未闻及病理性杂音。腹平软,肝、脾肋下未触及,双下肢轻度凹陷性水肿。

三、辅助检查

1. **实验室检查** NT-proBNP 3590pg/ml,肌酐 98μmol/L,血钾 3.4mmol/L,血常规、血脂、心肌酶、肝功能、甲状腺功能均未见异常。

2. **入院时胸片** 左心室扩大心力衰竭,肺瘀血。

3. **入院时超声心动图**(2018-05-21)EDD 7.3cm,EF 32.6%。

四、初步诊断

1. 扩张型心肌病。

心力衰竭。

心功能Ⅳ级。

2. 电解质紊乱。

低钾血症。

五、诊治经过

1. 入院后治疗　入院后给予氧气吸入，监测 24 小时出入量；毛花苷 C 0.2mg，静脉推注，1 次/日；托拉塞米注射液 10mg，静脉推注，1 次/日；螺内酯片 20mg，1 次/日；美托洛尔 25mg，2 次/日；停用贝那普利 36 小时，改用诺欣妥 50mg，2 次/日；氯化钾缓释片 1g，3 次/日。患者呼吸困难症状明显好转，住院 10 天出院。出院带药：托拉塞米 10mg，1 次/日；螺内酯片 20mg，1 次/日；美托洛尔 50mg，2 次/日；诺欣妥 100mg，2 次/日。

2. 2 个月后门诊复查　患者一般活动无胸闷、气短症状，活动耐力有所提高，无低血压等不良反应出现。复查肝功能、肾功能、电解质均未见异常，心脏超声（2018-07-11）示 EDD 6.5cm，EF 34％。

3. 5 个月后门诊复查　患者无不适主诉，复查肝功能、肾功能、电解质均未见异常，心脏超声（2018-10-22）示 EDD 5.8cm，EF 50％。

4. 9 个月后门诊复查　患者无不适，复查肝功能、肾功能、电解质均未见异常，心脏超声（2019-02-12）示 EDD 6.2cm，EF 51％。

患者无活动后呼吸困难症状，自我感觉良好，血压在 140～150/80～100mmHg，将诺欣妥 100mg，2 次/日加量为诺欣妥 200mg，2 次/日。

5. 1 年后门诊复查　患者无不适，血压在 120/70mmHg 左右，心脏超声（2019-05-19）示 EDD 5.6cm，EF 59％。

患者 1 年来规律门诊复查，无呼吸困难症状，上五楼亦无症状；心功能明显改善，生活质量明显提高，且出院 1 年未再次住院治疗。

六、病例总结及讨论

1. 众所周知，心室重构在心力衰竭的形成过程中起了非常重要的作用，是心力衰竭发展的重要病理基础。心室重构越严重，患者死亡或心力衰竭住院风险越高，是由于神经体液激素和心脏重构造成的恶性循环的病理生理过程。RAAS 系统和交感系统的激活，对心力衰竭的作用已被我们熟识，广泛接受。但利钠肽系统有着扩血管、抑制心脏重构的作用，在心力衰竭心脏重构中也发挥着重要作用。而对此，我们的重视程度可能不及 RAAS 系统和交感神经系统。抑制脑啡肽酶可以增强利钠肽系统。所以，早期研究者设想，理论上使用脑啡肽酶抑制药治疗心力衰竭应该有良好的作用。那么脑啡肽酶抑制药的作用到底如何？早期临床试验使用脑啡肽酶抑制药单药治疗，发现对心力衰竭几乎没有影响。为何？后经研究证实是因为它升高了有益物质（利钠肽）的同时也升高了不利物质的水平（血管紧张素Ⅱ等），两种作用相互抵消，因此单药治疗无效。有没有可能研制一种新的药物，既能提高有益物质的水平，又能抑制血管紧张素Ⅱ等不利物质的作用呢？抑制脑啡肽酶的同时必须阻滞 RAAS，避免 Ang Ⅱ 水平的升高，才能给患者带来最终获益。沙库巴曲缬沙坦是全球首个血管紧张素受体脑啡肽酶抑制药（ARNI）类药物，通过代谢产物 LBQ657 抑制脑啡肽酶，同时通过缬沙坦阻断 AT1 受体，其不仅可以作用于 NPS，而且能够抑制 RAAS。其独特的作用机制，双通道阻击，更有效逆转心脏重构，改善 HFrEF 患者的预后。

2.《2018 中国心力衰竭诊断和治疗指南》指出，对于 NYHA Ⅱ～Ⅲ级、有症状的 HFrEF 患者，若能够耐受 ACEI/ARB，推荐以沙库巴曲缬沙坦替代 ACEI/ARB，以进一步减少心力衰竭的发病率及死亡率（Ⅰ类，B级）。使用方法：由服用 ACEI/ARB 转为沙库巴曲缬沙坦前血压需稳定,并停用 ACEI 36 小时;小剂量开始,每 2～4 周剂量加倍,直至目标剂量;中度肝损伤、≥75 岁患者起始剂量要小;起始治疗和剂量调整后应监测血压、肾功能和血钾;未使用 AECI 或 ARB 患者,如血压耐受,首选沙库巴曲缬沙坦有效。

3. 同时,指南强调对于心力衰竭患者加强心力衰竭综合管理,建立长期随访制度。

(1)制定随访制度:确立各级医院的职责、随访内容、流程、心力衰竭门诊、资料管理制度;多学科管理团队(专家、基层医师、护士、营养师、康复师等)。

(2)随访的频率、方式及内容

①频率:出院后 2 周,其后每个月 1 次(根据病情增加)。

②方式:门诊、电话、微信、远程监控。

③内容:评估、药物、心理、康复、营养等。

(3)进行健康教育:对患者进行健康教育,并完成数据录入;患者及家属教育包括相关知识、生活方式、自我管理,完成心力衰竭随访数据录入。

(张兰芳)

参 考 文 献

[1] 张建军.接轨国际指南、彰显中国特色——《中国心力衰竭诊断和治疗指南 2018》解读.中国临床医生杂志,2019,47(4):398-402.

[2] 张洪颖,石可,王绍久,等.《中国心力衰竭诊断和治疗指南 2018》亮点解读.中国血液流变学杂志,2019,29(1):124-126.

第五章　心律失常篇

持续性心房颤动伴反复脑卒中植入兼容 MRI 起搏器一例

Accent MRITM 起搏系统由圣尤达公司生产的可兼容 MRI 检查的新型起搏系统，于 2010 年得到欧盟认证并在欧洲上市，2012 年在我国得到国家食品药品监督管理局（SFDA）批准。河北大学附属医院心内科近期为一例持续性心房颤动伴反复脑卒中患者植入该起搏系统，现报告如下。

一、病史

患者：男性，51 岁。

主诉：发现心率减慢 4 年，左侧肢体乏力 2 天。

现病史：患者于 4 年前无意中发现心率减慢，约 40 次/分，当时无胸闷、心悸、乏力、头晕、黑矇、晕厥等不适，未诊疗。2 天前无明显诱因出现左侧肢体乏力，无头晕、黑矇、晕厥等不适，无肢体活动障碍，无言语不利等不适。

既往史："脑梗死"病史 6 个月，未遗留后遗症。否认其他特殊病史。

个人史：否认烟酒不良嗜好，否认药物及食物过敏史。

二、体格检查

体温 36.0℃，脉搏 38 次/分，呼吸 20 次/分，血压 115/83mmHg。双肺呼吸音清，未闻及干、湿啰音，心界不大，心率 38 次/分，第一心音强弱不等，律齐，各瓣膜听诊区未闻及病理性杂音，双下肢无水肿。神经系统检查未见阳性体征。

三、辅助检查

1. 心电图　心房颤动，心室率 38 次/分。

2. 24 小时动态心电图　心房颤动，三度房室传导阻滞，大于 2 秒长 R-R 间期为 3961 次，最长为 5.3 秒。

3. 头颅 MRI 检查　右侧基底节早期腔隙性脑梗死。

4. 实验室检查　血常规、尿常规、便常规均正常，肝肾功能、凝血四项、电解质、甲功五项均正常。

四、初步诊断

1. 心律失常。
   心房纤颤。
   三度房室传导阻滞。
2. 脑梗死。

五、诊治经过

1. 入院后治疗　经全科讨论一致认为该患者存在植入永久起搏器适应证。考虑到该患者年轻、一般状况良好、长期需要起搏器支持。但患者为持续性房颤、两次脑卒中病史，曾经有过 MRI 检查史，将来有再次发生脑血管意外的风险，需要接受 MRI 检查，而普通起搏器为 MRI 检查的禁忌，于是我们选择植入圣尤达公司的兼容 MRI 的 Accent MRI 起搏系统。

2. 手术过程　于 2016 年 6 月 8 日在局部麻醉下行 Accent MRITM 起搏器植入术，常规消毒铺巾，穿刺左侧锁骨下静脉并制作囊袋成功后，置入 8F 静脉撕开鞘，送入 LPA1200M（SN　CBB093939）Tendril MRITM（SJU 圣尤达公司）主动固定电极导线至低位间隔，测试：起搏阈值为 0.9V，R 波振幅 6.0mV，阻抗为 560Ω，测试成功后旋出电极并固定，连接 Accent MRITM PM1124 SSIR（SN 3039222）起搏器，缝合伤口，术后患者安返病房。

六、病例总结及讨论

流行病学研究表明，植入起搏器的患者中有 50%～70% 的人一生中需要接受 MRI 检查，而 MRI 系统产生的磁场会使心脏起搏器发生故障，对患者产生直接危害，几乎所有主要的植入式心脏起搏器生产商网站上都列明 MRI 检查是禁忌证，都推荐要避免进行 MRI 扫描。

MRI 检查对普通起搏器造成的危害：①由于力学效应，可能造成脉冲发生器移位；②起搏模式在同步与非同步之间发生转换，可能出现竞争性心律失常；③电极导线的热损伤效应，导致起搏阈值增高，甚至起搏失败，严重时引起心肌穿孔；④会引起感知功能障碍，如过感知、感知不良、误感知等；⑤短暂的输出电流增加，损耗电池电量；⑥在电磁场的干扰后出现参数的错误重置。

新型兼容 MRI 检查的心脏起搏器不仅保留了普通起搏器所有的功能，而且技术方面进行了改进，包括减少系统内铁磁性金属的含量，使 MRI 检查时磁敏感度的伪影减少；改造起搏器的开关；防止电磁干扰；设定 MRI 检查时专用感知和起搏模式，MRI 检查时开启，检查结束时自动恢复模式，防止电源开关的重置，实现有效的起搏管理；电极导线系统的改进，减少电池电量的释放。

Accent MRITM 起搏系统由圣尤达 MRI 兼容性脉冲发生器和圣尤达 MRI 兼容性导线构成，脉冲发生器上有不透 X 线的"SJM HM MRI"标志，导线近端有三个不透 X 线的铂金线圈。植入该起搏系统的患者在进行 MRI 检查时，将起搏模式设置为兼容 MRI 专用模式，即非同步起搏模式如 DOO、AOO 或 VOO 模式，输出电压设置在 5.0V 以上，且脉宽 1.0 毫秒，检查完成后关闭 MRI 起搏模式并转换至正常起搏模式，输出电压设置为 2.5V，脉宽 0.5 毫秒。MRI 起搏模式的调节主要靠体外的圣尤达 MRI 激活器将激活器放置在起搏器体外后，按压"MR But-ton"按钮后即可激活起搏器中的 MRI 设置，显示器随即出现闪烁的绿色指示光；检查完后，按压"No-MR Button"按钮后各参数即可恢复至 MRI 检查前的状态。需要注意的是，植入新型起搏器 6 周以后方可进行 MRI 检查，且需要的场强小于 1.5T。

MRI 兼容性心脏起搏器的发展使植入起搏器患者安全地接受 MRI 检查成为可能，在心血管领域和 MRI 影像领域都是一项重大突破。尤其适合于既往有 MRI 检查史，或合并卒中、肿瘤和骨关节病等疾病或高危因素患者。

（张兰芳）

参 考 文 献

[1] Colletti P M, Shinbane J S, Shellock F G. "MR-conditional" pacemakers: the radiologist's role in multidisciplinary management. Am J Roentgenol, 2011, 197(3): 457-459.

[2] Chow G V, Nazarian S. MRI for patients with

cardiac implaatable electrical devices. Cardiol Clin,2014,32:299-304.

[3] Nazarian S,Beinart R,Halperin H R. Magnetic resonance imaging and implantable devices. Cire Arrhythm Electrophysiol, 2013, 6: 419-428.

[4] Cmnin E M, Wilkoff B L. Magnetic resouance imaging conditional pacemakers;rationale,de-

velopment and future directions. Indian Pacing Electrophysial J,2012,12(5):204-212.

[5] Cotte M I, Rfisool I K, de Roest G J, et al. Magnetic resonance imaging, pacemakem and implantable cardioverter. defibrillatom; current situation and clinical perspective. Neth Heart J,2010,18(1);31-37.

病例 36　一例室性期前收缩患者的诊疗思考

室性期前收缩是指起源于心室肌或心室肌内浦肯野纤维的提前出现的异常电激动。室性期前收缩的心电图特征有以下几点：①提早出现的宽大畸形的 QRS 波群，QRS 时限常＞0.12 秒，T 波方向多与主波相反；②提早出现的 QRS 波前无 P 波；③有完全性代偿间歇。室性期前收缩是临床上常见的一种心律失常，可见于：①健康人和器质性心脏病患者均可发生；②普通人室早检出率为 5％（ECG）～50％（Holter）；③随着年龄增长室早发生率增加，＞75 岁发生率高达 69％；④男性比女性高出 40％，成对室早高达 60％。

一、病史

患者：男性，67 岁。

主诉：阵发性心悸 5 年，加重半个月入院。

现病史：患者于 5 年前无明显诱因出现阵发性心悸，自感间歇感，无明显胸痛、胸闷、头晕、乏力等不适，持续数分钟可自行缓解，曾就诊于解放军某医院，诊断为"室性期前收缩"，长期口服"美西律 150mg/次，3 次/日；稳心颗粒 1 袋/次，3 次/日"等药物，症状相对稳定，偶有心悸不适。近半个月来，患者自觉心悸症状较前明显加重，每天不定时均有发作，持续时间长短不等，与活动无明显相关性。

既往史：否认"高血压病、糖尿病、脑血管病"病史，否认肝炎、结核等慢性传染病病史。

个人史：否认烟酒不良嗜好，否认药物及食物过敏史。

二、体格检查

体温 36.0℃，脉搏 75 次/分，呼吸 20 次/分，血压 115/83mmHg。双肺呼吸音清，未闻及干、湿啰音，心界左下扩大，心率 75 次/分，心音低钝，可闻及早搏，各瓣膜听诊区未闻及病理性杂音，双下肢无水肿。神经系统检查未见阳性体征。

三、辅助检查

1. 入院时心电图　窦性心律，频发室性期前收缩，两种不同形态的室性期前收缩（图 5-1，图 5-2）。

2. 入院时 24 小时动态心电图　窦性心律，24 小时总心搏数 94 904 个，室性期前收缩总数 18 866 个，室早总负荷 20％，同时伴有二度Ⅰ型房室传导阻滞（4:3 传导），多于夜间出现。

3. 入院时超声心动图　EDD 6.8cm，EF 53.8％。

四、初步诊断

心律失常。

频发室性期前收缩。

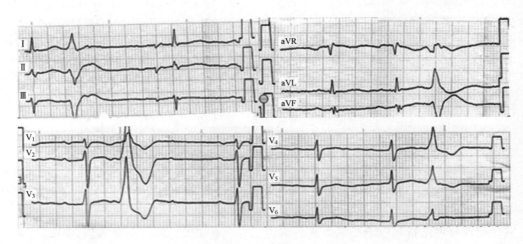

图 5-1　心电图(一)

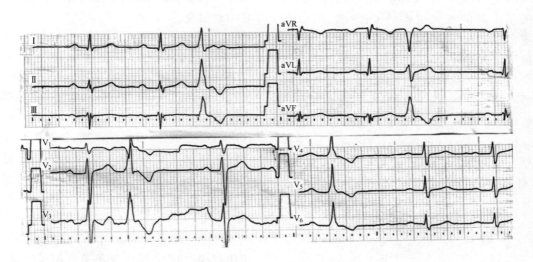

图 5-2　心电图(二)

二度Ⅰ型房室传导阻滞。

室早性心肌病?

五、诊治经过

给予胺碘酮 0.2g/次,3 次/日,连服 1 周后复查 Holter。

用药前(2017-05-09)24 小时总心搏数 94 904 个,室性期前收缩总数 18 866 个,室早总负荷 20%。

用药 1 周后(2017-05-15)24 小时总心搏数 95 773 个,室性期前收缩总数 9496 个,室早总负荷 10%,同样存在二度Ⅰ型房室传导阻滞(4∶3 传导)。

患者心悸症状明显减轻,继续口服胺碘酮,给予出院。

用药 40 天后(2017-06-20)查动态心电图,24 小时总心搏数 80 840 个,室性期前收缩总数 5778 个,室早总负荷 7%,室早明显减少。可见房室文氏传导,并可见 2∶1 传导。

超声心电图(2017-06-19):EDD 5.1cm,

EF 56％，与用药前明显缩小。

六、病例总结及讨论

1. 从诊断来看，该患者诊断室早性心肌病是否成立？

2014 年室性心律失常专家共识指出由频发室性期前收缩引起心脏扩大、心功能不全，排除其他原因心肌病，可以诊断为室早性心肌病，室早负荷＞15％～25％。

室早性心肌病的危险因素有：①室早负荷＞10％～24％（起源于右室者＞10％，起源于左室者＞20％）；②频发室性期前收缩病史＞5 年；③室性 QRS 波时间＞150 毫秒，呈左束支传导阻滞图形伴室性 QRS 波心电轴右偏，有＞40 毫秒 QRS 波切迹；④室性期前收缩呈二联律、三联律，联律间期短，期前指数（R-R′/R-R）≤0.60；⑤多形性室性期前收缩、间位性室性期前收缩、伴室-房逆行传导的室性期前收缩；⑥室性期前收缩起源于左、右心室流出道或心（室）外膜下心肌等部位；⑦男性，体质指数（BMI）增加等。经病例对照研究和多变量分析后，以上①～④是较重要的危险因素。

专家共识明确了室早性心肌病的诊断标准：①患者存在持续、频发室早；②随后原来正常的心脏发生了扩大和心功能下降；③室早根除后，心肌病可逆转，对诊断是一个强烈的证据支持。本共识还指出，因心肌病可引发室早，故面对一例既有心肌病又有室早的患者，很难确定两者的因果关系。最终诊断只能依靠清晰的病史，或室早根除后心肌病被逆转。

该患者阵发性心悸 5 年，加重半个月；24 小时总心搏数 94 904 个，室性期前收缩总数 18 866 个，室早总负荷 20％；QRS 波群宽度＞150 毫秒；期前指数（R-R′/R-R）≤0.60；室早起源的部位；多源性室早；男性。存在众多危险因素，那么能否就可以确诊为室早性心肌病呢？接近但是还不能确诊，因为

室早性心肌病本身是一个回顾性诊断，持续、频发的室早，导致心脏扩大、心功能下降，药物抑制或导管消融消除室早后，心功能恢复。

2. 该患者治疗方案的选择？

对于室早的治疗，共识指出对于无结构性心脏病、症状轻微的室早患者可给予安慰剂；对于有症状的室早患者，如安慰剂无效，可选用 β 受体阻滞药或非二氢吡啶类钙离子拮抗药，抗心律失常药物可有效抑制室早，改善患者的临床症状，但是在非结构性心脏病患者中风险和获益未仔细评估。

而对于有结构性心脏病患者，室早治疗的指征主要取决于患者的症状。估测室早负荷＞10％，同时伴有心功能恶化，这时改善心功能尤为重要，β 受体阻滞药和非二氢吡啶类钙离子拮抗药疗效中等且风险小，索他洛尔、美西律、普罗帕酮、胺碘酮疗效更好，但有致心律失常的风险和较大不良反应。当频发的室早影响心脏再同步治疗时，射频消融也许会有帮助。

目前尚无关于导管消融消除室早的随机临床试验，导管消融室早应仅用于症状明显，发作频繁，有效率为 74％～100％。手术的成功可能取决于室早的起源部分，冠状静脉和心外膜起源的室早成功率明显低于其他部位。而且多形性室早导管消融的成功率较低。对于室早的导管消融主要推荐用于已行药物治疗但症状仍较明显的患者，以及室早负荷较大，导致左心室收缩功能降低的患者。

该患者如何选择治疗方案：β 受体阻滞药？非二氢吡啶类钙离子拮抗药？美西律？胺碘酮？该患者射频消融合适吗？导管消融可以根除 70％～100％ 的室早，但室性期前收缩的起源部分是消融成功的关键，推荐射频消融的室早多是特殊部位的室早，如右心室流出道和左心室流出道及主动脉窦起源的。来看本例患者，首先患者是两种形态的室早，第一种 V_1 是大 R 型，QRS 波宽，大于 150 毫秒，伴有切迹，类右束支阻滞图形，考

虑左心室；再看 Ⅱ、Ⅲ、aVF 导联为 rS 型，说明靠下，但又有个小 r，说明不是心尖部，比心尖部靠上一点，那么最常见的就是乳头肌，再看 Ⅰ、aVL 导联又是正向，应该是偏间隔，那么就是后乳头肌来源。对于这个部分的室早，由于乳头肌在收缩、舒张时动作幅度非常大，消融导管是悬空的，导管稳定性差，这些因素就决定了对其的标测、消融非常困难。就目前而言，乳头肌室早消融技术成功率低、复发率高，国内大型中心有做的，但目前对这些患者的随访时间较短，如果对乳头肌过度消融，这些患者在 10 年、20 年后是否出现乳头肌病变、瓣膜反流的并发症，值得思考。

（张兰芳）

参 考 文 献

[1] 中华医学会心电生理和起搏分会,中国医师协会心律学专业委员会.室性心律失常中国专家共识.中华心律失常学杂志,2016,30(4):279-326.

[2] 曹克将.2014 EHRA/HRS/APHRS 室性心律失常专家共识要点解读.中华医学信息导报,2015,30(17):19.

病例 37　室性期前收缩射频消融一例

室性期前收缩是指起源于心室肌或心室肌内浦肯野纤维的提前出现的异常电激动。室性期前收缩的心电图特征有以下几点：①提早出现的宽大畸形的 QRS 波群，QRS 时限常 >0.12 秒，T 波方向多与主波相反；②提早出现的 QRS 波前无 P 波；③有完全性代偿间歇。室性期前收缩是临床上常见的一种心律失常，可见于以下情况。①健康人和器质性心脏病患者均可发生；②普通人室早检出率 5%（ECG）～50%（Holter）；③随着年龄增长室早发生率增加，>75 岁发生率高达 69%；④男性比女性高出 40%，成对室早高达 60%。

一、病史

患者：男性，36 岁。

主诉：阵发性心悸 6 年，加重半个月。

现病史：患者于 6 年前无明显诱因出现阵发性心悸，自感心搏间歇，曾就诊于北京某医院，诊断为"室性期前收缩"，长期口服"美西律、胺碘酮"。近个月来，患者阵发性心悸症状明显。

既往史：否认"高血压病、糖尿病、脑血管病"病史，否认肝炎、结核等慢性传染病病史。

个人史：否认烟酒不良嗜好，否认药物及食物过敏史。

二、体格检查

体温 36.0℃，脉搏 60 次/分，呼吸 19 次/分，血压 127/81mmHg。双肺呼吸音清，未闻及干、湿啰音，心界稍左下扩大，心率 60 次/分，心音低钝，可闻及期前收缩，各瓣膜听诊区未闻及病理性杂音，双下肢无水肿。

三、辅助检查

1. 入院时心电图　窦性心律，频发室性期前收缩（图 5-3）。

2. 入院时 24 小时动态心电图（2017-08-01）　24 小时总心搏数 122 926 个，室性期前收缩总数 32 625 个，室早总负荷 25%（图 5-4，图 5-5）。

3. 入院时超声心动图　EDD 5.9cm，EF 60.8%。

四、初步诊断

心律失常。

频发室性期前收缩。

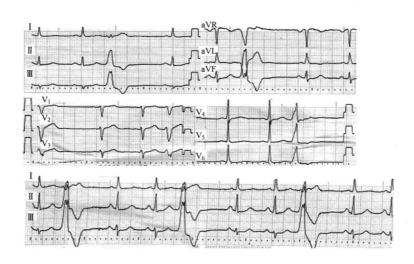

图 5-3　入院时心电图

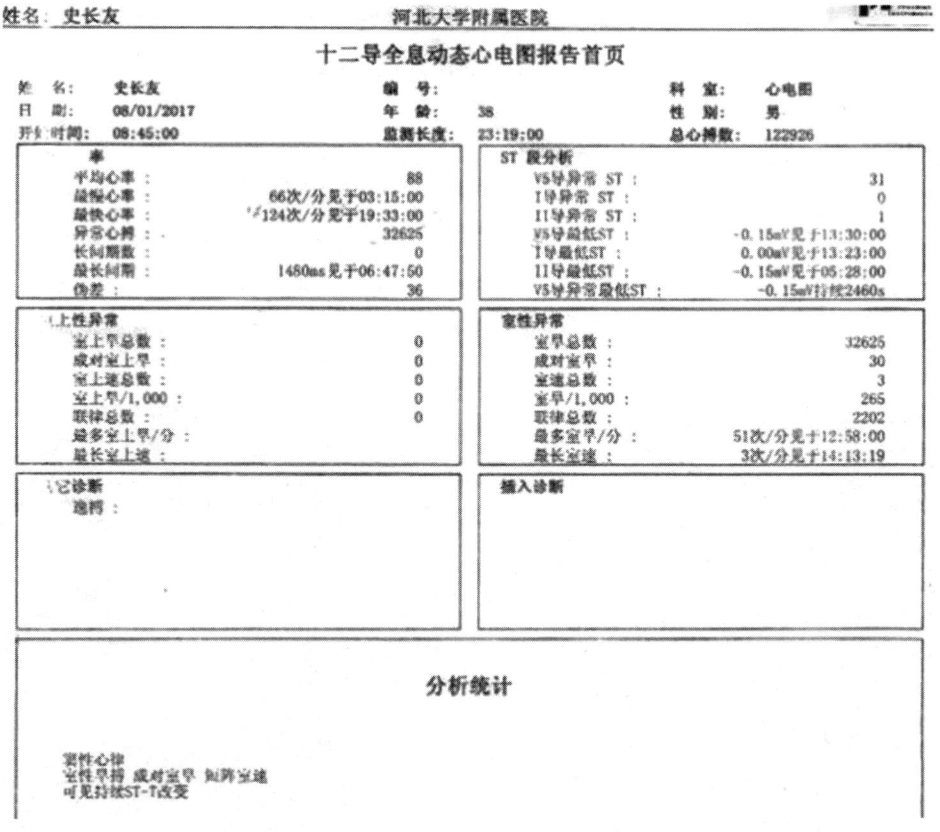

姓名：史长友　　　　　　河北大学附属医院

十二导全息动态心电图报告首页

姓　名：	史长友	编　号：		科　室：	心电图
日　期：	08/01/2017	年　龄：	38	性　别：	男
开始时间：	08:45:00	监测长度：	23:19:00	总心搏数：	122926

率		ST 段分析	
平均心率：	88	V5导异常 ST：	31
最慢心率：	66次/分见于03:15:00	I 导异常 ST：	0
最快心率：	124次/分见于19:33:00	II 导异常 ST：	1
异常心搏：	32625	V5导最低ST：	-0.15mV见于13:30:00
长间期数：	0	I 导最低ST：	0.00mV见于13:23:00
最长间期：	1480ms见于06:47:50	II 导最低ST：	-0.15mV见于05:28:00
伪差：	36	V5导异常最低ST：	-0.15mV持续2460s

上性异常		室性异常	
室上早总数：	0	室早总数：	32625
成对室上早：	0	成对室早：	30
室上速总数：	0	室速总数：	3
室上早/1,000：	0	室早/1,000：	265
联律总数：	0	联律总数：	2202
最多室上早/分：		最多室早/分：	51次/分见于12:58:00
最长室上速：		最长室速：	3次/分见于14:13:19

它诊断	插入诊断
逍拇	

分析统计

窦性心律
室性早搏 成对室早 短阵室速
可见持续ST-T改变

图 5-4　入院时 24 小时动态心电图(一)

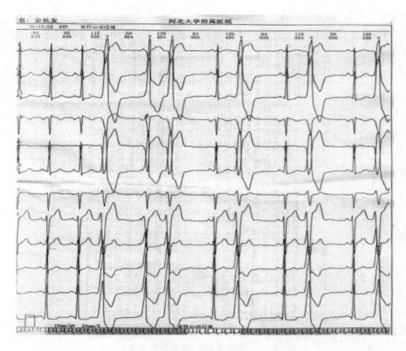

图 5-5　入院时 24 小时动态心电图(二)

五、诊治经过

患者室早数量较多,24 小时动态心电图提示室早 32 625 个,且长期口服"美西律、胺碘酮",仍有明显心悸症状,从体表心电图看Ⅱ、Ⅲ、aVF 导联呈宽大 R 波,且有切迹,提示流出道室早。再看 V$_1$ 导联主波向下,提示来源于右室,最终考虑"右室流出道室早",属于特发性室早。该部位室早进行射频消融术效果较好,完善术前准备,并且停用所有抗心律失常药物 5 个半衰期,于 2017-08-10 上午,在三维标测系统下行射频消融术(图 5-6)。

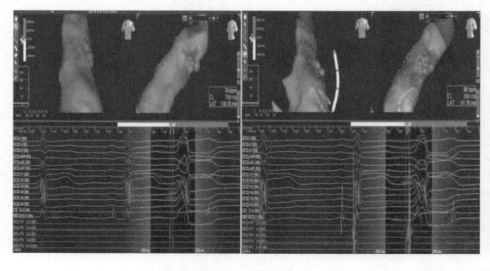

图 5-6　三维标测

应用 Ensite 三维标测系统,首选激动标测,以局部电位领先体表室早 QRS 波 20 毫秒以上作为消融靶点,如果术中室早少,予静脉滴注异丙肾上腺素诱发,必要时行起搏标测,通过高于自身心率 10～20 次频率起搏,以起搏与自然发作室早 12 导联心电图 QRS 波形至少有 11 个导联相同作为消融靶点。采用温控法消融,预置温度 50～60℃,功率 30～50W,试放电 10 秒,有效靶点持续放电60 秒,邻近有效靶点四周行补点消融;以消融后室早消失,原先诱发室早的方法不能诱发其发作为消融终点。

术后当日心电图未见室性期前收缩(图 5-7)。

术后 3 天复查动态心电图(2017-08-13),24 小时总心搏数 112 735 个,室性期前收缩总数 8 个(图 5-8)。

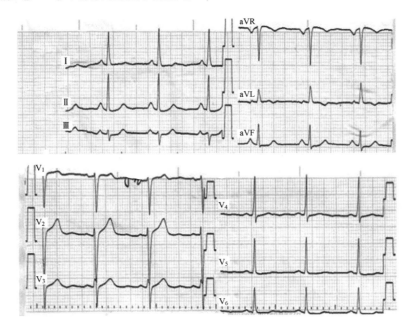

图 5-7　术后心电图

六、病例总结及讨论

室性期前收缩是室性心律失常的常见类型,临床症状不明显的病例一般采取药物治疗,但心律失常抑制试验表明抗心律失常药有致心律失常作用,并潜在有触发心室颤动的作用。一直以来,室性期前收缩的射频消融存在较大争议,心脏射频消融是通过静脉或动脉将电极导管送入心腔的特定部位。射频电流的释放导致局部心内膜和心内膜下心肌的凝固性坏死,这可以阻止快速性心律失常的异常传导,不会对身体造成伤害。射频消融已成为根治阵发性心动过速最有效的方法。对符合消融指征的室早患者进行射频消融治疗不失为一种治疗上的选择。对于室性期前收缩患者而言,消融不仅能够改善临床症状,而且能够预防心律失常性心肌病的发生。

消融前可以依据心电图形态对室早的部位进行初步判断。右心室流出道室性期前收缩的诊断:①心电图表现为左束支阻滞图形,电轴偏向下;②心脏结构正常;③起源点位于右心室流出道(RVOT)。

室性期前收缩起源点根据体表心电图判断,当 QRS 时限<140 毫秒时,Ⅱ、Ⅲ 导联呈

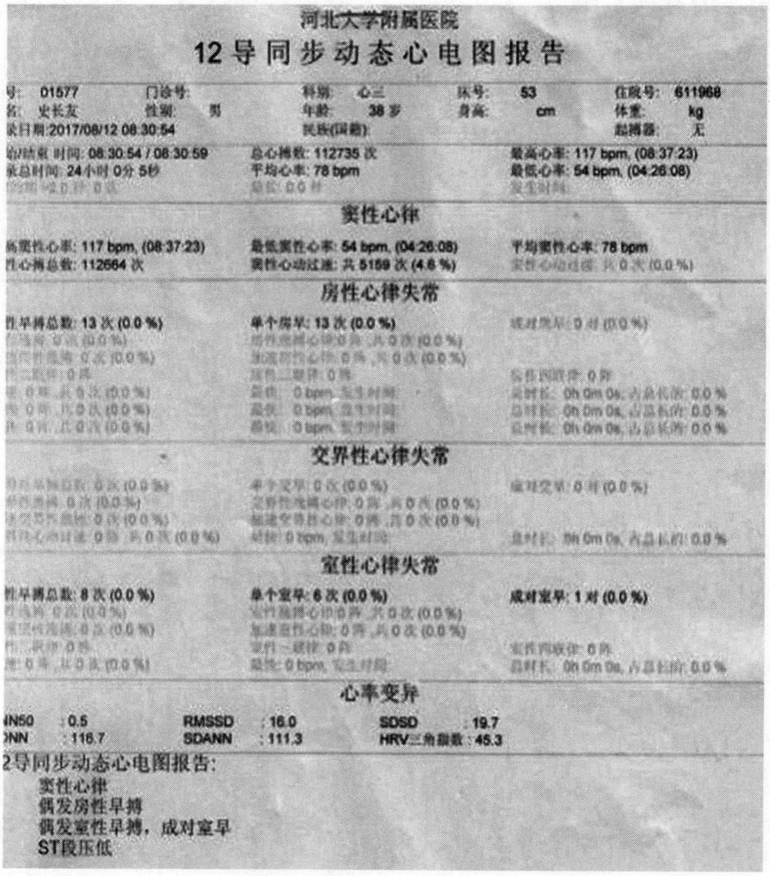
河北大学附属医院

12导同步动态心电图报告

号: 01577 门诊号: 科别: 心三 床号: 53 住院号: 611968
名: 史长友 性别: 男 年龄: 38岁 身高: cm 体重: kg
录日期:2017/08/12 08:30:54 民族(国籍): 起搏器: 无
始/结束时间: 08:30:54 / 08:30:59 总心搏数: 112735次 最高心率: 117 bpm, (08:37:23)
录总时间: 24小时0分5秒 平均心率: 78 bpm 最低心率: 54 bpm, (04:26:08)

窦性心律

高窦性心率: 117 bpm, (08:37:23) 最低窦性心率: 54 bpm, (04:26:08) 平均窦性心率: 78 bpm
性心搏总数: 112664次 窦性心动过速: 共5159次 (4.6%)

房性心律失常

性早搏总数: 13次 (0.0%) 单个房早: 13次 (0.0%) 成对房早: 0对 (0.0%)

交界性心律失常

室性心律失常

性早搏总数: 8次 (0.0%) 单个室早: 6次 (0.0%) 成对室早: 1对 (0.0%)

心率变异

NN50 : 0.5 RMSSD : 16.0 SDSD : 19.7
NN : 116.7 SDANN : 111.3 HRV三角指数: 45.3

2导同步动态心电图报告:
窦性心律
偶发房性早搏
偶发室性早搏,成对室早
ST段压低

图 5-8 术后动态心电图

单相的R波,提示偏间隔部;QRS时限>140毫秒,Ⅱ、Ⅲ导联呈三相RR′或Rr′,提示位于游离壁,反映了激动由右室游离壁到左室传导的QRS时限较长。Ⅰ导联呈QS型,提示室性期前收缩起源点位于RVOT左侧(前内侧),随着起源点向右移位(后外侧),Ⅰ导联R波逐渐增大,占主导地位。QS幅度aVR导联>aVL导联,提示偏右;aVR导联<aVL导联,提示偏左。RVOT高位时,V_1、V_2导联R波幅度更大,而在下部时V_1、V_2导联R波幅度偏小,胸前导联移行较晚。此外,在肺动脉瓣以下高位RVOT时,aVL导联QRS波群负向波为主;如果在低位RVOT,aVL导联QRS波群变成等电位或轻度正向。如果室性期前收缩起源于肺动脉瓣上,由于该位置靠近左上方,其向量朝向右侧,V_1导联可出现小的R波,额面水平电轴朝向右下方。胸前导联移行较早,位于V_2导联,下壁导联R波比起源于RVOT的室早高。

右心室流出道室性心律失常射频消融成功率高达80%以上,并发症少(发生率<5%),是比较理想的治疗方法。

(张兰芳)

参考文献

[1] 吴有华.经导管射频消融治疗右心室流出道室

性早搏的临床价值分析.中国实用医药,2019,14(30):15-16.

[2] 柴婵娟,杨志明.右室流出道室早、室速的临床心电学特征及消融治疗.实用心电学杂志,2018,27(2):111-115. DOI:10. 13308/j. issn. 2095-9354.2018.02.008.

病例 38　青年男性阵发性左后分支室速一例

心脏的激动由窦房结发出后激动心房,心房激动到达房室结,沿着房室结向下到达希氏束,再往下就分为右束支和左束支,左束支再分为左前分支和左后分支。左后分支室速的折返模式和慢快型房室结折返性心动过速的折返模式相似,即折返环由前向折返通路和逆向折返通路构成。前向折返通路由异常的浦肯野纤维组织、纵向分离的左束支或与左后分支相连的假腱索,具有传导缓慢、递减传导及对维拉帕米敏感的电生理特性。逆向传导通路由左后分支及其相连的浦肯野纤维。前向折返通路和逆向折返通路在近端、远端可能存在某种形式的连接(犹如房室结快慢径路之间存在所谓的上传、下传的共同通路)。临床上最常见的特发性室性心动过速之一,青少年患者多见。常无器质性心脏病证据,多对维拉帕米敏感,有特殊的心电图表现。

一、病史

患者: 男性,17岁。

主诉: 阵发性心悸3年,加重1个月。

现病史: 患者于3年前无明显诱因出现阵发性心悸,自感心搏明显加快,时有胸闷、头晕、乏力等不适,持续数分钟至数小时不等。可自行缓解,每次发作均为突发突止,未曾诊疗。近半个月来,患者自觉心悸症状较前明显加重,每天不定时发作,持续时间长短不等,与活动无明显相关性。

既往史: 否认"高血压病、糖尿病、脑血管病"病史,否认肝炎、结核等慢性传染病病史。

个人史: 否认烟酒不良嗜好,否认药物及食物过敏史。

二、体格检查

体温36.0℃,脉搏75次/分,呼吸20次/分,血压120/83mmHg。双肺呼吸音清,未闻及干、湿啰音,心界左下扩大,心率75次/分,心音低钝,各瓣膜听诊区未闻及病理性杂音,双下肢无水肿。神经系统检查未见阳性体征。

三、辅助检查

1. 发作时心电图　呈右束支阻滞图形,电轴左偏或右偏,下壁导联主波向下,V_5、V_6导联可见较深的S波,R波小于S波(图5-9)。

2. X线胸片　心肺膈未见异常。

3. 超声心动图　心脏结构及功能未见异常。

四、初步诊断

心律失常。

阵发性室性心动过速。

左后分支性室速。

五、诊治经过

入院后在EnSite-NavX三维标测系统引导下成功进行射频消融术。

六、病例总结及讨论

1. 左后分支室速心电图特点:呈右束支阻滞图形,电轴左偏或右偏,下壁导联主波向下,V_5、V_6导联可见较深的S波,R波小于S波。左后分支室速,事实上左后分支起源的

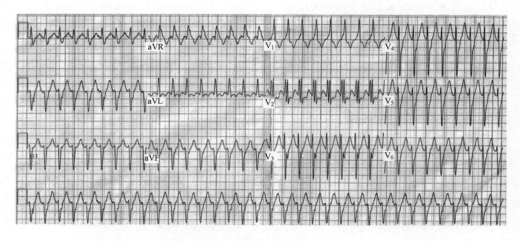

图 5-9　发作时心电图

室速 QRS 波群的形态与"右束支＋左前分支阻滞"的图形相似,这种图形不能 100％排除室上速伴差传,只是室上速合并这种差传的概率很小(见图 5-9)。

2. 左后分支室速进行射频消融术,成功率高。左后分支一般位于室间隔左侧表面,为一平面结构,因此,其标测相对容易,一般也只需放入希氏束电极,或 CS 电极和消融电极。并且,绝大多数左后分支室速的发生均与左后分支的浦肯野纤维网及局部心肌有关,一般可以依靠浦肯野纤维电位辅助定位。

3. 窦性心律时,由于逆向传导通路为左束支主干与心室肌的正常组织,即左后分支,其激动发生在心室肌之前,产生收缩期前电位即 P2 电位;而前向折返通路为异常组织,传导缓慢,甚至单向阻滞,其远端接受逆向传导通路的下传激动而上传,产生舒张期电位即 P1 电位。因此窦性心律时,室间隔心室面的激动传导顺序为:左束支、逆向传导通路(左后分支)、心室肌、前向传导通路,由于前向传导通路同时接受两个不同方向的激动,所以 P1 常隐藏在 V 波之中(图 5-10)。

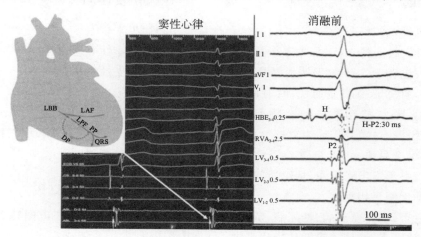

图 5-10　窦性心律

4. 这种室速可被心房、心室刺激诱发。当程序刺激 S2 递减到一定程度,逆传通路发生下传阻滞,激动即由前传通路缓慢下传,抵达其远端与逆传通路之间的结合部,此时逆传通路已脱离不应期,产生上传激动,此次上传激动到达近端时,前传通路脱落不应期,随之被激动,产生前向传导,完成一次折返。如果连续出现形成室速,心内激动顺序为:前向传导通路、逆向传导通路、心室肌、希氏束。所以室速时,激动通过前向传导通路夺获维拉帕米敏感区,产生 P1 电位,继续传导至低位折返点产生 P2 电位,因此 P1 在室速时提前于 P2(图 5-11)。

5. 多选用激动标测,寻找较体表心电

图 QRS 波群提前收缩期前的 P 电位,一般提前 25 毫秒,P 电位为高幅、低频电位,在心动过速和窦性心律时均位于 QRS 波群之前。窦律时,P 电位位于希氏束电位之后,激动顺序由近希氏束到远心尖,室速发作时位于希氏束电位之前,激动顺序由远到近(图 5-12)。

6. 成功消融后,前向传导通路的远端与逆向传导通路的连接被中断,前向传导通路仅接受来自希氏束方向的单个下传激动,由于传导非常缓慢,所以 P1 电位在心室激动之后,贯穿于整个舒张期(图 5-13)。

这种心律失常通过射频消融术可以根治,成功率高,复发率低。

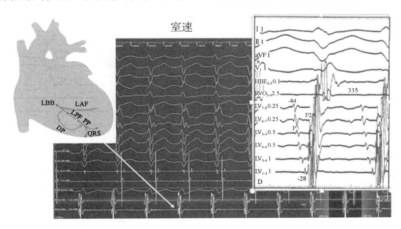

图 5-11　室速发作时

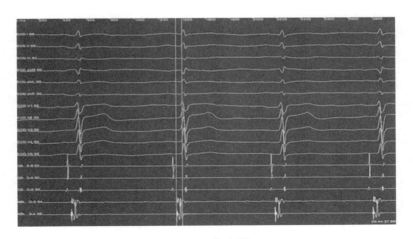

图 5-12　靶点图

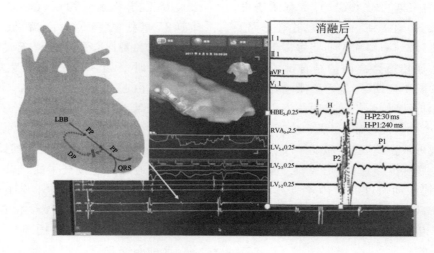

图 5-13　消融后

（张兰芳）

参　考　文　献

[1]　Xun-zhang Wang，刘强，蒋晨阳. 左后分支室速的机制. 实用心电学杂志，2018，27（3）：162-168.

病例 39　永久性心脏起搏器植入遇上永存左上腔一例

一、病史

患者：男性，77 岁。

主诉：反复晕厥 1 个月。

现病史：患者入院前 1 个月无明显诱因出现头晕、黑矇，随即出现晕厥，数秒后自行转醒。

二、辅助检查

1. 心电图　窦性心律，二度Ⅱ型房室传导阻滞（2:1传导），心室率 42 次/分。

2. X 线胸片　心肺膈未见异常。

3. 超声心动图　心脏结构及功能未见异常。

三、初步诊断

心律失常。

二度Ⅱ型房室传导阻滞。

心源性晕厥。

四、诊治经过

患者符合永久性起搏器植入术指征，于我院导管室行永久性双腔心脏起搏器植入术。术中在左侧锁骨下静脉穿刺成功后送入导丝时遇到阻力，且难以送入右心室，经穿刺针注入造影剂，发现患者为永存左上腔，随即更换为右侧锁骨下静脉途径，经穿刺右侧锁骨下静脉，证实右侧上腔静脉存在，分别送入心室电极及心房电极，手术顺利。

五、病例总结及讨论

永存左上腔是最常见的先天性静脉畸形，发生率占总人群的 0.3%。部分或全部上部的血液，通过永存的左上腔静脉回流入冠状静脉窦后回到右心房。一般无临床症状，常在经左侧锁骨下静脉、颈内静脉等中心静脉置管或送入起搏、除颤电极导线时意外发现。

1. **解剖学特点**　约 90% 永存左上腔是通过扩张的冠状静脉窦口进入右心房，一般无临床症状，其中大部分患者同时存在右上腔，左右上腔静脉通过左无名静脉相通，左上腔静脉的血液通过冠状静脉窦口进入（图 5-14A）。另外，部分患者右上腔静脉闭锁，左上腔静脉通过右无名静脉与右锁骨上静脉交通，因为同时引流来自左、右侧上体的血液，冠状静脉常明显增粗（图 5-14B）。另外 10% 患者的冠状静脉窦缺如，永存左上腔的血液引流到左心房顶部，如果存在左无名静脉，左上腔与右上腔静脉相通（图 5-14C）；如果左无名静脉缺如，左上腔静脉的血液直接引流入左心房顶部，常合并房间隔缺损（图 5-14D）。这些患者由于存在左向右分流，临床上会有发绀。

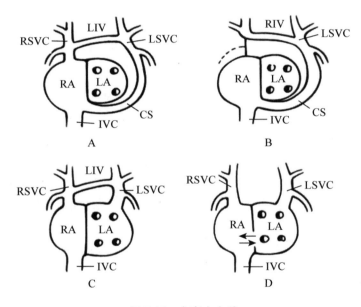

图 5-14　永存左上腔

2. **在植入永久性心脏起搏器过程中遇到永存左上腔时该如何处理呢**　①经永存左上腔静脉送入电极导线：心房电极植入若选择右心耳有一定难度，多选择右心房游离壁，容易到达，易于固定，但有穿孔的风险；心室电极的植入，电极经冠状静脉窦口与三尖瓣锐角到达右心室，困难大，且不易固定，容易脱位。②右侧途径：如果左上腔严重狭窄或扭曲，选择左无名静脉进入右上腔静脉，若左无名静脉缺如，选择右侧途径。③心外膜途径：左侧失败或右上腔静脉缺如，可选择心外膜途径。

3. **该病例我们的总结**　①术前进行常规心脏超声检查，重视冠状静脉窦的检测，如发现冠状静脉窦扩张要考虑到永存左上腔的可能；经左上肢静脉声学造影，可明确诊断；②当从左侧静脉途径植入心脏起搏电极时，发现指引导丝沿心脏左缘下行，要考虑到永存左上腔，进一步检查右上腔静脉是否缺失。如果两者并存，建议采取右上腔静脉途径；如果合并右上腔静脉缺失，建议使用主动电极，借助冠状窦指引导管，利于跨过三尖瓣环。

（张兰芳）

参考文献

[1] 易忠,周学继,王斌.经永存左上腔静脉植入心脏植入装置的分析.中华临床医师杂志(电子版),2013,7(13):193-194.

病例 40 　缺血性心肌病反复室速患者植入 CRT-D 一例

一、病史

患者：男性,50 岁。

主诉：发作性胸痛、伴一过性晕厥 1 年,加重半个月。

现病史：患者于 1 年前(2016-01-13)饮酒后出现心前区疼痛,为胸骨烧灼感,伴大汗、乏力、恶心、呕吐,呕吐为胃内容物,症状持续不缓解,就诊于当地医院,考虑"急性心肌梗死",溶栓治疗过程中出现意识丧失。心电监测提示室颤,电除颤成功后转入保定市某医院(具体诊疗不详)。(2016-02)患者无明显诱因出现胸闷、出汗,伴阵发性意识丧失,行心电图示室速,电复律抢救成功后就诊于北京某医院,住院过程中反复出现室速、室颤,反复电复律、电除颤,持续应用抗心律失常药物。长期口服"苯妥英钠、美西律、索他洛尔、波立维、阿托伐他汀"等药物。当时查心脏超声示左心增大、心功能下降(EDD 5.7cm,EF 24%)。(2016-04)反复出现阵发性心悸、胸闷,伴短暂意识丧失于 2016-04-13 就诊我科。入院后患者频发短阵室速,心室率可达 200 次/分,应用胺碘酮转律治疗,当时心脏超声示左心增大、心功能下降(EDD 5.6cm,EF 24.5%)。向家属交代行 ICD 治疗,但家属拒绝,并要求出院。长期应用美西律＋苯妥英钠＋索他洛尔＋胺碘酮抑制室性心律失常等治疗。半个月前(2017-02-03)"感冒"后再次出现阵发性心悸,伴一过性意识丧失,患者妻子对患者进行胸外心脏按压后患者意识恢复,为求进一步诊治遂来我院。

既往史：否认"高血压病、糖尿病、脑血管病"病史,否认肝炎、结核等慢性传染病病史。

个人史：否认烟酒不良嗜好,否认药物及食物过敏史。

二、体格检查

体温 36.0℃,脉搏 68 次/分,呼吸 18 次/分,血压 127/94mmHg,血氧饱和度 97%。神清,未见颈静脉怒张及颈动脉异常搏动,双肺呼吸音清,未闻及干、湿啰音,心脏叩诊向左侧扩大,心率 68 次/分,律齐,心音低钝,二尖瓣听诊区可闻及 3/6 级收缩期吹风样杂音,腹软,肝脾肋下未触及,双下肢无水肿。

三、辅助检查

1. 入院时心电图　窦性心律,室内传导阻滞,QRS 时限约 140 毫秒。

2. 心脏超声　左心扩大、心功能下降(EDD 6.1cm,EF 27.3%)。

3. 实验室检查　NT-proBNP 12 200.0 pg/ml;肾功能:尿素 11.92mmol/L,肌酐 131.61μmol/L,余正常。

4. 其他检查　未见异常。

四、初步诊断

1. 冠状动脉性心脏病。
陈旧性心肌梗死。
缺血性心肌病。

左心扩大。

心律失常。

室性期前收缩。

阵发性室速室颤(电除颤术后)。

室内传导阻滞。

2. 心功能Ⅲ级。

五、诊治经过

1. 危险评估　患者中年男性,陈旧性心肌梗死、缺血性心肌病、反复阵发性室速室颤、心力衰竭发作1年,心脏扩大,射血分数降低,室性心律失常反复发作,反复出现阿-斯综合征。

2. 可能的选择

(1)继续优化抗心律失常治疗及抗心力衰竭治疗。

(2)器械治疗,ICD? CRT? CRT-D?

3. 我们的选择 CRT-D

(1)理由1:患者中年男性,陈旧性心肌梗死1年,1年中反复出现快速室性心律失常及心力衰竭发作,心脏扩大,射血分数低(EF<35%),反复住院,优化药物治疗效果欠佳,心电图提示室内传导阻滞,QRS时限140毫秒。该患者符合2013年中国CRT指南Ⅱa类适应证:窦性心律非LBBB,QRS波时限≥150毫秒,在优化药物治疗后,LVEF<35%,NYHAⅢ级和不必卧床的Ⅳ级患者,推荐有/无ICD功能的CRT。

(2)理由2:患者中年男性,陈旧性心肌梗死,射血分数低(EF<35%),反复出现室速、室颤,心功能下降。大量临床试验证实,EF值下降是心脏性猝死的重要且有效的预测因素。该患者符合ICD植入的Ⅰ类适应证:心肌梗死所致LVEF<35%,且心肌梗死40天以上,NYHAⅡ级或Ⅲ级(证据水平A)。

4. 可能出现的问题

(1)问题1:CRT-D无应答。CRT-D无应答相关因素:心力衰竭病程短(<3年);

NYHA心功能分级≤Ⅲ/Ⅳa级;左束支传导阻滞(LBBB),QRS波群≥150毫秒;非缺血性心肌病患者左心功能改善优于缺血性心肌病患者;左心房前后径及左心室舒张末内径(LVEDD)小,LVEF高;优化AV VV间期;维持窦性心律。预防措施:继续优化药物管理;CRT-D参数优化(优化AV间期);冠脉血运重建(CRT-D应答的分层研究得出冠状动脉血运重建是缺血性心肌病心力衰竭获得良好的CRT-D疗效的基础)。

(2)问题2:ICD不恰当放电,不必须放电和误放电。减少不恰当放电的措施:①提高诊断频率,增强鉴别诊断功能;②持续性VT:延长诊断、治疗时间;③ATP终止VT:强化ATP设置;④噪声:远离干扰源、采用腋静脉途、改善电极导线。

5. 手术过程(手术日期:2017-02-08)

(1)过程1:经静脉借助左心室递送系统6250C将左室四级4298起搏导线送入冠状静脉分支后侧静脉;植入心房电极:右心耳;植入右室除颤电极:低位间隔。

(2)过程2:术中导线电学参数测定。

(3)过程3:制作囊袋,植入起搏器CRT-D(DTBC2QQ)。

6. 术后　术后1周,CRT-D参数优化。程控模式:双心室起搏器,参数:基础频率70次/分,PAV/SAV 130/100;VV:LV first 20毫秒。术后1周超声心动图:EDD 5.9cm,EF 36.1%,心功能较前好转。

六、病例总结及讨论

术后1周患者未出现室速、室颤,且心力衰竭症状明显改善,室性期前收缩多,继续应用胺碘酮及美托洛尔,未再出现室速、室颤,心电图QRS波时限缩窄,射血分数明显提高。

CRT-D是"心脏再同步化治疗及埋藏式心脏自动除颤器",它结合了CRT-D(心脏再同步化治疗起搏器)和ICD(埋藏式心脏自动除颤器)的双重功能,其最大特点是在治疗心脏衰竭、让扩大的心脏回缩的同时,防止因恶性心律失常导致的猝死,主要适用于心肌病、冠心病合并心力衰竭及有猝死高危风险的患者。

(张兰芳)

参 考 文 献

[1] 韩雅玲.遵循新指南:优化心力衰竭患者的诊断、治疗和管理.中华心血管病杂志,2018,46(10):753-755.

病例 41　透过现象看本质——长 QT 再相逢

窦房结＋房室结＝长 RR 间期＝心脏停搏?

长 QT 间期＋室早＝室速、室颤＝心脏停搏?

一、病史

患者:男性,63 岁。

主诉:间断心悸、黑矇 2 年,加重伴抽搐、晕厥 9 小时。

现病史:患者 2 年前无诱因间断出现心悸,测心率偏慢,40～50 次/分,偶有黑矇、头晕出现,无胸闷、胸痛,无意识丧失。未就诊。9 小时前患者睡眠中无诱因突然出现呼吸困难、心悸、乏力,继而出现意识丧失、抽搐、小便失禁,持续 2～3 分钟,意识自行恢复,无胸闷、胸痛,无肢体活动障碍及言语不利,来我院就诊,就诊途中,相似症状再次发作,性质同前。

既往史:"高血压病"病史 5 年,血压最高 180/? mmHg,平素口服"利血平",未监测血压。吸烟 40 余年,30～40 支/日。

二、体格检查

体温 36.2℃,脉搏 45 次/分,呼吸 18 次/分,血压 161/56mmHg。心肺查体及神经查体均未见阳性体征。

三、辅助检查

1. 心电图　窦性心动过缓,完全性左束支传导阻滞,QT 间期延长(0.6 秒),T 波双峰(图 5-15)。

入院后心电图出现窦性心动过缓,交界区逸搏,室房逆传(0.32 秒),反复心搏,完全性左束支传导阻滞,QT 间期延长(0.72 秒),T 波双峰(图 5-16)。

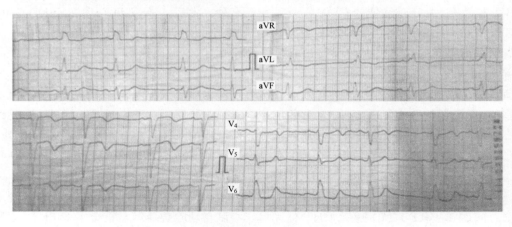

图 5-15　心电图

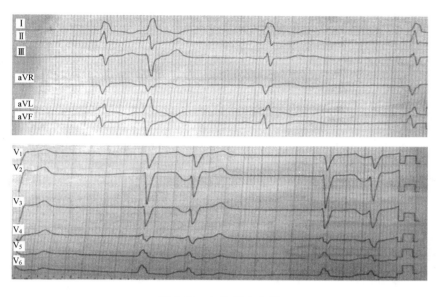

图 5-16　入院后心电图

2. 胸部 CT 平扫　未见异常。

3. 心脏超声　左心增大(LA 4.4cm, LV 5.9cm),主动脉瓣退行性变伴少量反流,二、三尖瓣少量反流,肺动脉压稍高,左心室舒张功能减低。

4. 头颅 CT　腔隙性脑梗死。

5. 实验室检查　血常规、尿常规、便常规均未见异常,电解质、甲状腺功能、心肌酶均未见异常,肝功能、肾功能、BNP 未见异常。

四、初步诊断

晕厥待查?

1. 冠心病。

急性冠脉综合征?

2. 心律失常。

窦性心动过。

交界区逸搏。

完全性左束支传导阻滞。

长 QT 综合征。

恶性心律失常?

3. 癫痫?

五、诊治经过

入院后给予抗血小板聚集、稳定斑块、抗凝等治疗,心电监测。

(一)尖端扭转室速(TdP)(图 5-17,图 5-18)

患者头晕、心悸,调整治疗方案,给补钾、补镁治疗,同时给予异丙肾上腺素,维持心室率在 70 次/分,患者心悸明显(图 5-19)。

停用异丙肾上腺素,给予临时起搏器,调整起搏频率在 70 次/分,复查心电图提示 QT 间期明显缩短,且患者未再次出现室速(图 5-20)。

目前:窦性心动过缓+长 QT+TdP。

处理:永久性双腔起搏器+ICD?

永久性双腔起搏器?

出院半个月后复查:QT 0.4 秒,无心悸、头晕发作(图 5-21,图 5-22)。

(二)该患者存在的问题

1. **尖端扭转室速**

(1)尖端扭转室速(torsades de pointes, TdP)是一种心电图呈带状的心动过速(图 5-23)。

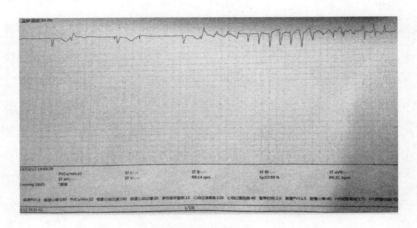

图 5-17　心电图(一)

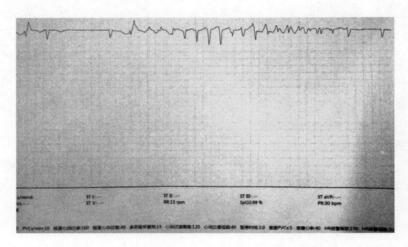

图 5-18　心电图(二)

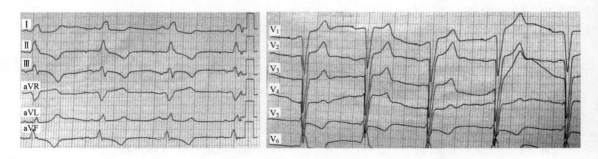

图 5-19　心电图(三)

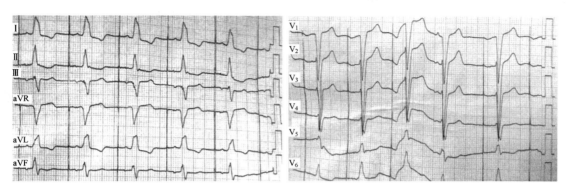

图 5-20　心电图（四）

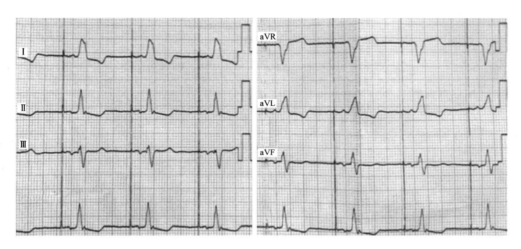

图 5-21　出院半个月后心电图（一）

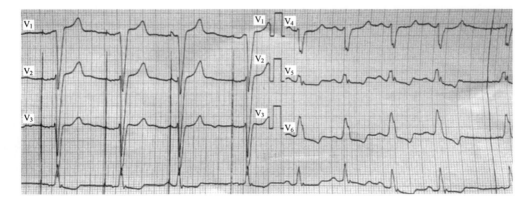

图 5-22　出院半个月后心电图（二）

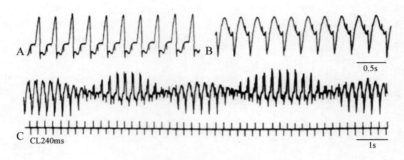

图 5-23 试验性 TdP

注：在离体的 Langendorff 猪心上，同时行左右心室起搏（A、B）并记录心电图。其中左室以固定的频率起搏，而右室的起搏频率有一周期性的轻度变化，当右室起搏频率由快轻度变慢时，则能引起典型的 TdP 心电图（C）。

（2）最早是 1966 年由法国学者 Dessertermd 提出。他推测患者心室内同时存在两个节律点，交替发放快速的心室激动，再经折返则形成了这一心律失常。动物实验的结果也支持是两个异位心室节律点发放的激动相互影响而引起 TdP。

L-Sherif 的研究揭示，TdP 最初的激动起源于心内膜心肌的触发灶，随后激动形成折返的旋转波，旋转波的波峰（wave front）在室内扩布时，在室间隔邻近部位因遇功能性阻滞区而发生分裂，分裂后的两个同步旋转波分别激动左室和右室，引起 QRS 波的电轴发生周期性反转（图 5-24）。

①目前认为，TdP 发生机制是在心肌跨壁复极离散度（TDR）增大的基础上因早后除极而诱发。

②其发生在于 APD（action potential duration）过度延长引起 EAD（early after depolarization）。

③其维持在于 2 相折返。

④其扭转在于 TDR（transmural dispersion of repolarization）。

⑤其反复在于机体自身调剂抑制强度介于心肌内、外膜紊乱的心肌电之间。

⑥任何人都有可能发生 TdP，女性发病率高于男性，一般并发于 LQTs。

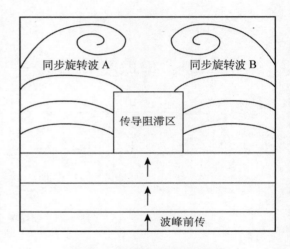

图 5-24 旋转波分裂的示意图

注：旋转波在室内传导时，其波峰遇到传导阻滞区，进而分裂成 2 个同步的旋转波 A 和 B。

（3）TdP 的心电图特征

①室速：发作时 QRS 波极性及幅度呈时相性变化，持续数个心动周期后（5～20 个）转向相反的方向，即 QRS 波群在等电线上翻转。

②诱发：R-on-T 或 T 波切断现象（长间期后舒张早期室早）。

③转归：常自动终止且极易反复发作，持续数秒或数十秒；部分可转为室颤或持续性室速。

④存在温性和冷却现象：心室率多在

160～280 次/分,RR 间期多变(图 5-25)。

尖端扭转型室速一词也能用来描述少数 QT 间期不延长的多形性室速,因为部分患者伴有隐匿性长 QT 综合征(图 5-26)。

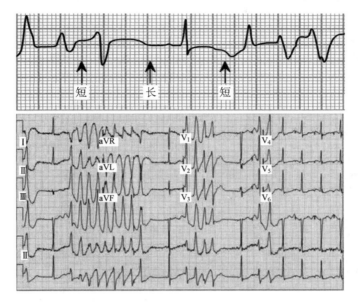

图 5-25　心电图

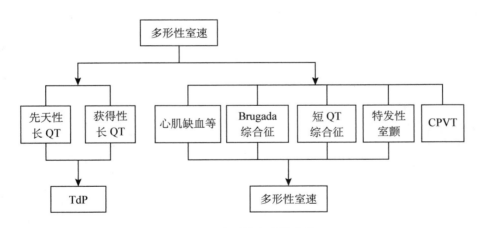

图 5-26　多形性室速的分类

来源:郭继红．解读"院内获得性 TdP 防治(2010)专家共识"．临床心电学杂志,2010,19(3):225-234。

2. 长 QT 综合征

·长 QT 综合征是一种心室复极时程延长、离散度增大的疾病,可导致尖端扭转型室性心动过速(TdP)、室颤等恶性心律失常。

·临床主要表现为晕厥、抽搐或猝死。

分类(表 5-1)

·遗传性 LQTs,80% 显性遗传,20% 隐性遗传。

·获得性 LQTs,90%。

表 5-1　各种类型长 QT 综合征

LQT₅ 型	基因	染色体	蛋白质	离子通道	家族发生率
LQT₁	KCNQ1	11p15.5	Kv7.1	Iks	42%～54%
LQT₂	KCNH2	7q35～36	Kv11.1	Ikr	35%～45%
LQT₃	SCN5A	3p21	Nav1.5	INa	1.7%～8%
LQT₄	ANK2	4q25～27	Ankyrin-B	ICa²⁺	罕见
LQT₅	KCNE1	21q22	mink	Iks	罕见
LQT₆	KCNE2	21q22	MiRP1	Ikr	罕见
LQT₇	KCNJ2	17q23.1～24.2	Kir2.1	Ikir	罕见
LQT₈	CACNA1C	12p13.3	Cav1.2	ICa	罕见
LQT₉	CAV3	3p25	小凹蛋白-3	INa	罕见
LQT₁₀	SCN4B	11q23	NavB4	INa	罕见
LQT₁₁	AKAP9	7q21～22	Yotiao	Iks	罕见
LQT₁₂	SNTA1	20q11.2	α₁-互养蛋白	INa	罕见
LQT₁₃	KCNE3	11q23.3～24.3	Kir3.4	Iks	罕见
JLN₁	KCNQ1	11p15.5	KvLQT1(Kv7.1)	Iks	1%～7%伴聋
JLN₂	KCNE1	21q22	Mink	Ikr	1%伴聋

- 休息和睡眠中发生，心电图示 ST 段相对较长，T 波延迟出现，非对称性，振幅高，基底窄（图 5-27）。
- 听觉刺激有关，心电图示 T 波双峰，电压低，常出现 U 波。

- 运动、激动或其他交感兴奋时，心电图示单峰状，非对称性高耸，基底部宽大。

先天性 QT 间期延长见图 5-28。遗传性长 QT 的诊断标准（表 5-2）。

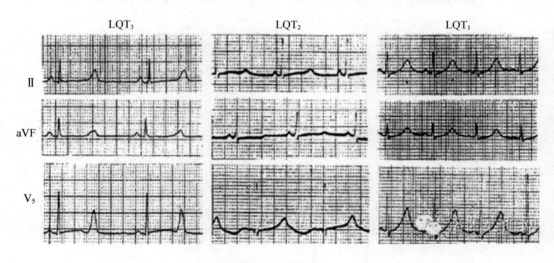

图 5-27　心电图

注：铁超载心肌病病理生理机制。虚线表示机制不明确；双线表示间接影响。

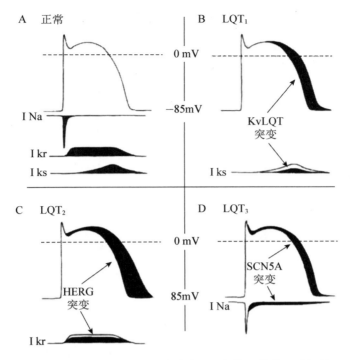

图 5-28　各种先天性 LQTs 综合征 QT 间期延长的不同机制

注：A. 正常对照：INa、Ikr、Iks 均正常；B. LQT₁：Iks 电流减弱使复极时间延长；C. LQT₂：Ikr 电流减弱使复极时间延长；D. LQT₃：晚钠电流的增加使复极时间延长。

表 5-2　Schwartz 评分——遗传性长 QT 的诊断标准

指标	评分	指标	评分
病史		QTc 间期（Bazett 公式）	
晕厥史*		450 毫秒（男性）	1
无应激状态下	1	460～170 毫秒	2
应激状态下	2	≥480 毫秒	3
先天性聋	0.5	尖端扭转型室速*	2
LQTs 家族史**	1	T 波电交替	1
<30 岁的一级亲属有不明原因猝死	0.5	≥3 个导联的 T 波切迹	1
心电图		心动过缓（在年龄组心率下限的 2% 内）	1

Schwartz 评分：≤1，低概率；1<评分<4，中等概率；≥4，高概率

注：* 晕厥与尖端扭转型室速只选一项进行评分；** 同一家族成员满足两项标准时，不累计积分。

为患者直系亲属行心电图检查，未发现长 QT；其直系亲属未发现猝死情况；但未行基因检测；考虑患者发病年龄大，不考虑遗传性长 QT。

院内获得性 TdP 防治 2010 专家共识：

男性 QTc>470 毫秒，女性 QTc>480 毫秒时诊断 QT 间期延长（图 5-29）。同时指出，无论男性还是女性 QTc>500 毫秒时都

属于高度异常。

首次提出:服用延长 QT 间期的药物后,当 QTc 值>500 毫秒或 QTc 延长值>60 毫秒,同时又有 TdP 预警心电图表现时,应当停药。

获得性 LQTs 的原因:

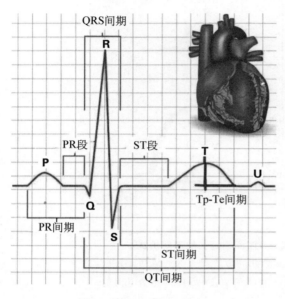

图 5-29　QT 间期延长

- 药物影响。
- 性别、年龄:女性住院患者发生 TdP 的危险比男性患者高出 2 倍,年龄大于 65 岁的患者比年轻患者更易发生 TdP。
- 心脏病:缺血、心肌梗死、心肌炎、心力衰竭等病理生理改变可引起复极异常。
- 心室周期延长:心室周期延长可见于窦性心动过缓、完全或高度房室传导阻滞,或突然发生长间歇。
- 其他临床疾病伴 QT 间期延长:常见有中枢神经系统疾病,如脑卒中、蛛网膜下腔出血;代谢性疾病,如高血糖、糖尿病、甲状腺功能低下;感染性疾病和肿瘤,发热、酗酒等。
- 电解质紊乱:低血钾已确知为 TdP 的危险因素。

TdP 的预警心电图:

- QT 及 QTc 延长。
- T-U 波畸形。
- 短长短周期现象诱发 TdP(图 5-30)。
- T 波电交替(图 5-31)。

3. 长 QT 都会出现尖端扭转室速吗

可能加大复极离散度的因素:①心电图长的间期,不管是窦缓、室早还是传导阻滞引起的心电图长间期都有多种不良影响;②低钾血症;③室早。

4. 如何治疗　病因治疗,去除病因,心律失常就会消失。

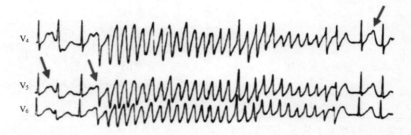

图 5-30　典型的短长短周期现象诱发 TdP

注:图中第 3 个 QRS 波为窦律的 QRS 波,其后存在高振幅的 T-U 波,随后发生的 TdP 从 T-U 波的峰顶开始,而 TdP 终止后的第一个正常 QRS 波后也有 T-U 波振幅的明显增加(箭)。

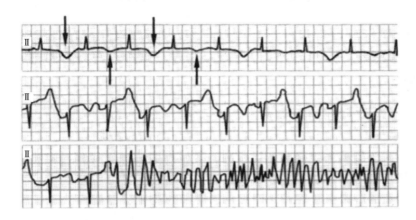

图 5-31　毫伏级 T 波电交替与 TdP(箭头指示)

（1）停药：QT 间期过度延长及发生 TdP 时，应立即停服相关药物。

（2）除颤：患者 TdP 持续存在或蜕化为室颤时，应立即行体外电除颤治疗。

（3）补镁：无论患者血清镁的水平如何，都应立即静脉给予硫酸镁，首选静脉推注硫酸镁 2g，无效时再给 2g 硫酸镁。

（4）补钾：及时补钾使血钾水平达到 4.5～5.0mmol。

（5）快速起搏：经心房、心室进行临时心脏起搏，以起搏频率＞70 次/分为宜。

（6）应用提高心率的药物：可应用能增快心率的阿托品或异丙肾上腺素等药物，心率的提高能缩短 QTc 间期。

（张　芳）

参 考 文 献

[1]　中华医学会医学遗传学分会遗传病临床实践指南撰写组.长 Q-T 间期综合征的临床实践指南.中华医学遗传学杂志,2020,37(3):289-294.

病例 42　伊布利特转复阵发性心房颤动两例

一、典型病例

（一）例 1

1. 病史

患者：女性，70 岁。

主诉：发作性心悸 10 年余，加重 1 天，于 2019 年 11 月 1 日入院。

现病史：患者 10 年前无诱因突发心悸，伴出汗、全身乏力，无头晕、黑矇、晕厥、胸痛及胸闷、意识丧失及肢体抽搐等，就诊于我院及解放军某医院，诊断"阵发性心房颤动（房颤）"，给予静脉胺碘酮（具体量不详）后转复为窦性心律；长期间断口服"胺碘酮、利伐沙班、参松养心胶囊"等药物，前 3～6 个月房颤复发 2 次，均于我院及解放军某医院静脉使用胺碘酮转复成功。1 天前再次心悸，性质同前，急诊入院。

既往史：高血压病 10 年，最高 160/？mmHg，口服"厄贝沙坦"控制佳。

2. 体格检查　体温 36.3℃，脉搏 90 次/分，呼吸 24 次/分，血压 124/78mmHg。双肺呼吸音清，未闻及干、湿啰音，心界不大，心率 100 次/分,节律绝对不齐,强弱不等,各瓣膜听诊区未闻及病理性杂音。

3. 辅助检查

(1)心电图:房颤,心室率 100 次/分,未见明显 ST-T 改变。

(2)实验室检查:完善血常规、电解质、肾功能、凝血四项、心肌三项及 BNP 在正常范围。

(3)心脏超声:左房轻大(41mm),余未见异常。

4. 入院诊断

(1)心律失常。

阵发性房颤。

(2)高血压病 2 级(极高危)。

5. 诊治经过

(1)第一次住院时情况:患者女性,70岁,"高血压病"病史明确,CHA2DS2 VASc评分 3 分(图 5-32)。据《2019 年 AHA 心房颤动诊疗指南》相关推荐为Ⅰ A 类推荐:Ⅰ类,CHA2DS2 VASc 评分≥2 男性或≥3女性,应长期接受抗凝治疗(证据级别 A);Ⅱa 类,依从性较好 CHA2DS2 VASc 评分1 分男性和 2 分女性,应接受抗凝治疗(证据级别 B)。治疗过程。①继续抗凝,利伐沙班 20mg/日;②转复房颤,静脉使用胺碘酮,维持 72 小时,未转复;后续普罗帕酮负荷量 600mg 顿服,未转复;于 2019 年 11 月4 日 16:25 给予富马酸伊布利特 1mg,静脉推注 2 次,共 2mg,于开始静脉推注 35 分钟,成功转为窦性心律(图 5-33)(注:使用方法,首次伊布利特 1mg＋0.9％氯化钠20ml,静脉推注 10 分钟,完毕,观察 10 分钟,未转复;同样剂量再次静脉推注 10 分钟,完毕,于 4～6 小时每小时复查心电图观察 QT 间期有无延长;第一次静脉推注完毕后如果出现下列情况不建议第二次使用:①转为窦律;②心室率＜50 次/分;③二度或二度以上的房室传导阻滞;④持续性室上心动过速;⑤收缩压＜90mmHg;⑥QTc 间期延长＞60 毫秒;⑦支气管痉挛)。于转复后第二天好转出院,继续口服胺碘酮及利伐沙班。出院后半个月就诊于外院建议15mg/日,自行减量至 10mg/日,间断口服胺碘酮。

CHA2DS2评分

危险因素	评分
充血性心力衰竭/左心功能不全(Cardiac failure)	1
高血压(Hypertension)	1
年龄≥75(Age)	1
糖尿病(Diabetics)	1
中风/TIA/血栓史(Stroke)	2
总分	6

CHA2DS2-VASc评分

危险因素	评分
充血性心力衰竭/左心功能不全(Cdiac failure)	1
高血压(Hypertension)	1
年龄≥75(Age)	2
糖尿病(Diabetics)	1
中风/TIA/血栓史(Stroke)	2
血管病变(Vascular disease)	1
性别(女性)(Sex)	1
总分	9

图 5-32 CHA2DS2 VASc 评分表

(2)第二次住院时情况:出院后 1 个月(2019-12-11)房颤复发要求转复再次入院。入院立即调整胺碘酮 0.6mg/日,恢复利伐沙班 20mg/日。入院完善检查未见异常,于住院第 2 天(2019-12-13)再次静脉推注伊布利特,起始用药后 3 小时 40 分钟,转复成功,但转律瞬间出现严重心动过缓,停搏 4.7 秒,极度胸闷、乏力,无黑矇及晕厥,还需约 10 秒好转(图 5-34)。

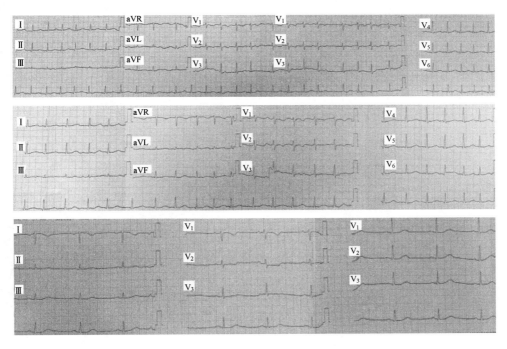

图 5-33　第 1 次转复过程

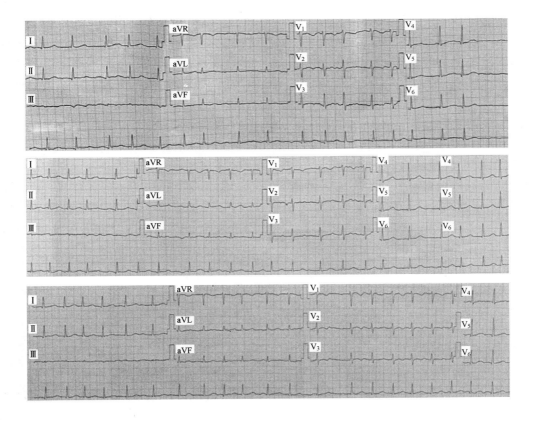

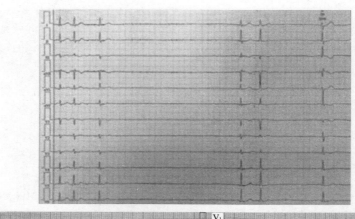

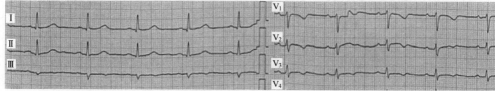

图 5-34　第 2 次转复过程

(二)例 2

1. 病史

患者:女性,65 岁。

主诉:发作性胸痛 16 天,胸闷、气短 3 天,于 2019-11-18 09:13 入院。

现病史:患者于 16 天前走路时突发胸痛伴气短,位于胸骨后,波及心前区,烧灼样,伴出汗,无恶心、呕吐,持续时间约 1 小时,逐渐出现活动后气短、尿量减少及双下肢水肿,无夜间阵发性呼吸困难。急诊入院,完善检查,诊断明确:冠状动脉性心脏病、急性前壁心肌梗死、Killip 2 级,住院期间发作心房颤动,30 分钟后自行转律,实验室检查提示存在低钠、低氯,无低钾,给予阿司匹林、硫酸氢氯吡格雷联合抗血小板聚集、阿托伐他汀稳定斑块、螺内酯等药物利尿改善左室重构等相应治疗,家属拒绝冠脉造影及支架治疗,住院 10 天好转出院。出院后 1 周再次出现心悸伴胸闷、气短,无胸痛,有夜间憋醒、尿量减少及双下肢再次水肿。

既往史:"高血压病、脑出血、脑梗死"病史 12 年。"糖尿病"病史 10 年。

2. 体格检查

体温 36.4℃,脉搏 78 次/分,呼吸 24 次/分,血压 162/91mmHg。双肺呼吸音粗,未闻及干、湿啰音,心界不大,心率 78 次/分,律齐,各瓣膜听诊区未闻及病理性杂音。

3. 辅助检查

(1)心电图:提示窦性心律,77 次/分,PtfV1 阳性。

(2)心脏超声:左心轻大伴左心功能减低(EDD 5.3cm,EF 46%)、节段性间隔、前壁、下壁室壁运动异常,三尖瓣中量反流,肺动脉高压(45mmHg)。

(3)实验室检查:糖化血红蛋白 9.8%。

(4)胸部超声及 CT:示双侧大量胸腔积液,无肺部感染。

4. 诊治经过

给予阿司匹林＋氯吡格雷抗血小板聚集,阿托伐他汀调脂,美托洛尔抑制交感活性,阿卡波糖＋格列美脲降糖,螺内酯、托拉塞米注射液利尿,重组人脑利钠肽改善心功能等综合治疗,胸闷、气短有所好转。患者于入院当天夜间 20:35 出现突发呼吸困难,心电图提示心房扑动,120 次/分,于 21:36 静脉推注伊布利特,7 分钟后转为窦性心律,但此时心电图提示严重心动过缓伴 QT 明显延长、频发 R-on-T 室早、尖端扭转性室速(torsade de pointes,TdP),立即停止泵入伊布利特,换用利多卡因泵入后室早较前明显减少,很快再次出现房扑(2:1下传)及房颤(图 5-35),且气短加重、呼吸困难,不能平卧,先后给予呋塞米利尿减轻心脏负荷、西

地兰强心减慢心室率、积极补钾、补镁后 QT 间期缩短,10 小时后患者呼吸困难缓解,静脉滴注胺碘酮,未见 QT 间期延长,2 天后转为窦性心律,10 天后查冠脉造影三支病变:冠脉可见明显钙化,LM 斑块伴狭窄 40%～50%,LAD 纤细多发斑块、弥漫性狭窄 70%～90%,LCX 纤细多发斑块、弥漫性狭窄 70%～90%,远端闭塞,可见前降支、侧支逆灌远端,RCA 纤细多发斑块及弥漫性狭窄 70%～90%,中段闭塞,可见右冠自身灌注及

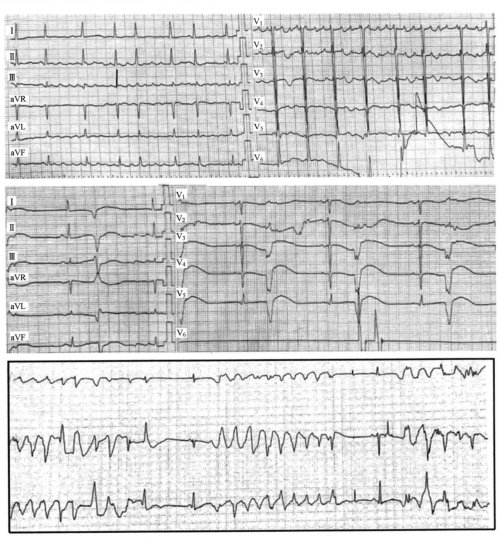

图 5-35　心房扑动、频发室早及尖端扭转性室速

左冠逆灌注远端,未行支架好转出院。出院后继续服阿司匹林 100mg,1 次/日;氯吡格雷 75mg,1 次/日;阿托伐他汀 20mg,1 次/日;美托洛尔 50mg,2 次/日;阿卡波糖 50mg,3 次/日;格列美脲 4mg,1 次/日;螺内酯 20mg,1 次/日;托拉塞米片 10mg,1 次/日;沙库巴曲缬沙坦 50mg,2 次/日;盐酸胺碘酮 0.2g,2 次/日;氯化钾缓释 0.1g,2 次/日;硝酸异山梨酯 10mg,3 次/日,未使用华法林或 NOACs 等抗凝药物。7 天后第一次随访病情平稳。

二、病例总结及讨论

随着人口的老龄化,心房颤动发病人数逐年增多。目前针对心房颤动的认识、治疗建议和热点问题如下。抗凝策略与抗凝药物选择:华法林或新型口服抗凝药(new oral anticoagulants,NOACs)? 抗凝有效与否(华法林相关治疗范围内时间,time in therapeutic range,TTR)及出血风险评估? 心房颤动患者 PCI 后最佳抗栓治疗方案? 沉默性房颤(silent AF)/无症状性房颤(asymptomatic AF)发病人群特点及管理? 射频消融术及外科手术适应证及术式选择? 房颤伴长间歇永久性起搏器植入指征? 器械植入及心电事件记录仪心房高频事件检出? 可穿戴设备、新型检测手段如智能手机、手表、血压计在房颤早期诊断、筛查和管理中应用等。其中,急性心房颤动转复策略尤其是药物转复仍存在诸多及安全性问题,现就两例阵发性房颤患者药物转复相关问题分析讨论如下。

两例患者病情特点:老年女性,短时间内 2 次就诊入院,阵发性房颤经药物转复成功,但基础疾病不同。例 1:无器质性心脏疾病,2 次使用伊布利特转复即刻出现长时间心脏停搏 4.7 秒。例 2:急性前壁心肌梗死合并心力衰竭,快速房颤及房扑诱发急性左心衰竭,应用伊布利特出现严重窦性心动过缓及

TdP,心力衰竭加重,静脉应用利多卡因 TdP 消失,使用静脉胺碘酮等综合治疗,2 天后转为窦性心律,好转出院。目前房颤、房扑转复方法及管理策略如下。①自动复律,大多数阵发房颤在 1～2 天可自行转复,药物可加快转复速度。②药物仍然是各种心律失常的一线治疗,当今可应用的药物与 20～30 年前相似,没有十分理想的药物,CAST 试验之后,Ⅲ类药物地位逐年升高。我国现有药物转复房颤及维持窦性心律药物包括普罗帕酮、胺碘酮、伊布利特及决奈达隆,但是均缺乏足够安全性,偶可导致严重室性心律失常和致命性并发症,尤其是对于合并心脏增大、心力衰竭及血电解质紊乱患者,应予警惕,推荐发作持续时间 7 天内药物复律有效。③预激合并房颤、妊娠合并房颤,节律控制而不是室率控制应作为首选管理方法(Ⅱa,C)。④心律失常性心肌病,2019 年室上性心动过速指南指出恢复窦性心律可改善患者预后。⑤电复律:电复律与药物复律其栓塞概率相同,但成功率较高,可达 80%～90%,指征如下。伴有严重血流动力学障碍,首选方法(Ⅰ,B);有症状持续性或长期持续性房颤,强烈转复意愿(Ⅰ,B);预激综合征旁路前传伴快速心室率的房颤患者(Ⅰ,C);无症状房颤,2019 年欧洲 EHRA 无症状心律失常管理共识指出,无论房颤患者有无症状均应遵循相同治疗原则:改变生活方式、筛查高危人群并考虑 CHA2DS2-VASc 评分≥2 分者抗凝治疗、进一步确定有无症状,至少一次复律机会,首选电转复。⑥导管消融维持窦律。

自 2006 年以来,富马酸伊布利特静脉推注转复房颤及房扑始终作为阵发性房扑和房颤 Ⅰ A 类最高级别推荐,是至今美国应用最活跃的药物,转复急性房颤较胺碘酮(Ⅱ A)推荐级别更高。伊布利特作用机制:抑制钾通道(Ikr)同时促进平台期缓慢钠离子内流、促进 L 型钙离子内流,影响钾、钠、钙多种离子通道,明显延长心房不应期,决定了伊布利

特的有效性,终止快速房性心律失常——房扑 70%～90% 及房颤达 50%～70%,但同时延长心室动作电位时程、QTc 间期及有效不应期,带来了不良反应如严重心动过缓甚至 QT 间期延长及尖端扭转性室速。研究发现,伊布利特静脉推注导致 QT 间期延长程度与药物剂量和注射速度有关,持续性多形性室速发生率 1.7%、非持续性室速 2.6%、几乎所有室性心动过速都发生于给药 40 分钟之内,女性、心力衰竭、基础 QTc 延长为尖端扭转性室速的危险因素。因此,需严格筛选适应证、密切监测 QT 间期及心律失常 4～6 小时。

第一,伊布利特、胺碘酮联合使用可提高转复成功率。伊布利特药代动力学特点:肝首过效应强,只有静脉制剂,分布迅速,3.80% 通过肝代谢,半衰期 2～12 小时(平均 6 小时),其代谢不受地高辛、钙离子拮抗药、β 受体阻滞药、年龄、性别、左室功能及心律失常种类影响。与我国常用的抗心律失常药物胺碘酮相比较,具有转复时间短(30 分钟)、转复率高(房扑 70%～90%、房颤 50%～70%)及安全性高(无肺毒性、肝功能损害、低血压、影响甲状腺功能、窦性停搏、房室传导阻滞及静脉炎)特点。更进一步研究发现:①静脉推注伊布利特同时电转复成功率达 100%(未使用伊布利特成功率为 72%);②与其他抗心律失常药物如与普罗帕酮合用,阵发性房颤、房扑有效率达 70.5%,慢性房颤、房扑达 62.5%,高于单药治疗;③与胺碘酮合用,可提高 63%～96%,且不增加不良反应。例 1 患者为合用口服胺碘酮转复成功的典型病例,应引起大家注意。

第二,如果此患者药物转复未成功,可行电转复? 其安全性如何及有无指南推荐指征? 电复律与药物复律栓塞概率相同,但成功率较高,可达 80%～90%,静脉推注伊布利特同时电转复成功率达 100%。

2019 年欧洲 EHRA 无症状心律失常管理共识及 2019 年房颤指南指出,有症状持续性或长期持续性房颤,强烈转复意愿,为 Ⅰ B 推荐;无症状性房颤至少一次复律机会,首选电转复。因此,该患者如有强烈转复意愿,可行电转复,需按照房颤电转复规范进行操作。

第三,严重心动过缓及 TdP 预防措施及治疗策略选择? 急性冠脉综合征(acute coronary syndrome,ACS)和血运重建紧急情况下心律失常管理共识 2019 年指出,急性心房颤动:约 9% 的 STEMI 患者在 PCI 期间或紧随其后可发生房颤,AF 可显著增加心肌梗死死亡率(HR=3.8),但心肌梗死 2 天内出现的房颤与死亡率增加无关,房颤是 PCI 期间或其后常见的心律失常,约 1/4 的急性心肌梗死患者在随访中出现房颤,房颤出现显著增加患者死亡率,需针对急性房颤患者进行转复治疗。伊布利特静脉推注导致 QT 间期延长程度与药物剂量和注射速度有关,几乎所有室性心动过速都发生于给药 40 分钟之内,女性、心力衰竭及基础 QTc 延长为尖端扭转性室速的危险因素。因此,需严格筛选适应证、密切监测 QT 间期及心律失常 4～6 小时。例 2 患者为急性前壁心肌梗死后心力衰竭患者,快速房颤及房扑诱发急性左心衰竭,积极补钾、补镁后使用相对安全的胺碘酮治疗,同时积极抗心力衰竭、维持电解质稳定等综合治疗,2 天后转为窦性心律,好转出院,给予胺碘酮口服预防房颤发生,随访 1 周病情平稳。

TdP 是一种严重的室性心律失常,发作时呈室性心动过速特征,同时 QRS 波的尖端围绕基线扭转。现今一致认为,几乎所有的 TdP 都是由 QT 延长引发二相早期后除极(early after depolarization,EAD)有关。系列研究发现,心内膜和心外膜动作电位时程存在差异,复极离散度明显增加,可以导致 QT 间期的延长及促进 EAD 传播。①当心率缓慢,中层心肌细胞 INaL 比心外、内膜持续时间长;②INaL 激动药 ATX-Ⅱ 和海葵素-A,产生 EAD 和 TdP,可被特异性 INaL 阻滞药雷诺嗪终止;③INaL 适度增加不会明显延长正常心肌细胞 APD,但加用 IKr 阻滞药,明显延长 APD 和诱导 EAD 发生;④IN-aL 密度,左室最高,依次是右室、左房和右房;在心动过缓时 QT/APD 区域性差异明显增大,与 INa,L 密度成正比;⑤INaL 非均匀分布,是复极离散度敏感性加大的关键因素。EAD、TdP 发生机制如图 5-36 所示,冠状动脉灌注兔左心室跨膜动作电位,同时记录从心外膜(Epi)、心内膜(Endo)及跨壁心电图(ECG),索他洛尔显著延长心内膜 QT/QTc 间期并诱导 2 期早期后除极(EAD)产生 R-on-T 室性期前收缩引发 TdP。因此,INaL 增强,QT 间期明显延长诱发心律失常发生与使用 IKs、IKr 阻滞药、INaL 增强药。以及

病理状态如应激性心肌病、心力衰竭、心肌肥厚、缺血及严重心动过缓或长间歇有关,多种临床情况可加重或促发 EAD 和 TdP 的发生,其中,药物如单纯 IKr 受体阻滞药伊布利特有 3%~4% 发生 QT 间期延长、多形性室速及 TdP 概率,避免用于 QT 间期延长、低血钾、严重左心室肥大或射血分数降低患者。需注意 TdP 预防及处理策略:①选择性 IKr 阻滞药如索他洛尔、伊布利特转复 AF、AFL 及 VT,在治疗剂量可明显延长 QT 间期,增加 TdP 和 VF 风险,住院强制性 QT 间期监测;胺碘酮相对安全,但在某些情况下仍存在风险,需引起注意;②TdP 处理策略,停止药物;静脉注射镁剂、纠正低钾血症;临时起搏或异丙肾上腺素提高心室率、缩短 QT 间期最有效;难治性 TdP,给予晚钠电流阻滞药如利多卡因或美西律缩短 QT 间期,控制心律失常发生。

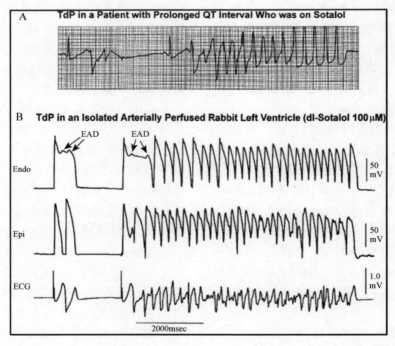

图 5-36　EAD 及 TdP 发生机制

(赵文萍)

参考文献

[1] January C T, Wann L S, Alpert J S, et al. 2014 AHA/ACC/HRS Guideline for the Management of Patients With Atrial Fibrillation: A Report of the American College of Cardiology/American Heart Association Task Force on Practice Guidelines and the Heart Rhythm Society. Journal of the American College of Cardiology, 2014, 64 (21): e1-e76. DOI: 10. 1016/j. jacc. 2014. 03. 021.

[2] January C T, Wann L S, Calkins H, et al. 2019 AHA/ACC/HRS focused update of the 2014 AHA/ACC/HRS guideline for the manage-ment of patients with atrial fibrillation: A Report of the American College of Cardiology/American Heart Association Task Force on Clinical Practice Guidelines and the Heart Rhythm Society. Heart Rhythm, 2019, 16(8): e66-e93. DOI: 10. 1016/j. hrthm. 2019. 01. 024.

[3] Lee K S, LeeE W. Ionic Mechanism of Ibutilide in Human Atrium: Evidence for a Drug-Induced Na$^+$ Current Through a Nifedipine Inhibited Inward ChannelJ. Pharmacol Exp Ther, 1998, 286(1): 9-22.

[4] 赵文萍, 刘彤, 严干新, 等. 抗心律失常药物使用依赖性及反向使用依赖性. 中华心血管病杂志, 2017, 45(11): 994-997.

病例 43　预激综合征合并心房颤动一例

最近我院收治了一例男性 40 岁心悸的患者, 心室率 200 次/分左右, 心律不齐, 这是什么心律呢?

一、病史

患者: 男性, 40 岁。

主诉: 发现心电图异常 10 余年, 发作性心悸 5 年, 加重 7 小时。

现病史: 患者 10 余年前发现心电图为 A 型预激。5 年前始出现发作性心悸, 持续数秒至 1 分钟, 自行缓解, 反复发作。7 小时前再次出现心悸, 无胸痛、呼吸困难、黑矇、晕厥, 持续不缓解。于外院静脉推注胺碘酮 150mg 及胺碘酮微泵泵入后, 患者症状无好转, 遂来我院。

既往史及个人史: 既往体健, 无吸烟、饮酒史, 无猝死性家族史。

二、体格检查

体温 36.6℃, 脉搏 125 次/分, 呼吸 19 次/分, 血压 125/83mmHg。神清, 双肺呼吸音清, 心率 200 次/分, 心律绝对不齐, 第一心音强弱不等, 各瓣膜听诊区未闻及病理性杂音。

三、辅助检查

1. 实验室检查　电解质、心肌酶谱、甲功五项、心脏彩超、胸片等未见异常。

2. 入院心电图　见图 5-37。

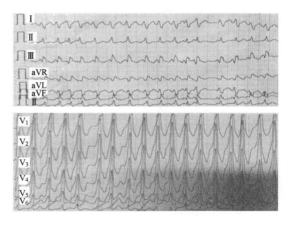

图 5-37　入院心电图

四、初步诊断

预激综合征合并房颤。

五、诊治经过

入院后给予胺碘酮静脉滴注,患者转为窦性心律,症状缓解(图 5-38,图 5-39)。建议患者行射频消融术。

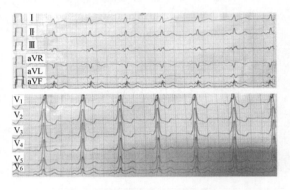

图 5-38　胺碘酮静脉滴注转律后心电图

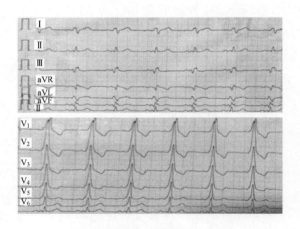

图 5-39　第二日晨复查心电图

六、出院诊断

预激综合征合并房颤。

七、病例总结及讨论

预激综合征(WPW)合并房颤是严重心律失常。由于快速的心室率可诱发室颤而导致猝死,故尽快诊断并采取正确处理措施非常重要。

预激并发房颤时,心电图多显现一系列快速宽大畸形,极似室性心动过速。另外,预激并发房颤时,心电图典型的预激波常被掩盖,容易漏诊,当成一般房颤来治疗。以下几点有助于预激并发房颤的诊断。

1. 预激并发房颤时,其心室率远快于一般房颤时的心室率,多在一分钟 180 次以上。

2. 预激并发房颤时,快速的心房冲动虽多经旁道下传,但偶尔也经正常房室通道或两者同时下传。因此,QRS 波群除宽大畸形外,还有多形性和易变形等特点。典型者常有 3 种形态的 QRS 波群混杂出现,即宽大畸形(旁道下传)、正常波形(房室结下传)和介于两者之间的融合波(旁道和房室结同时下传)。3 种波形的转变并无特殊规律,但以宽大畸形者为主。

3. R-R 间隔明显不均,相差＞0.33 秒、R-R 间隔有短至 0.24 秒者。仔细辨认有时可找到 f 波和预激波。

4. 有心动过速反复发作时,窦性心律时心电图常有预激波,多数无器质性心脏病。

药物治疗应首选既能延长心房、房室结,又能延长旁道前向逆向传导有效不应期的药物,可首选普罗帕酮,次选胺碘酮。若心室率极快最短 R-R 间期≤0.18 秒或上述药物治疗不能控制心室率者,应及时选用低能量电击复律。房室旁道射频消融术是根治预激综合征合并心房颤动最有效的手段。

β受体阻滞药、非二氢吡啶类钙离子拮抗药、洋地黄类药物在预激综合征合并房颤时都属禁用药物,因为可减慢房室结传导,导致旁道前传增加,加快心室率甚至诱发室颤。利多卡因可加速预激综合征合并房颤时旁道传导,也属禁用药物。

(刘胜辉)

参 考 文 献

[1] Hafeez I，Sohail M M，Lone A，et al. Low voltage electric injury induced atrial fibrillation as a presenting feature of Wolff-Parkinson-White sydrome：a case report. Oman Med J，2013，28 (6)：464-465.

[2] 汤建民，黄振文，李鼎，等.预激综合征患者发生阵发性心房颤动机制的探讨.中国心脏起搏与心电生理杂志，2006，20(5)：410-412.

[3] Boriani G，Biffi M，Frabetti L，et al. Ventricular fibrillation after intravenous amiodarone in Wolff-Parkinson-White syndrome with atrial fibrillation. Am Heart J，1996，131 (6)：1214-1216.

病例 44　向左向右，当心动过速遇到心动过缓怎么办

一、病史

患者：女性，74 岁。

主诉：发作性心悸 1 年，加重 2 天。

现病史：患者于 1 年前无诱因出现心悸，伴全身乏力、头晕，伴黑矇，无抽搐，无明显胸痛、胸闷，症状持续数秒可自行缓解，未予特殊重视。1 年来相似症状发作 2 次。2 天前无明显诱因再次出现心悸，自觉心跳突然增快，并于站立时出现一过性意识丧失，摔倒在地，颜面部受伤，持续几秒，自行恢复意识，无大小便失禁，醒后仍有心悸，无肢体活动障碍，无胸闷、胸痛。

既往史："高血压病"病史 6 年，血压最高达 180/60mmHg。发现"白内障" 2 年，1 年前行手术治疗。

二、体格检查

体温 36.6℃，脉搏 66 次/分，呼吸 20 次/分，血压 137/109mmHg。双肺呼吸音清，未闻及明显干、湿啰音，心界不大，心率 66 次/分，心音有力，律齐，各瓣膜听诊区未闻及明显病理性杂音。左侧颜面部有片状瘀斑。

三、辅助检查

1. 门诊心电图（2017-07-14）　窄 QRS 心动过速，心室率 141 次/分（图 5-40）。

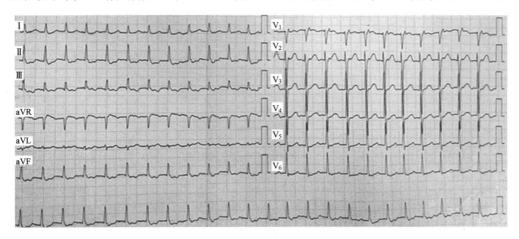

图 5-40　门诊心电图：窄 QRS 心动过速

2. 头颅 CT　左侧基底节区腔隙性脑梗死,趋向软化。

3. 动态心电图　窦性心动过缓,二度窦房阻滞? 窦性停搏,房性早搏,成对房早,短阵房速,室性早搏,交界性逸搏心律,未见异常 ST-T 改变(图 5-41)。

4. 当地县医院心电图　窦性心动过缓,交界性逸搏心律,房性早搏(图 5-42)。

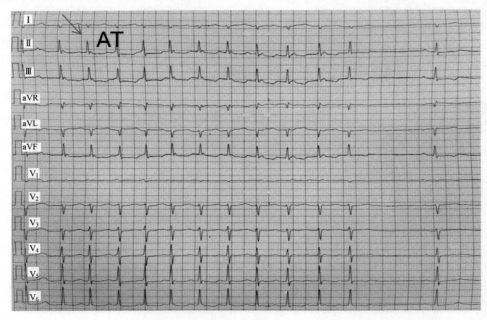

图 5-41　动态心电图

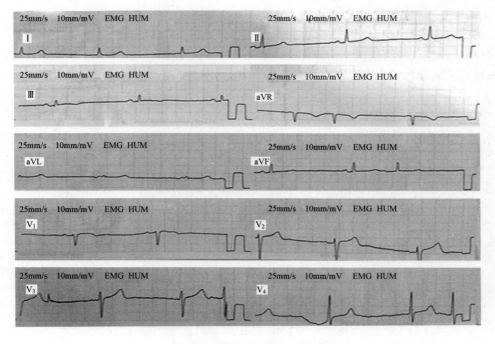

图 5-42　当地县医院心电图

入院 1 天复查头颅 CT,左侧基底节区腔隙性脑梗死。

实验室检查,电解质钾 3.5mmol/L;给予补钾后复查电解质,钾 4.5mmol/L。血常规、凝血常规、肝肾功能、血脂、血糖、甲功未见明显异常。

动态心电图,长 RR 间期 2.8 秒(图 5-43)。

7 月 28 日再次出现室上性心动过速,见图 5-44。

超声心动图,双房增大,二尖瓣反流(轻度),三尖瓣反流(中度),肺动脉高压(中度),主动脉瓣反流(轻度),EDD 4.2cm,EF 57.9%。

心脏结构及传导系统,见图 5-45。

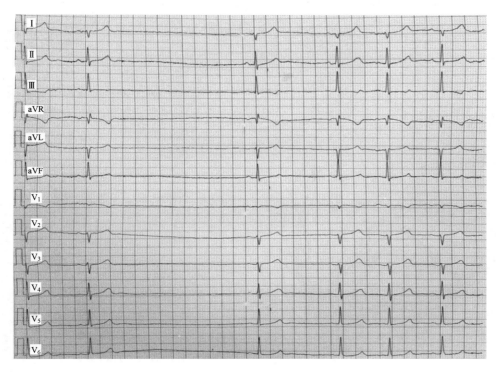

图 5-43 动态心电图

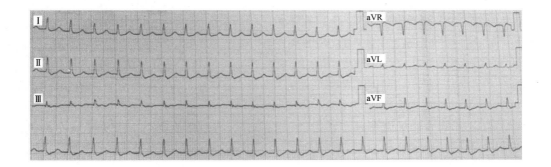

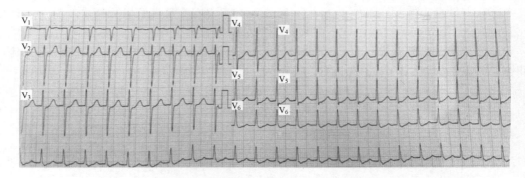

图 5-44　室上性心动过速

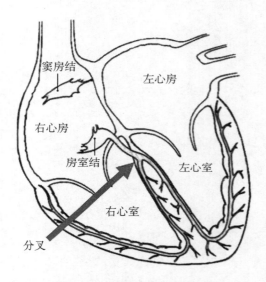

图 5-45　心脏结构及传导系统

四、诊治经过

患者入院后反复心动过速发作,为窄QRS波心动过速。因入院后患者血流动力学稳定,无急诊处理指征,故需进一步明确心动过速的类型。是阵发性室上性心动过速?房性心动过速?房颤?

(一)窄QRS波心动过速定义

窄QRS波心动过速是指QRS波时限≤120毫秒,频率≥100次/分的心动过速,95%为室上速,起源于束支分叉以上;5%室速,特别是儿童基底部起源的特发性室速,QRS波

时限可<120毫秒。

(二)窄QRS波心动过速常见类型

1. 房室结折返性心动过速(AVNRT)。
2. 房室折返性心动过速(AVRT)。
3. 房性心动过速(AT)。
4. 2:1心房扑动(AFL)。
5. 房颤(AF)。
6. 窦性心动过速(ST)。
7. 窦房折返性心动过速(SART)。
8. 分支型室速(FVT)。

(三)鉴别诊断

1. 根据P波的位置鉴别　对比窦律与心动过速时12导联心电图大多数做出较准确的鉴别(图4-46)。

(1)P波位于QRS波之间。

RP<PR　AVRT

AVNRT(SF)

AT(伴Ⅰ°AVB)

RP>PR　AT

PJRT

AVNRT(F-S)

ST

AFL

(2)P波与QRS波重叠。

①假S波。

②假r′波 AVNRT AFL AT(频率、房室结前传功能)。

③假Q波。

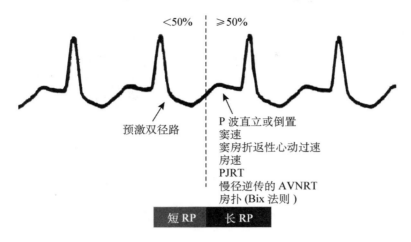

图 5-46　窦律与心动过速时 P 波位置对比

应用对比的方法寻找 P 波。

（3）前 50%有 2 种心动过速,再根据 RP 间期详细分为:

①RP 间期<70 毫秒:房室结折返性心动过速(AVNRT)。

②RP 间期>70 毫秒:房室折返性心动过速(AVRT)。

（4）后 50%(长 RP)心动过速 6 种。

①窦性心动过速。

②窦房折返性心动过速。

③房性心动过速。

④快慢型房室结折返性心动过速。

⑤慢旁路逆传的房室折返性心动过速(PJRT)。

⑥2:1 心房扑动。

2. 根据 P-QRS 数量的关系鉴别

（1）P:QRS＝1　所有心动过速都有可能

（2）P:QRS<1　VT、AVNRT

（3）P:QRS>1　AT、AVNRT

3. 根据发作和终止的形式鉴别

（1）心动过速被诱发的情况

①易被室早或心室刺激终止和诱发:AVRT、VT、AVNRT。

②易被房早或心房刺激终止和诱发:

AT、AVNRT、AF、AVRT。

（2）心动过速终止的情况

① 终止在逆传:AVRT、AVNRT、AF、AT。

②终止在前传:AVRT、AVNRT。

4. 其他条件

（1）食道调搏

①有助于识别心动过速时 P-QRS 的关系,观察心动过速起始与终止的部位。

②可行终止、诱发、拖带、重整。

③观察在药物作用下上述变化的关系。

（2）AVR 导联 ST 段抬高:近年有学者提出 AVR 导联 ST 段抬高可用来鉴别窄 QRS 波心动过速。

①AVNRT:逆传激动经与窦性激动顺向传导时功能相同的优势径路,几乎同步激动间隔及左右心房,逆传 P 波向量垂直于 aVR,因此在大多数 AVNRT 无 aVR 导联的 ST 段抬高。

②AVRT:逆传激动由旁道在心房附着点处经低速的纵向或横向肌纤维激动心房,左侧旁道的心房逆向激动由左房侧壁经房间隔向右心房传导,逆传激动向量为向上、向右,在 aVR 导联上多形成正向 P 波、ST 段抬高。

5. 室上性心动过速鉴别诊断流程(图 5-

47) 国内有研究显示,在窄 QRS 波心动过速中,通过 ECG 的分析,可鉴别约 80% 的 PSVT,但仍有约 20% 的 PSVT 不能正确鉴别,需通过心内电生理检查进一步确诊。

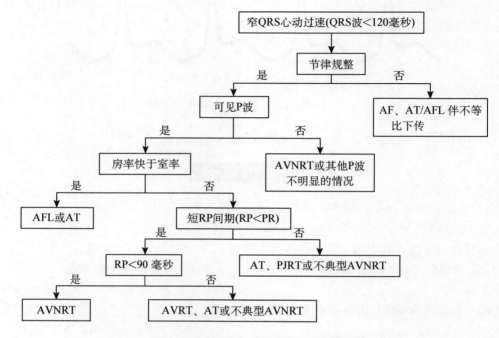

图 5-47 室上性心动过速鉴别诊断流程

注:AF. 心房颤动;AT. 房性心动过速;AFL. 心房扑动;PJRT. 持续性交界区心动过速;AVNRT. 房室结折返性心动过速;AVRT. 房室折返性心动过速。

据上分析,该患者既有阵发性室上性心动过速,且房室结折返性心动过速可能性大,同时具有房性心动过速,因患者同时合并窦性心动过缓、交界性逸搏,可诊断为病态窦房结综合征。

(四)初步诊断

1. 心律失常。

房室结折返性心动过速。

窦性心动过缓。

窦性停搏。

房性早搏。

短阵房速。

室性早搏。

交界性逸搏心律。

2. 高血压病 3 级(很高危)。

3. 腔隙性脑梗死。

4. 白内障术后。

(五)治疗策略

1. 单纯室上速射频消融手术?

2. 房速、室上速同时消融?

3. 起搏器植入?

4. 其他治疗(药物)。

(六)本病例特点

1. 患者为老年女性。

2. 黑矇及晕厥发作前有心悸,自觉心跳增快,体位变化后出现晕厥,自行清醒后仍觉心跳增快。考虑为心动过速基础上出现的体位性低血压。

3. 动态心电图及日常心电图均提示患者为慢快综合征。

(七)慢快综合征与快慢综合征区别

慢快综合征符合病窦的基本诊断标准,

即平时主要表现为症状性窦性心动过缓和窦性停搏,同时伴有各种房性快速性心律失常。

可定义为原发性窦房结功能障碍伴继发性房性快速性心律失常。

快慢综合征缺乏病窦的基本诊断标准。心律失常发生前为正常窦性心律,但在各种房性快速性心律失常终止后出现一过性的窦房结功能明显抑制,从而出现头晕、胸闷、黑朦、晕厥。

可定义为原发性房性快速心律失常和继发性窦房结功能障碍。

根据 2008 年《美国心脏病学会/美国心脏病协会/美国心律协会心脏节律异常器械治疗指南》建议慢快综合征为植入永久起搏器的Ⅰc类适应证。

慢快综合征应在治疗原发疾病的基础上,植入以心房为基础的永久性心脏起搏器。

快慢综合征中的房颤等快速心律失常可能是由肺静脉和(或)腔静脉内肌袖的电活动驱动和触发心房活动引起。治疗应首先考虑房颤的导管消融。

(八)本例患者治疗策略

1. 首先行单纯室上速射频消融手术。

2. 仍有症状,行起搏器植入。

(九)治疗

患者于 2017-07-19 在导管室局麻下行电生理检查。

给心室 S1S2 刺激,可见室房逆传 HIS 最早,并诱发心动过速发作,为经房室结前传,并经房室结逆传(图 5-48)。

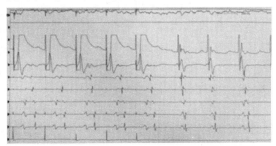

图 5-48　心室 S1S2 刺激后心电图

给心房 S1S2 刺激,可见跳跃现象并诱发心动过速发作,但与前稍有不同(图 5-49),消融后(图 5-50),术后心电图(图 5-51)。

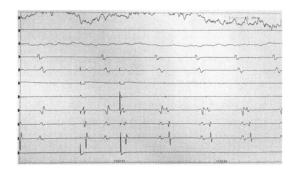

图 5-49　心房 S1S2 刺激后心电图

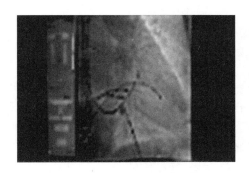

图 5-50　射频消融

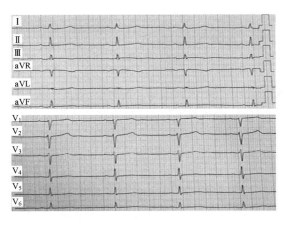

图 5-51　术后第 1 日(2017-07-20)心电图

（冯惠平　李金凤）

参 考 文 献

[1] 欧洲心律学会.2016 EHRA 共识:室上性心律失常的管理.Europace,2016.

病例 45　静脉应用治疗剂量胺碘酮致急性重度肝损伤一例

当快速室性心律失常患者静脉应用胺碘酮出现肝损伤时,临床医生将面临进退两难的抉择:是否停用胺碘酮,如果不停,可能会因胺碘酮肝毒性加剧肝损伤;如果停用,过快的心室率导致心功能恶化,持续性室速可能会导致室颤的发生,如何权衡利弊? 看我们这例病例如何解决这个难题。

一、病史

患者:男性,65 岁。

主诉:发作性心悸 7 天。

现病史:患者于 7 天前无明显诱因出现发作性心悸,伴有出汗、乏力,严重时出现头晕,无黑矇、晕厥等不适,持续 2～10 分钟可好转,近 7 天共发作 3 次,遂来我院就诊。

既往史:既往体健,否认特殊病史。

个人史:否认烟酒不良嗜好,否认药物及食物过敏史。

二、体格检查

脉搏 78 次/分,血压 125/70mmHg。双肺呼吸音清,未闻及干、湿啰音,心界不大,心音有力,心律整齐,各瓣膜听诊区未闻及病理性杂音,腹软,无压痛,肝界正常,无压痛及叩痛,双下肢无水肿。

三、辅助检查

1. 入院时查心脏超声　符合肥厚型心肌病超声表现(室间隔厚约 1.5cm,左心室后壁厚约 1.4cm);肝超声未见异常。

2. 实验室检查　肝功能正常,天冬氨酸氨基转移酶(AST)27U/L,丙氨酸氨基转移酶(ALT)39U/L;肾功能、凝血功能、心肌酶均正常。

四、初步诊断

肥厚型心肌病。

心律失常。

阵发性室速?

五、诊治经过

入院后 1 小时患者突然出现心悸,心电监测提示室速,心室率 201 次/分,血压 110/65mmHg。患者无明显血流动力学障碍表现,立即给予胺碘酮 150mg,用 5%葡萄糖溶液稀释 20ml 缓慢静脉推注,10 分钟后转复为窦性心律,随即给予胺碘酮以每分钟 1mg 静脉滴注,6 小时后以每分钟 0.5mg 静脉滴注。当晚(即入院后 10 小时)再次出现室速,再次给予胺碘酮 150mg 静脉推注后转律,继续胺碘酮每分钟静脉滴注 0.5mg,未再出现室速。

次日晨起即入院共 18 小时化验肝功能,转氨酶明显增高,AST 594U/L,ALT 2167U/L,总胆红素增高为 38.25μmol/L。此时胺碘酮总用量为 1020mg,立即停用静脉滴注胺碘酮,给予胺碘酮 0.2g,口服,3次/日,并给予还原型谷胱甘肽 1.8g,静脉滴注,保肝治疗。

48 小时后再次复查肝功能,转氨酶较前明显回落,AST 336U/L,ALT 986U/L,继续保肝治疗,1 周后复查肝功能恢复正常。查肝炎病毒指标均阴性。

六、病例总结及讨论

胺碘酮是Ⅲ类抗心律失常药物，对房性、室性心律失常均有较好疗效，是目前应用最广泛的抗心律失常药物，但由于胺碘酮药理学特征复杂，作用多样，临床上不良反应较常见。静脉应用胺碘酮引起的肝损害，表现为转氨酶及胆红素增高，多数为无症状的肝损害，多与胺碘酮应用剂量及疗程有关。然而，静脉应用治疗剂量胺碘酮导致急性重度肝损害的病例罕见。

本病例静脉应用胺碘酮18小时，胺碘酮总量为1020mg，ALT升高达2167U/L，入院时查肝功能及肝超声均正常，化验肝炎病毒指标均为阴性，且既往无肝炎、肝硬化病史及长期大量饮酒史，排除了病毒性肝炎、肝硬化、酒精性肝损害，考虑胺碘酮所致肝损害。经积极给予保肝治疗后48小时复查肝功能提示转氨酶明显回落，1周后复查肝功能恢复正常。

有研究发现：静脉注射胺碘酮所致肝损伤的特点是快速的、严重的、短暂的，70%在给药后24小时内出现肝功能异常，一般AST及ALT显著增高，超过正常值上限10倍，但大多数患者在停用胺碘酮2天，转氨酶明显回落，7天后基本恢复正常。本例患者在静脉应用治疗量胺碘酮18小时后转氨酶明显升高，停用胺碘酮后2天明显回落，7天后恢复正常，与文献报道一致。

静脉注射胺碘酮引起肝损伤的机制尚不明确，有研究发现，有些患者静脉给药出现肝损伤，但肝功能恢复后口服给药却无异常，而有些患者口服胺碘酮肝功能未见异常，静脉给药时却出现肝损伤，由此推测胺碘酮毒性可能与静脉制剂中的助溶剂聚山梨酯有关，

它可以破坏肝细胞完整性，增加肝细胞渗透性，致转氨酶漏出。本例患者在静脉应用胺碘酮后出现肝损伤，立即停用静脉应用，改口服给药，肝功能未出现明显恶化，观察1周后转氨酶恢复正常。静脉注射胺碘酮引起肝损伤还可能与肝缺血相关。本来患者反复出现快速性室性心律失常，心输出量减少出现血压下降、脏器灌注不足等循环功能受损的情况可导致肝血流灌注不足，肝处于严重缺血缺氧状态，静脉注射胺碘酮会加重肝损伤，而出现肝功能迅速恶化，转氨酶迅速升高。

当快速室性心律失常患者静脉应用胺碘酮出现肝损伤时，临床医师将面临进退两难的抉择。是否停用胺碘酮，如果不停，可能会因胺碘酮肝毒性加剧肝损伤；如果停用，过快的心室率导致心功能恶化，持续性室速可能会导致室颤的发生。正如此例患者，笔者认为在权衡利弊后，停用静脉应用胺碘酮，给予保肝治疗同时，给予口服胺碘酮，患者恶性心律失常未出现，且肝功能逐渐恢复。

（张兰芳）

参 考 文 献

[1] 杨骄霞，王媛媛，乔智力，等.静脉滴注胺碘酮致急性肝损害.中国药物与临床，2013，13(8)：1103-1104.

[2] 张立志.胺碘酮注射液致急性肝损害1例.中国医药导报，2012，9(13)：101-102.

[3] 齐宏亮，周晖，李莉.静脉应用胺碘酮致急性严重肝损伤.药物不良反应杂志，2014，16(2)：121-122.

[4] 衣桂燕，张彩云，张萱，等.静脉用胺碘酮致急性严重肝损害七例分析.中国医药，2013，8(3)：353-355.

病例 46　恶性肿瘤合并肺栓塞如何抗凝

肺栓塞缺乏特异性临床症状,临床表现多种多样,轻者仅表现气短,重者可出现心源性休克甚至猝死。恶性肿瘤合并肺栓塞具有较高发病率和致死率,又常常误诊,需引起临床医师足够重视,以使患者得到有效治疗。先将我院收治一例直肠癌术后并发肺栓塞病例报道如下。

一、病史

患者:男性,69岁。

主诉:心悸、气短、出汗1天。

现病史:患者于1天前因外伤腰痛就诊于当地医院,就诊过程中坐位时突然出现心悸、出汗、气短,持续不缓解,当时测血压90/60mmHg,心率148次/分,无胸痛,无头晕、黑矇,无恶心、呕吐,症状持续,当地查心电图提示室上性心动过速,心室率146次/分,给予胺碘酮,同时心肌酶提示HBDH、LDH增高,肾功能检查肌酐增高179μmol/L,不除外肺栓塞,为进一步治疗转来我院。急诊查心脏超声、心电图,化验血常规、电解质、肾功能、葡萄糖、心肌三项及D-二聚体、凝血四项后,以"胸闷待查?室上速"收住入院。

既往史:既往"高血压病"病史10年,最高150/90mmHg,平素口服"卡托普利25mg,1次/日"治疗,血压控制不详。直肠、肛门占位行直肠造瘘2个月,手术病理证实直肠癌。否认药物过敏史。

二、体格检查

体温36.5℃,脉搏98次/分,呼吸20次/分,血压125/83mmHg。神清语利,查体合作,未见颈静脉怒张及颈动脉搏动正常,双肺呼吸音清,未闻及明显干、湿啰音,心界不大,心率98次/分,心音低钝,律齐,各瓣膜听诊区未闻及病理性杂音,P2＞A2,腹平坦,腹韧,肝脾触诊不满意,肠鸣音存在,左下腹可见手术瘢痕及造瘘口,造瘘口清洁,局部干燥,左下肢皮肤发绀,皮温高,局部肿胀明显。神经系统检查未见异常。

三、辅助检查

1. 心电图　窦性心律,电轴正常 $S_I Q_{III} T_{III}$ 未见明显ST-T异常改变。

2. 心脏超声　右心增大,三尖瓣大量反流,二尖瓣少量反流,肺动脉高压45mmHg,左下肢深静脉血栓形成,双侧小腿肌间静脉血栓形成。

3. 实验室检查

心肌三项:肌钙蛋白0.663ng/ml;D-二聚体71mg/L。

电解质:未见异常。

肾功能:肌酐 187μmol/L。

血常规:血红蛋白 91g/L。

四、初步诊断

1. 肺栓塞?

2. 高血压病 1 级(低危)。

3. 心律失常。

阵发性室上性心动过速。

4. 左下肢深静脉血栓形成。

肌间静脉血栓形成。

5. 直肠、肛肠占位直肠造口术后。

6. 肾功能不全。

7. 轻度贫血。

五、诊治经过

患者心电图示,窦性心律,电轴正常 S_I $Q_{\text{III}}T_{\text{III}}$ 未见明显 ST-T 异常改变。超声示,右心增大,三尖瓣大量反流,二尖瓣少量反流,肺动脉高压 45mmHg,左下肢深静脉血栓形成,双侧小腿肌间静脉血栓形成。化验心肌三项肌钙蛋白 0.663ng/ml,D-二聚体 71mg/L,考虑肺栓塞。进一步查肺动脉 CTA 示双肺动脉栓塞,双侧胸腔积液,心影增大。同时存在左下肢静脉血栓,有肿瘤病史,存在左下肢深静脉血栓,双下肢肌间静脉血栓,急诊已请介入血管外科会诊,建议卧床,抬高患肢,给予低分子肝素抗凝。家属经商量拒绝下腔静脉滤器植入。

患者日间间断恶心、呕吐,给予甲氧氯普胺对症处理,考虑患者仍有腹胀,给予加用莫沙必利、四磨汤等促胃肠动力及顺气治疗。腹部 CT 示肝 S3 段小囊肿,双肾肾盂积水伴左侧输尿管起始部扩张,胸腹腔少量积液,左下腹可见造口术后改变,肠管多发积气及气液平。考虑患者肠梗阻?不全梗阻?必要时可给予灌肠处理。

患者频发恶心、呕吐,面色苍白,大汗,有异味,呕吐物为胃内容物,不含咖啡色物。查

体:体温 37.6℃,血压 122/78mmHg,脉搏 112 次/分;腹韧,无触痛,肝脾触诊不满意,肠鸣音存在。腹部 CT:肠管多发积气及气液平,请胃肠外科急会诊,建议:①灌肠;②暂禁食水,补液。已执行。向家属交代病情,患者目前考虑肠梗阻,给予复查腹盆腔 CT,动态观察血常规、电解质、肾功能等;胃肠减压;植物油 250ml,胃管注入,闭管 3 小时;补液、营养支持等治疗。患者生命体征平稳,转普外科治疗肠梗阻。

六、出院诊断

1. 肺栓塞?

2. 高血压病 1 级(低危)。

3. 心律失常。

阵发性室上性心动过速。

4. 左下肢深静脉血栓形成。

肌间静脉血栓形成。

5. 直肠、肛肠占位直肠造口术后。

6. 肾功能不全。

7. 轻度贫血。

七、病例总结及讨论

恶性肿瘤与肺栓塞间具有密切的生物学关系,癌症患者并发肺栓塞的概率是非癌症患者的 6 倍,为癌症最多见且严重并发症类型之一。与一般手术者相比,恶性肿瘤术后并发肺栓塞高 2～3 倍,在肺栓塞总发生率中,采用化疗方案治疗的肿瘤患者占 13%。化疗和激素联合应用,对恶性肿瘤患者血栓形成具有协同作用。大量抗癌药应用、支持治疗,均可增加静脉血栓形成风险。临床诊断时,需详细询问病史、通过胸部 X 线片检查、实验室检查等,予以全面综合诊断,无创性检查肺动脉 CTA,可代替肺动脉造影应用确诊肺栓塞。

恶性肿瘤合并肺栓塞的发病机制与高凝状态有关。当恶性肿瘤患者出现难以解释的胸痛、呼吸困难、心搏呼吸频率增快,甚至晕

厥和休克,或伴有单侧或双侧不对称性下肢肿胀、疼痛时,应警惕合并肺栓塞的可能。研究表明,肺栓塞的发生与原发性肿瘤类型无关。患者年龄越大,合并基础疾病越多,恶性肿瘤合并肺栓塞的风险越高,这与老年慢性疾病造成的血管内皮损伤、高凝状况有关。任何能够导致静脉血液瘀滞、静脉系统内皮血管损伤、血液高凝状况的因素,均有可能增加恶性肿瘤合并肺栓塞的发生风险。同时,癌症晚期、中心静脉置管、凝血异常、静脉血栓、多周期化疗、长期卧床也会增加恶性肿瘤合并肺栓塞的发生风险。手术、化疗、中心静脉置管损伤了血管内皮,触发了凝血途径,而化疗药物有可能通过释放组织因子等激活体内凝血系统,促红细胞生成素、粒细胞集落刺激因子也有可能增加高凝风险。肿瘤转移也会增加血液高凝状态,也是晚期肿瘤患者发生肺栓塞的重要因素。

年龄、合并高血压、合并冠心病、合并慢性阻塞性肺疾病、中心静脉置管、化疗周期、血氧分压、凝血异常、静脉血栓、Ⅲ～Ⅳ期肿瘤、长期卧床均是恶性肿瘤合并肺栓塞的影响因素。

恶性肿瘤患者发生 PTE 风险显著升高,与肿瘤部位、类型、分期等因素密切相关,肿瘤相关治疗,如化疗、放疗、手术等会进一步增加 PTE 的风险。

1. 诊断　在恶性肿瘤患者中,原发病的表现可能会掩盖 PTE 相关的症状,容易漏诊和误诊。恶性肿瘤患者 D-二聚体水平可显著升高,但 D-二聚体阴性在恶性肿瘤患者中具有重要的除外诊断价值。如果在临床上出现用原发病不能解释的临床表现,应进一步检查以明确诊断(如 CTPA 或肺 V/Q 显像等)。部分恶性肿瘤患者在影像学筛查(尤其是增强 CT)中发现的肺动脉充盈缺损属于偶然发现的 PTE。恶性肿瘤合并偶然发现的 PTE 应采取与症状性 PTE 相同的处理策略。

2. 治疗　恶性肿瘤合并 PTE,在急性期应选择 LMWH 抗凝 3～6 个月。该策略主要是基于早期临床研究的结果,研究发现与肝素重叠应用华法林相比,应用 LMWH 抗凝 3～6 个月,显著降低 VTE 复发风险,并不增加出血风险。另外,在恶性肿瘤的活动期,化疗等其他相关药物的应用,影响了华法林疗效和胃肠道吸收,磺达肝癸钠和 DOACs 在恶性肿瘤合并 PTE 治疗中的证据仍十分有限。

在 LMWH 抗凝 3～6 个月结束后,是否需要继续抗凝治疗应遵循个体化原则,综合考虑恶性肿瘤治疗的效果、VTE 复发风险、出血风险、预期生存时间和患者意愿,定期进行后续抗凝治疗的风险收益比的评估。

3. 指南推荐意见

(1)恶性肿瘤患者疑诊急性 PTE,D-二聚体检测阴性具有除外诊断价值(ⅡB)。

(2)活动期恶性肿瘤合并 PTE,建议给予 LMWH 抗凝治疗至少 3～6 个月(ⅡB)。

(3)活动期恶性肿瘤合并 PTE,在抗凝治疗 3 个月后,若出血风险不高,推荐延长抗凝时间,甚至终身抗凝(ⅠC)。

临床上肿瘤栓塞与血栓栓塞症状相似,应注意鉴别。恶性肿瘤合并 PTE,急性期抗凝治疗结束后,需权衡血栓复发风险和出血风险,评估是否需要长期甚至终身抗凝,后续长期治疗方案包括继续应用 LMWH、转换为华法林、DOACs 或停止抗凝治疗。

经历较大手术(手术后卧床时间＞10天)的肿瘤患者预防性使用普通肝素或低分子肝素(LMWH)是强烈推荐的。但对于未长期卧床的经内科治疗的肿瘤患者,不建议常规预防性治疗。及时诊断恶性肿瘤合并肺栓塞,警惕肺栓塞患者可能潜在的恶性肿瘤,采取有效的治疗措施,可提高诊治水平并延长患者的生存期。

该例患者老年,既往有高血压病史,右下肢静脉血栓,卧床,且近期经历直肠癌姑息手术，Ⅲ～Ⅳ期肿瘤，合并肺栓塞，无呼吸循环衰竭、生命体征相对平稳患者的肺栓塞，给予低分子肝素抗凝治疗，患者心悸、气短、出汗症状缓解。

关注恶性肿瘤合并肺栓塞的危险因素，熟悉恶性肿瘤合并肺栓塞的临床特点。故临床需不断提高医师综合素养，依据诊断结果对治疗方案合理选用，以改善患者疾病预后。恶性肿瘤有较高并发肺栓塞的概率，临床多缺乏典型症状，具有较高的误诊率，需引起临床医师足够重视，以使患者得到有效诊疗。

（冯惠平　贾辛未）

参 考 文 献

[1] 中华医学会呼吸病学分会肺栓塞与肺血管病学组,中国医师协会呼吸医师分会肺栓塞与肺血管病工作委员会,全国肺栓塞与肺血管病防治协作组.肺血栓栓塞症诊治与预防指南.中华医学杂志,2018,98(14),1060-1087.

[2] 曹春强.恶性肿瘤合并肺栓塞的影响因素分析.中国临床医生杂志,2017,45(3):63-65.

病例 47　急性肺栓塞合并心房颤动：利伐沙班优于华法林

一、病史

患者：女性，86 岁。

主诉：主因"活动时胸闷、气短 10 小时，加重 2 小时"急诊入院。

现病史：患者入院前 10 小时于活动时出现胸闷、气短，休息后缓解，未引起注意。2 小时前活动时再次胸闷、气短，较前加重并持续不缓解，伴极度乏力、出汗，无胸痛、咯血及晕厥。

既往史：既往"高血压病"病史 15 年，最高 220/100mmHg，每日口服厄贝沙坦 150mg，控制佳。

家族史：大女儿肺栓塞 2 次，长期服用华法林，现病情稳定。

二、体格检查

体温 36.6℃，脉搏 82 次/分，呼吸 19 次/分，血压 149/72mmHg，末梢血氧 98%（鼻导管每分钟吸氧 3L）。平卧位，双肺未闻及干、湿啰音，心率 92 次/分，第一心音绝对不齐、强弱不等，腹部查体未见异常，双下肢周径一致。

三、辅助检查

1. **实验室检查（入院时）**

心肌三项：肌红蛋白 85.7ng/ml（正常值 50～85ng/L）、CK-MB 和 cTnI 正常范围。

D-二聚体 2.44mg/L（正常值 0～0.2mg/L）。

NT-proBNP 3252pg/ml（正常值 0～300pg/ml）。

血常规、凝血、电解质及肾功能正常范围。

2. **心脏超声**　双房增大（左心房 40mm，右心房 30mm）、肺动脉压力轻度升高（35mmHg）。

3. **心电图**　心房颤动，心率 62 次/分，完全性右束支传导阻滞（CRBBB），V_1～V_4 导联 T 波倒置伴 QT 间期延长（580 毫秒）（图 6-1）。

4. **实验室检查（入院第 2 天）**　复查 D-二聚体 2.77mg/L（正常值 0～0.2mg/L），NT-proBNP 6805pg/ml。血气分析提示，严重低氧（PaO_2 55mmHg，血氧饱和度 88%，未吸氧），无二氧化碳潴留及乳酸增高。

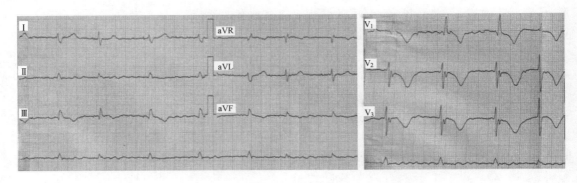

图 6-1　入院心电图

5. 急查肺动脉 CTA　右侧肺动脉主干及双侧肺动脉分支多发肺栓塞，双肺动脉血管自肺门处稍减少，右侧肺动脉主干及双侧肺动脉分支可见多发结节状或条形低密度充盈缺损（图 6-2）。

6. 下肢静脉超声　左侧股浅静脉中段可见陈旧性血栓，侧股浅静脉中段可见条带低回声附着。

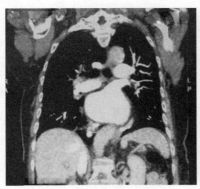
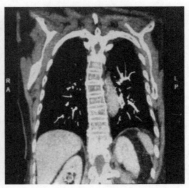

图 6-2　肺动脉 CTA

四、初步诊断

1. 急性肺栓塞（APE）。
2. 下肢静脉血栓。
3. 心律失常。
心房颤动。
4. 高血压病 3 级（很高危）。

五、诊治经过

患者为 86 岁高龄女性，急性肺栓塞（生命体征平稳，低危）合并心房颤动（CHA2DS2-VASc 5 分，HAS-BLED 3 分，高卒中、高出血风险），不宜静脉溶栓，尽早抗凝治疗。

（一）急性肺栓塞伴房颤，抗凝策略如何选

无论治疗急性血栓栓塞事件还是降低血栓栓塞风险，抗凝药物的临床应用均需权衡抗凝治疗获益和潜在出血风险。长期以来，肺栓塞抗凝治疗首选维生素 K 拮抗药（VKA）华法林，但是，由于华法林存在着安全治疗窗口窄、药物相互作用多等缺陷，限制了其应用。

现今，新型口服抗凝药（NOACs：new oral anticoagulants）因具有独特的抗凝机制、药物代谢特征，以及众多的临床证据支持，已经成为抗凝的未来发展趋势和患者的新选择（表 6-1）。但如何规范、更为优化地使用仍是临床一大难题。

表 6-1　NOACs 与华法林特点比较

特征参数	达比加群	利伐沙班	阿哌沙班	依度沙班	华法林
抗凝作用机制					
作用方式	直接抑制凝血因子	直接抑制凝血因子	直接抑制凝血因子	直接抑制凝血因子	维生素 K 拮抗药
作用靶点	凝血因子Ⅱa	凝血因子Ⅹa	凝血因子Ⅹa	凝血因子Ⅹa	凝血因子Ⅱ、Ⅹ、Ⅶ、Ⅸ
其他位点	无	无	无	无	蛋白 C、S、Z（促凝）
实验室监测指标	无须特殊监测	无须特殊监测	无须特殊监测	无须特殊监测	监测 INR
药物代谢指征					
达峰时间	1.25～3 小时	2～4 小时	3～4 小时	3～4 小时	4 小时
生物利用度	3%～7%	剂量依赖性（66%）	50%	60%	99%～100%
半衰期	12～17 小时	5～9 小时	12 小时	9～11 小时	20～60 小时
清除途径	尿液 80%	尿液 66%；粪便 28%	肾 27%；粪便 25%	主要经肾	尿液 92%
临床用药处方					
常用剂量	150mg/次，2 次/日	20mg/次，1 次/日	5mg/次，2 次/日	60mg/次，1 次/日	一日 1～10mg，INR 2～3
剂量调整	依肾功能	依肾功能	不依肾功能	依肾功能、体质量	依 INR 调整
特异性拮抗药	艾达赛珠单抗（idarucizumab）	无	无	无	维生素 K

近年，NOACs 临床研究十分活跃，主要包括关于达比加群酯的 RE-COVER 和 RE-COVER Ⅱ、关于利伐沙班的 EINSTEIN-PE、关于阿哌沙班的 AMPLIFY 及关于依度沙班的 Hokusai-VTE。这些研究均为非劣效性设计，主要疗效终点为症状性 VTE 复发及 VTE 相关死亡，主要安全性终点为大出血及临床相关性非大出血。

利伐沙班是目前临床证据最丰富、普遍被临床医师所接受的一种 NOACs。利伐沙班作用于内源和外源性凝血反应的共同通路——FⅩa，每灭活一个 FⅩa，可少产生 1000 个 FⅡa，高效抗凝。

在肺栓塞急性期抗凝方面，目前总共有 5 项大型Ⅲ期临床试验，结果表明，与传统标准低分子量肝素/华法林双药联合序贯疗法的有效性和安全性相比较，利伐沙班单药治疗可有效降低致命性肺栓塞发生，且显著降低大出血的风险。

2015 年，利伐沙班在中国获批 5 种适应证。

1. 择期髋关节或膝关节置换手术的成

年患者,预防静脉血栓形成。

2. 治疗成人肺栓塞(PE)。

3. 治疗成人深静脉血栓形成(DVT),降低急性深静脉血栓形成后深静脉血栓复发和肺栓塞风险。

4. 预防成人DVT和PE复发。

5. 具有一种或多种危险因素的非瓣膜性房颤,以预防卒中和全身性栓塞。

(二)利伐沙班该如何用

美国和我国食品药品监督管理局推荐前3周剂量为15mg,2次/日,序贯调整为20mg,1次/日维持治疗。

(三)为什么利伐沙班需根据病程不同更改服用频次及剂量

某些临床药物的使用频次和剂量不单纯依据药物的半衰期、血浆清除率和蛋白结合力,还依据大规模临床研究所获得的临床证据。

有关急性肺栓塞治疗的Ⅲ期临床试验共纳入4832例急性肺栓塞患者,比较利伐沙班单药治疗(15mg,2次/日,3周后改为20mg,1次/日)和传统依诺肝素/华法林序贯治疗

的疗效和安全性。结果显示,利伐沙班疗效不劣于传统治疗,总体出血风险两者没有差异,但利伐沙班可降低大出血的发生率。因此,2014版ESC指南推荐利伐沙班可以作为单药治疗,首先给予一定的负荷剂量,15mg,2次/日,3周后改为固定剂量20mg,1次/日。

2015年利伐沙班作为首个用于肺栓塞治疗的单药治疗方案在中国上市,指南强调不能用于严重肾功能损害患者。

(四)注意事项

1. NOACs只适用于中、低危APE患者抗凝治疗,高危患者使用静脉注射普通肝素作为起始抗凝。因此,对于所有(包括高危)患者,APE急性期不用胃肠外抗凝而仅用口服抗凝药能否改变我们的临床实践仍然有待进一步观察。

2. 目前国内常用的NOACs处方有达比加群和利伐沙班,两者治疗VTE和APE时,需考虑药物特征(表6-2),即达比加群需初始胃肠外抗凝3天,后续行单药抗凝方案治疗。

表6-2 肺栓塞达比加群和利伐沙班用药比较

药物	初始胃肠外抗凝	单药抗凝方案	按需减量	给药频次	肾清除	潜在不良反应
达比加群	√		√	2次/日	++++	心肌梗死、胃肠出血、消化不良
利伐沙班		√	√	2次/日,21天,序贯1次/日	+	胃肠出血

3. APE患者服用NOACs期间需规范管理,NOACs半衰期短,需要1~2次/日服药,停药后12~24小时抗凝作用基本消失,漏服、误服后可能出现严重并发症,因此保证患者治疗依从性非常重要。

(1)漏服:漏服药物再服应长于实际用药间隔时长的一半。如果每日2次的用药方案,距离下次用药时间>6小时,可以再次服

用。如果是高卒中和低出血风险的患者,即使<6小时,也可以补服。如果是每日1次的服药,距离下次用药时间>12小时,可补服;如果<12小时,该次用药可以跳过。高栓塞风险患者可以不受12小时固定时间约束。

(2)误服双倍剂量:如果是每日2次用药剂量,由于一次误服了双倍剂量,当天无须第

二次用药，误服 24 小时后按之前剂量正常服用即可。如果是每日 1 次剂量双倍误服，次日无须停药，改回正常剂量。不确定服用剂量：每日 2 次用药，如果忘记当天某次是否用药，从安全角度来讲，不建议再次用药，可 12 小时间隔后服药。若是每日 1 次方案，当栓塞风险（CHA2DS2-VASc≥3）较高时，可以加服；栓塞风险（CHA2DS2-VASc≤2）较低时，可以直接跳到第二天服用即可。

4. 缺乏有效抗凝强度监测方法及特异性拮抗药，一旦出现出血事件，监测抗凝强度并且拮抗抗凝效果就成为难题。

5. NOACs 疗效与安全性结果来源于临床试验入选的特定患者，其他特殊情况 VTE 是否也适合并不清楚，如肿瘤、妊娠患者等。

6. 推荐对长期使用 NOACs 的患者进行结构化随访。内容包括记录抗凝指征、检测基线实验室指标（血红蛋白、肝肾功能和凝血功能等）、患者教育，后续至少每年进行一次实验室检查。基线肾功能不全的患者或老年人应重复进行实验室检查。

7. 尽管与华法林相比 NOACs 的药物相互作用更少，但仍需监测重要药物相互作用，包括 P-糖蛋白和 CYP3A4 相互作用药物，避免同时使用决奈达隆、利福平、HIV 蛋白酶抑制药、伊曲康唑、酮康唑、伏立康唑、圣

约翰草和地塞米松。

（赵文萍）

参 考 文 献

[1] Jan Steffel, Peter Verhamme, Tatjana S. Potpara, et al. The 2018 European Heart Rhythm Association Practical Guide on the use of non-vitamin K antagonist oral anticoagulants in patients with atrial fibrillation. European Heart Journal, 2018, 39 (16): 1330-1393. DOI: 10. 1093/eurheartj/ehy136.

[2] 利伐沙班临床应用中国专家组. 利伐沙班临床应用中国专家建议（非瓣膜病心房颤动卒中预防手册）. 中华内科杂志, 2013, 52 (10): 897-902.

[3] 利伐沙班临床应用中国专家组. 利伐沙班临床应用中国专家建议（深静脉血栓形成治疗分册）. 中国血管外科杂志（电子版）, 2013, 5(4): 209-213.

[4] Paulus Kirchhof, Ghazi Radaideh, Young-Hoon Kim, et al. Global Prospective Safety Analysis of Rivaroxaban. JACC. J Am Coll Cardiol, 2018, 72(2): 141-153.

[5] Patel M R, Mahaffey K W, Garg J, et al. Rivaroxaban versus Warfarin in Nonvalvular Atrial Fibrillation. The New England Journal of Medicine, 2011, 365(10): 883-891.

病例 48　肺动脉栓塞和下肢静脉血栓应用普佑克溶栓治疗一例

肺动脉栓塞是以各种栓子阻塞肺动脉或其分支为其发病原因的一组疾病或临床综合征的总称，包括肺血栓栓塞症（PTE）、脂肪栓塞综合征、羊水栓塞、空气栓塞、肿瘤栓塞等，其中 PTE 为肺栓塞的最常见类型。引起 PTE 的血栓主要来源于下肢的深静脉血栓形成（DVT）。PTE 和 DVT 合称为静脉血栓栓塞症（VTE），两者具有相同易患因素，是 VTE 在不同部位、不同阶段的两种临床表现形式。血栓栓塞肺动脉后，血栓不溶、机化、肺血管重构致血管狭窄或闭塞，导致肺血管阻力（PVR）增加，肺动脉压力进行性增高，最终可引起右心室肥厚和右心衰竭，称为慢性血栓栓塞性肺动脉高压（CTEPH）。

一、病史

患者:女性,67 岁。

主诉:活动后呼吸困难 10 天,加重 3 天。

现病史:患者于 10 天前出现活动后呼吸困难,休息后症状可减轻,无胸痛、咳嗽、咳痰、咯血等,未重视。近 3 天来活动后呼吸困难进行性加重,每于轻微活动,如说话、自己脱衣服即可感到气短,伴右下肢指凹性水肿。

既往史:既往"高血压病"病史 5 年余,血压最高达 190/100mmHg,平时服用"硝苯地平缓释片 20mg,1 次/日"降压治疗,平时未规律监测血压。否认肝炎、结核等慢性传染病病史。

个人史:否认烟酒不良嗜好,否认药物及食物过敏史。

二、体格检查

体温 36.3℃,脉搏 92 次/分,呼吸 19 次/分,血压 123/71mmHg。发育正常,体型偏胖,神清,端坐位,双肺呼吸音低,未闻及干、湿啰音。心率 92 次/分,律齐,心音低钝,各瓣膜听诊区未闻及病理性杂音。腹软,无压痛及反跳痛,肝脾肋下未触及,右下肢明显凹陷性水肿,左下肢无水肿。

三、辅助检查

1. 入院时心电图　窦性心律,92 次/分(图 6-3)。

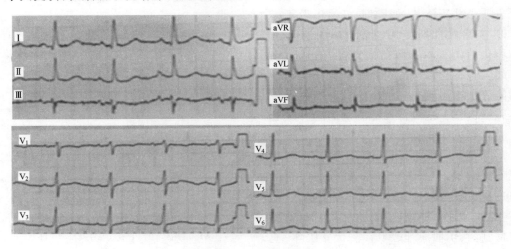

图 6-3　入院时心电图

2. 实验室检查　D-二聚体 13.45mg/L;动脉血气分析:pH 7.5,氧分压 90mmHg,氧饱和度 98%;心肌三项正常,BNP 249pg/ml;血常规:白细胞计数 $15.1×10^9/L$,中性粒细胞计数百分比 77.8%。

3. 入院时超声心动图　左房增大(3.9cm),主动脉瓣退变伴少量反流,三尖瓣少量反流,左室舒张功能减低。

4. 肺动脉 CTA　示双肺动脉栓塞。

5. 双侧下肢深静脉超声　右侧髂总静脉、股浅静脉、腘静脉血栓形成。

6. 头颅、胸腹 CT 检查　未见异常。

7. 肿瘤标记物　未见异常。

四、初步诊断

肺动脉栓塞。

右下肢静脉血栓形成。

高血压病 3 级(很高危)。

五、诊治经过

溶栓前普通肝素 60U/kg,静脉滴注;普佑克(注射用重组人尿激酶原)50mg,持续静脉泵入 2 小时；然后予普通肝素 12U/(kg·h)持续静脉泵入 48 小时，4～6 小时监测凝血指标 APTT 50～70 秒；48 小时后予低分子肝素皮下注射＋华法林口服。

治疗效果评价：患者活动后呼吸困难症状明显减轻，说话、穿衣服不再感到气短；右下肢水肿逐渐减轻。

治疗 1 周后复查：血常规未见异常；D-二聚体 2.38mg/L；双下肢深静脉超声提示未见明显异常。

六、病例总结及讨论

1. 肺动脉栓塞的诊断　肺动脉栓塞的临床表现多种多样，缺乏特异性，容易误诊和漏诊。其严重程度亦有很大差别，从轻者无症状到重者出现血流动力学不稳定，甚或猝死。在诊断过程中，要注意是否存在 DVT，特别是下肢 DVT。肺动脉栓塞的患者中以呼吸困难及气促来就诊的人数占 80%～90%，胸痛占 40%～70%，晕厥占 11%～20%，查体最常见的体征为心动过速，可达 40%。患者女性，67 岁，有活动后呼吸困难症状，且进行性加重。近来每于轻微活动，如说话、自己脱衣服即可感到气短。查体发现心率偏快，92 次/分，右下肢指凹性水肿。应该高度怀疑肺动脉栓塞，接着检测 D-二聚体明显升高，心电图提示心动过速，更加高度怀疑，最后通过肺动脉 CTA 检查证实肺动脉栓塞。患者存在单侧下肢水肿，查深静脉超声提示深静脉血栓形成。

总结出的诊断策略：对存在危险因素，特别是并存多个危险因素的病例，需要注意有较强的诊断意识。①临床症状、体征，特别是在高度可疑病例出现不明原因的呼吸困难、胸痛、咯血、晕厥或休克，或伴有单侧或双侧不对称性下肢肿胀、疼痛等，对诊断具有重要的提示意义。②结合心电图、胸部 X 线片、动脉血气分析等基本检查，可以初步疑诊 PTE 或排除其他疾病。③宜尽快常规行 D-

二聚体检测，据此做出排除诊断。④超声检查可以迅速得到结果并可在床旁进行，虽一般不能作为确诊方法，但对于提示 PTE 诊断和排除其他疾病具有重要价值，宜列为疑诊 PTE 时的一项优先检查项目；若同时发现下肢 DVT 的证据则更增加了诊断的可能性。

2. 患者下肢深静脉血栓形成的高危因素是什么　下肢深静脉血栓形成的高危因素是包括先天性危险因素和获得性危险因素，先天性危险因素如抗凝血酶缺乏、蛋白 S 缺乏、蛋白 C 缺乏等；获得性危险因素如高龄、恶性肿瘤、肥胖、妊娠、手术、创伤或骨折、长期卧床等。

该患者为老年女性，体型肥胖，无手术、创伤等病史，是否存在恶性肿瘤？检查肿瘤标记物及头颅、胸腹部 CT 未见异常，基本不考虑恶性肿瘤相关，考虑可能与患者体型肥胖、日常活动少相关。

3. 急性 PTE 的溶栓治疗　溶栓治疗可迅速溶解部分或全部血栓，恢复肺组织再灌注，减小肺动脉阻力，降低肺动脉压，改善右心室功能，减少严重患者死亡率和复发率。溶栓的时间窗一般定为 14 天以内，但鉴于可能存在血栓的动态形成过程，对溶栓的时间窗不作严格规定。

4. 对该病例的总结

（1）对于老年高血压患者，近期突然出现活动后呼吸困难，且进行性加重，一定要考虑到肺栓塞的可能，尤其同时伴有单侧下肢水肿，要高度怀疑肺栓塞。

（2）心率快、血压低、低氧而吸氧不能纠正，是考虑肺栓塞的指征，本病例 D-二聚体明显增高，心率偏快，能除外肺栓塞，及时行肺动脉 CTA 和下肢深静脉超声，尤其是单侧下肢水肿的患者。

（3）新一代溶栓药物——普佑克（重组人尿激酶原）的使用确保了治疗的安全性和有效性。

（张兰芳）

参 考 文 献

[1] 中华医学会呼吸病学分会肺栓塞与肺血管病学组,中国医师协会呼吸医师分会肺栓塞与肺血管病工作委员会,全国肺栓塞与肺血管病防治协作组.肺血栓栓塞症诊治与预防指南.中华医学杂志,2018,98(14):1060-1087.

第七章 心肌炎及其他

病例49 急性暴发性心肌炎成功救治一例

暴发性心肌炎(fulminant myocarditis)为急骤发作且伴有严重血流动力学障碍的心肌炎症性疾病,是心肌炎最为严重和特殊的类型。主要特点是起病急骤,病情进展极其迅速,患者很快出现血流动力学异常(泵衰竭和循环衰竭),以及严重心律失常,并可伴有呼吸衰竭和肝、肾衰竭,早期病死率极高。

一、病史

患者: 男性,15 岁,初三学生。

主诉: 主因"感冒"后发热伴咽痛 4 天,晕厥 4 小时,于 2015-05-02 15:00 急诊入院。

现病史: 患者于 4 天前"感冒"后发热伴咽痛,最高体温 38.5℃,无恶心、呕吐及腹泻,当地输液治疗(具体不详),2 天后热退,无不适,入院前 10 小时剑突下不适伴恶心及腹部胀满,4 小时前静息状态下自感黑矇,随即晕厥,无大小便失禁、四肢抽搐。

既往史、个人史及家族史: 无特殊。

二、体格检查

体温 36.7℃,脉搏 85 次/分,呼吸 19次/分,血压 110/65mmHg,末梢血氧饱和度97%。双肺呼吸音粗,双肺底可闻及少量湿啰音,心界不大,心率 85 次/分,律不齐,心音低钝,未闻及杂音及额外心音,腹部及其他未见异常。

三、辅助检查

1. **实验室检查**

心肌三项:肌钙蛋白 3.78ng/ml(正常值 0～0.034ng/ml),肌酸激酶同工酶14.6ng/ml(正常值 0～2.03ng/ml),肌红蛋白 160ng/ml(正常值 0～61.5ng/ml)。

BNP 176.0pg/ml(正常值 0～100pg/ml)。

D-二聚体 1.96mg/L(正常值 0～0.55mg/L)。

血常规:白细胞及中性粒细胞升高,白细胞 12.1×10^9/L,中性粒细胞百分比82.4%。

凝血功能、肾功能、电解质:未见明显异常。

2. **心电图** 窦律与加速性交界性逸搏心律交替,完全性左束支传导阻滞(图 7-1)。

四、初步诊断

1. 急性重症心肌炎。
心源性休克。
心律失常。
加速性交界性逸搏心律。
完全性左侧束支传导阻滞。
2. 急性上呼吸道感染。

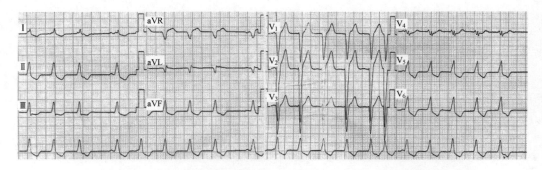

图 7-1　窦律与加速性交界性逸搏心律交替,完全性左束支传导阻滞

五、诊治经过

当天,给予抗菌、磷酸肌酸、维生素 C 及维生素 B₆ 营养心肌改善心肌代谢,门冬氨酸钾镁稳定心电活动等治疗,生命体征平稳。患儿于当日夜间 03:40 突然出现全身抽搐,随即意识丧失,心电监测提示心脏停搏、静息电位(图 7-2),立即给予胸外按压、异丙肾上腺素快速静脉滴注,同时迅速紧急临时起搏器植入,出现血压降低(70/54mmHg)伴胸闷、气短,积极补液同时多巴胺静脉微泵泵入调整血压;急查血气分析存在低氧及组织灌注不良:pH 7.38,氧分压 64mmHg,二氧化碳分压 29mmol/L,碱剩余－6.7mmol/L,乳酸 3.5mmol/L;急查床旁超声,左心室比例增大、射血功能基本正常(EDD 54mm,EF 57%)、室间隔及左心室后下壁心内膜增厚、回声增强,局部心肌振幅相对减低,双侧胸腔及心包积液,胆囊壁水肿。床旁 X 线胸片,两肺渗出性病变,左侧胸腔积液;随即积极无创呼吸机支持及大剂量甲泼尼龙抑制心肌及间质水肿冲击治疗,抢救示意图见图 7-3。清晨,患儿血压、心率及呼吸逐渐稳定,继续维持目前生命体征治疗。

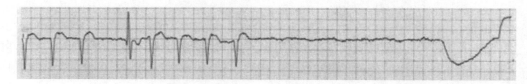

图 7-2　心电图:心脏停搏、静息电位

后续,根据心肌酶谱异常升高,CK 579.33U/L, HBDH 257.72U/L, LDH 371.63U/L;肝、肾功能及凝血未见异常的情况,继续甲泼尼龙、维生素 C、维生素 B₆、果糖二磷酸钠、低分子肝素抗凝、兰索拉唑抑酸保护脏器功能及多巴胺静脉泵入维持血压等综合治疗。自身心律逐渐恢复,调整起搏频率 50 次/分,临时起搏器处于感知状态。多次复查心电图,出现窦性心律与加速性交界性自主心律交替出现,QRS 波形多变且变窄、束支阻滞逐渐减轻(图 7-4)。于入院第 3 天,呼吸机逐渐停止使用。

5 天后复查心脏超声,左心室饱满(EDD 5.4cm,EF 63%)。左心室后下壁心内膜稍增厚、回声增强,局部室壁运动相对偏低,心包少量积液,当天随即拔出临时起搏电极,无再次停搏发生。住院 14 天,好转出院,1 个月、3 个月及 6 个月、2 年后门诊复查心电图

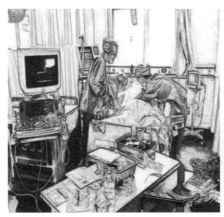
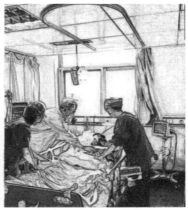

图 7-3　抢救示意图

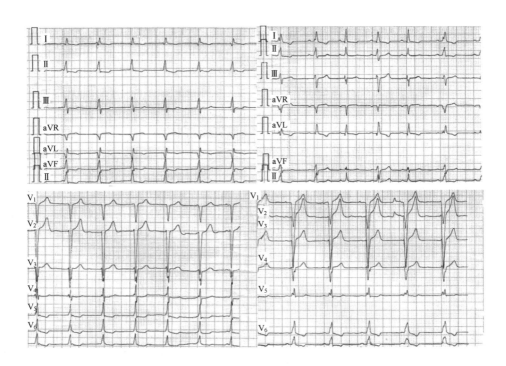

图 7-4　QRS 波形多变且变窄、束支阻滞逐渐减轻

及心脏超声均未见异常。

六、出院诊断

1. 急性重症心肌炎。
心源性休克。
心律失常。

窦性停搏。
加速性交界性逸搏心律。
完全性左侧束支传导阻滞。
心包积液。
胸腔积液。
2. 急性上呼吸道感染。

七、病例总结及讨论

此患者是 2015 年"五一劳动节"假日期间经我科成功诊治的一例主要表现为心脏停搏合并急性心力衰竭罕见病例,经过 2 周积极救治,患者恢复正常,重返校园,2 年后复查心电图及心脏超声提示束支阻滞消失、心功能完全恢复正常。现复习相关文献,针对此患儿的成功救治经验,对急性心肌炎的定义、人类对病毒性心肌炎的认识过程及研究进展、急性重症暴发性心肌炎规范诊治及诊治注意事项进行总结。

1. 病毒性心肌炎定义 病毒性心肌炎(viral myocarditis,VMC)是指由嗜心肌性病毒感染引起,以心肌非特异性间质性炎症为主要病变的心肌炎,可流行发病,也可散在发病。

2. 人类对病毒性心肌炎的认识过程及研究进展 1956 年荷兰学者发现病毒性心肌炎,1957 年 Lyon 在爱尔兰报道,人柯萨奇病毒感染的心肌炎,以后芬兰报道柯萨奇 B5 病毒流行,亚洲从 1974 年开始报道。1978 年我国从一例猝死心肌炎患者心肌组织中分离出柯萨奇 B5 病毒。心肌炎在儿科临床上较为常见,目前已成为儿童时期一种主要的获得性心血管疾病。由于急性成人/小儿心肌炎患者临床表现差异(异质性)很大,临床案例错综复杂、症状轻重不一、预后有所差异,心肌炎的实际准确发病率也难以确定,诊断标准备受争议且具有挑战性。1978 年,我国制定心肌炎诊断标准以来,1999 年 9 月在昆明召开了全国小儿心肌炎、心肌病学术会议,经与会代表充分讨论,修订了 1994 年 5 月在山东威海会议制订的《小儿病毒性心肌炎诊断标准》,发表于《中华儿科杂志》2000 年第 2 期,一直沿用至今,心内膜心肌活检(endomyocardial biopsy,EMB)始终作为诊断金标准,但未被我国众多医患所接受,使用很少。2013 年,随着临床数据的积累和有效

治疗措施的更新与改善,欧洲心脏病学会(European Society of Cardiology,ESC)心肌、心包疾病专家共识工作组发布了《心肌炎的病因、诊断、管理和治疗共识声明》。就现有认知水平对于心肌炎的临床表现、诊断和治疗做一总结,并提出了对临床疑似心肌炎和其独特活检证实的新的诊断标准,目的是基于桥接临床诊断和组织活检之间的差距,提高管理水平,提供了一个共同参考点,为未来注册中心和多中心随机对照性心脏病病因学指导的治疗试验做好准备。近年研究发现,心肌炎病因不同,其预后差异很大,年轻人群心脏性猝死尸体解剖 2%~42%死者患有心肌炎,与之相似的是,9%~16%不明原因非缺血性成年扩张型心肌病(dilated cardiomyopathy,DCM)患者和 46%明确病因儿童 DCM 患儿活组织检查被证实为心肌炎。一些具有轻微症状和部分急性期心功能障碍严重病例,常可自行或积极救治短时间恢复而不需特别治疗,但仍有 30%的活组织检查证实的心肌炎患者进展为 DCM,此类患者预后不佳。因此,心肌炎患者需特别引起注意,必要时 EMB 积极明确病因及加强随访。目前治疗措施多是对症,无特异性治疗措施,免疫组化、EMB 分子生物学分析以及自身抗体检测明确感染源及发病机制,对识别一些需要特殊治疗患者尤其是急性暴发性心肌炎的识别和救治显得尤为重要。

3. 急性重症暴发性心肌炎诊治规范及注意事项 2017 年 9 月 9 日,在第十届同济心血管疾病高峰论坛暨华中国际心血管大会上,发布了中国首个《成人暴发性心肌炎诊断和治疗中国专家共识(2017)》(以下简称共识),由于暴发性心肌炎随机研究资料极少,目前尚无规范的救治方案,鉴于其病死率极高和危害严重,迫切需要系统分析现有文献及结合系统的诊治经验,为临床医师提供推荐意见,提高我国暴发性心肌炎的救治水平。由于临床上暴发性心肌炎以病毒感染最为常

见,其他原因所致的暴发性心肌炎治疗又与病毒性暴发性心肌炎相近,共识聚焦于病毒性暴发性心肌炎,更符合现阶段我国实际医疗现状。

(1)暴发性心肌炎定义:暴发性心肌炎(fulminant myocarditis)为急骤发作且伴有严重血流动力学障碍的心肌炎症性疾病,是心肌炎最为严重和特殊的类型,主要特点是起病急骤,病情进展极其迅速,患者很快出现血流动力学异常(泵衰竭和循环衰竭)以及严重心律失常,并可伴有呼吸衰竭和肝、肾衰竭,早期病死率极高。发病机制在于病原体直接损伤心肌并激活体内免疫反应,抗原提呈细胞通过体液和细胞免疫造成免疫损伤。病原体被清除,免疫反应下调。病理生理表现主要为心肌细胞水肿、凋亡和坏死、炎性细胞浸润,组织学和病理学上与普通病毒性心肌炎比较并没有特征性差别,多数患者可见大量心肌坏死和多于 50 个/mm^2 炎性细胞浸润。这种改变与心肌炎临床表现严重程度并不呈对应关系,少数临床呈暴发进程的心肌炎患者心肌病理学改变并不严重。另一个值得注意的重要特点是,暴发性心肌炎常在 24 小时内迅速发展,病死率极高,可引起急性左心衰竭或心源性休克、恶性心律失常或两者同时存在。当上述情况持续存在不能缓解时,应予高度重视,但一旦渡过急性危险期,长期预后良好。一项长达 11 年的随访研究显示,暴发性心肌炎生存率显著高于普通急性心肌炎(分别为 93% 和 45%),长期生存率与普通人群几乎没有差异,这也是本病与急性心肌炎和其他心血管病的重要区别之一,因此暴发性心肌炎更多是一项临床诊断。一般认为,当急性心肌炎发生突然且进展迅速,很快出现严重心力衰竭、低血压或心源性休克,需要应用正性肌力药物、血管活性药物或机械循环辅助治疗时,可以诊断为暴发性心肌炎。

(2)诊断及分型:急性心肌炎发生突然且进展迅速,当患者出现发病突然,有明显病毒感染前驱症状,尤其是全身乏力、不思饮食,很快出现严重心力衰竭、严重心律失常、低血压或心源性休克。可伴有呼吸衰竭和肝、肾衰竭,需要应用正性肌力药物、血管活性药物或机械循环辅助治疗。实验室检测显示心肌严重受损,超声心动图可见弥漫性室壁运动减弱时,即可临床诊断暴发性心肌炎。因此,暴发性心肌炎明确诊断需要结合患者临床表现、实验室及影像学检查综合分析。可分为三型,即心律失常型、心力衰竭型和猝死型。

(3)评估临床:病毒感染前驱症状后的数日或 1~3 周,出现气短、呼吸困难、胸闷或胸痛、心悸、头昏、极度乏力、食欲明显下降等症状,为患者就诊的主要原因,72% 的患者发生呼吸困难,32% 的患者发生胸痛,而 10%~18% 的患者出现心律失常或因晕厥或心肺复苏后就诊或转诊。患者肌钙蛋白最为敏感和特异性高,CK、AST、LDH、α-HBDH 升高对心肌病变特异性差,已将其排除在心肌炎诊断标准之外。心电图可表现为轻至重度严重的心律失常,如短阵室性心动过速,如出现束支阻滞或房室传导阻滞提示预后不良,此患儿心脏左侧束支传导阻滞、心脏停搏伴心力衰竭,提示心肌组织弥漫性受损,经综合治疗半个月内完全恢复正常实属罕见。

(4)以生命支持为依托综合救治:目前对暴发性心肌炎尚无针对性治疗措施,治疗原则是维护生命体征,可以考虑激素冲击和支持治疗。近年来,有一些学者主张重症心肌炎患儿,如出现三度房室传导阻滞或室内三支阻滞,尤其伴存快速性心律失常时,除及时给予抗心律失常药物外,应尽早植入临时心脏起搏器,可提高抢救成功率,降低病死率。糖皮质激素应用是治疗基础,与异常免疫激活、炎症损伤、感染中毒和休克有关,近年来多数学者意见较为一致。在病毒性心肌炎仅用于部分急性重症病例,如合并心源性休克和(或)心力衰竭或存在严重的房室传导阻滞、病态窦房结综合征等。多主张大剂量、短程应用，推荐的最小使用剂量为氢化可的松 5～10mg/（kg·d）或地塞米松 0.25～0.5mg/（kg·d），如病情需要，可继服泼尼松 2～8 周；免疫球蛋白治疗（IVIG）：严重病毒感染（中和病毒和 Fc 受体）和激素应用，一些病例报道有效，常规剂量一日 10～20g，大剂量一日 40g；改善左心室功能、减少心律失常及死亡等临床效果。大多数暴发性心肌炎患者渡过急性期后可痊愈。发生心动过缓患者，急性期不建议植入永久起搏器。需观察 2 周以上，全身病情稳定后传导阻滞仍未恢复者，再考虑是否植入永久起搏器。急性期发生室性心动过速、心室颤动的患者，急性期及病情恢复后也均不建议置入植入式心律复律除颤器（ICD）。因此，应及早识别和预判，及早干预；极端负责和过细的观察，及时调整治疗方案和做细节调整；严密生命体征监护，严格卧床休息、严密监护、精细护理、随时超声检测；容量、酸碱平衡，营养支持；抗病毒治疗、抗生素使用；大剂量激素应用、CRRT、生命支持、机械通气、循环支持包括 IABP、ECMO 等。

（5）轻症或恢复期、迁延期：但在日常工作中有时还遇到对轻症或恢复期、迁延期病例使用激素的情况，且疗程偏长，致使一些患儿出现激素明显不良反应。在心肌炎慢性期，如有炎症心肌病征象时，目前多主张可应用糖皮质激素治疗。对中毒性心肌炎可酌情短程应用。对诊断明确的风湿性心肌炎可常规应用，疗程 8～12 周（包括减量）为宜。静脉滴注丙种球蛋白的应用：近年来在抢救重型心肌炎病例尤其暴发型心肌炎病例时，多应用免疫调节药，静脉滴注人血丙种球蛋白制剂，在临床上获得良好的疗效，剂量可按 1.0g/kg，每日 1 次，连用 2 天；或按 400mg/（kg·d），连用 5 天，若已存在心力衰竭和（或）心源性休克时应避免大剂量，需分次给予，否则易加重心力衰竭。血流动力学不稳定治疗，需进行血流动力学监测及机械性心-肺辅助装置来作为患者恢复或心脏移植的过渡，具体如表 7-1 所示。

表 7-1　机械辅助优势和缺点对比

优势	缺点
对血流动力学崩溃的患者可提供循环支持，无须心电触发，可适用于出现恶性心律失常患者	并发症予以重视，如出血或下肢缺血
植入方便、迅速	需心电或血压触发，对恶性心律失常无效
对心脏泵功能完全崩溃的患者认可提供血流动力学支持	目前国内缺乏

（6）分期与预后及管理：①急性期，新发病，症状及检查阳性发现明显或多变，一般病程＜6 个月。急性期一般持续 3～5 天，主要以病毒侵袭、复制对心肌造成损害为主；②迁延期，临床症状反复出现，客观指标迁延不愈，病程多＞6 个月；③慢性期，进行性心脏增大，反复心力衰竭或心律失常，病情时轻时重，病程＞1 年。表现为慢性持续性及突发加重的炎症活动，心肌收缩力减弱、心肌纤维化、心脏扩大。

（赵文萍）

参 考 文 献

[1]　中华医学会儿科学分会心血管学组.病毒性心肌炎诊断标准（修订草案）.中华儿科杂志，2000,2(38):1-6.

[2]　中华医学会心血管病学分会精准医学学组,中华心血管病杂志编辑委员会,成人暴发性心肌

炎工作组. 成人暴发性心肌炎诊断与治疗中国专家共识(2017). 中华心血管病杂志,2017,45(9):742-744.

[3] Caforio A L,Pankuweit S,Arbustini E,et al. Current state of knowledge on aetiology,diagnosis, management,and therapy of myocarditis:a position statement of the European Society of Cardiology Working Group on Myocardial and Pericardial Diseases. European Heart Journal,2013,34:636-2648. DOI:10.1093/eurheartj/eht210.

病例50 反复发热的亚急性感染性心内膜炎一例

一、病史

患者:男性,62 岁。

主诉:间断性心前区疼痛 3 个月,加重1 天。

现病史:4 个月前患者无明显诱因出现发热,多为低热,午后出现,体温 37.0～38.0℃,无咳嗽、咳痰,时有夜间盗汗,伴食欲缺乏。曾于当地诊所给予头孢类抗生素输液治疗,体温降至正常,但时有反复 1 月余。20天前再次发热,食欲缺乏较前加重,曾就诊于北京某医院,心脏超声示 CABG 术后,二尖瓣后交界区断裂并脱垂,二尖瓣关闭不全(重度),主动脉瓣退行性变,主动脉瓣对合错位并反流(中度)。遂就诊于解放军某医院,查BNP 6660pg/ml,肺炎支原体 TGM 抗体(＋),血培养检出粪肠球菌。患者自发病以来精神、饮食、睡眠欠佳,大小便正常,体重近半年减轻约 15kg。

既往史:既往"高血压病"病史 12 年余。"冠心病"病史 10 年余,1 年前曾于北京某医院行冠状动脉旁路植移术。吸烟史 25 年,间断饮酒史 25 年。

二、体格检查

脉搏 94 次/分,规整。血压 158/90mmHg。双肺呼吸音低,未闻及干、湿啰音。心界稍向左大,心音低钝,各瓣膜听诊区可闻及收缩期5/6 级吹风样杂音,肝脾肋下未触及,双下肢不肿。

三、辅助检查

1. 心电图　窦性心律,$V_1 \sim V_2$ 导联 T波倒置(图 7-5)。

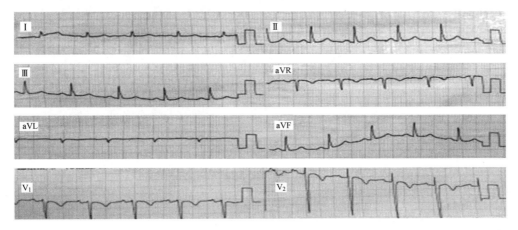

图 7-5　心电图

2. X线胸片　心肺膈未见异常。

3. 心脏超声　左房内径 4.2cm，EF 59%；左心增大、二尖瓣退行性变伴中大量反流、主动脉瓣中量反流、三尖瓣中量反流、左室舒张功能减低、肺动脉高压（轻度）。

4. 肝胆胰脾双肾超声　胆囊结石，余未见明显异常。

5. 实验室检查

血常规：WBC 6.02×10^{12}/L，HGB 86.7g/L。

BNP 495.0pg/ml。

降钙素原（PCT）0.18ng/ml。

C反应蛋白 84.28mg/L。

红细胞沉降率1小时 95mm。

D-二聚体 0.72。

肾功能：尿素 10.35mmol/L，尿酸 441.29 μmol/L（复查正常）。

肝功能：总蛋白 67.61g/L，白蛋白 35.05g/L。

心肌酶：HBDH 183.54U/L，LDH 277.43U/L。

凝血四项、血脂、甲功五项、电解质：未见明显异常。

抗核抗体（－），抗双链抗体（－）。

癌胚抗原、腺苷脱氢酶正常。

血培养：粪肠球菌。

6. 复查心脏超声（2016-08-15）　左房内径 4.5cm，EF 59.4%；符合亚急性感染性心内膜炎超声改变，二尖瓣及主动脉瓣偏强回声，考虑赘生物；左心增大、二尖瓣反流（重度）、主动脉瓣中量反流、三尖瓣反流（轻度）、肺动脉高压（中度）（图7-6）。

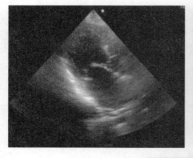
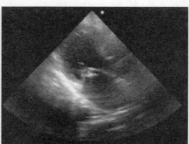
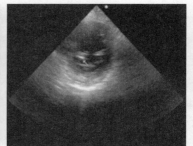
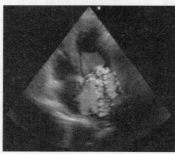
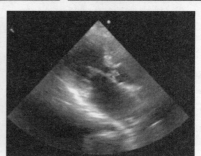

图 7-6　心脏超声

四、初步诊断

1. 亚急性感染性心内膜炎？
2. 冠状动脉性心脏病。
缺血性心肌病。

冠状动脉旁路移植术后。
二尖瓣关闭不全（重度）。
主动脉瓣退行性变。
心力衰竭。
心功能Ⅳ级。

3. 高血压病 1 级(极高危)。

4. 胃炎。

五、诊治经过

氯吡格雷 75mg,1 次/日。

螺内酯片 20mg,1 次/日。

托拉塞米 10mg,1 次/日。

莫沙必利 5mg,3 次/日。

琥珀酸美托洛尔缓释片 47.5mg,1 次/日。

阿托伐他汀钙片 10mg,1 次/晚。

万古霉素 1.0g,1 次/12 小时＋左氧氟沙星 0.6g,1 次/日,静脉滴注(药剂科会诊意见)。

红花黄色素氯化钠注射液 80mg,1 次/日。

兰索拉唑 30mg,1 次/日。

六、病例总结及讨论

(一)定义及分类

1. 定义 感染性心内膜炎(infective endocarditis,IE)是指由病原微生物经血行途径引起的心内膜、心瓣膜、邻近大动脉内膜的感染并伴赘生物的形成。

2. 分类

(1)急性:①中毒症状明显;②病程进展迅速,数天或数周;③感染迁徙多见;④病原体为金黄色葡萄球菌。

(2)亚急性:①中毒症状轻;②病程进展较慢,数周或数月;③感染迁徙少见;④病原体为草绿色葡萄球菌。

(二)病理

赘生物形成,受累的瓣膜以主动脉瓣和二尖瓣多见,可造成瓣叶破坏、穿孔、腱索断裂及心肌脓肿。赘生物碎片脱落致周围血管栓塞。病原体血行播种在远隔部位形成转移性脓肿。激活免疫系统,导致肾小球肾炎、肝脾大、关节炎、腱鞘炎、心包、心肌炎。

(三)发病机制

1. 亚急性感染性心内膜炎

(1)血流动力学因素:①发生在器质性心脏病者;②赘生物部位,高压腔至低压腔产生高速射流和湍流的下游、血流冲击处。

(2)非细菌性:血栓性心内膜炎。

(3)细菌性:短暂性菌血症。

(4)细菌感染无菌性赘生物:与感染细菌数量、频度、黏附力有关。

2. 急性感染性心内膜炎 主要累及正常瓣膜,与感染细菌数量大、毒力强、高度侵袭性和黏附力有关。

3. 赘生物成分 病原微生物、纤维蛋白、白细胞、血小板及其崩解物。

(四)IE 致病菌变化特点

草绿色链球菌感染减少,而金黄色葡萄球菌感染增加。随着静脉药瘾者的增加,金黄色葡萄球菌已经取代草绿色链球菌成为 IE 的主要致病菌。随着经皮、血管内、胃肠道、泌尿生殖道的手术操作明显增多,以及需长期透析的慢性肾衰竭患者的增多,使口腔链球菌的感染比例下降;而金黄色葡萄球菌、凝固酶阴性葡萄球菌、肠球菌、牛链球菌感染比例升高。

院内感染所致的 IE 与社区获得性 IE 的致病菌明显不同,社区获得性 IE 仍以链球菌为主,院内感染 IE 以金黄色葡萄球菌和肠球菌为主。

(五)临床表现及体征

1. 发热 见于 95% 以上患者,为弛张热。

2. 心脏杂音 见于 90% 患者,且杂音易变,最具特征的是新出现的病理性杂音或原有杂音的改变。

3. 皮肤及其附属器与眼的五大表现 皮肤瘀点、Osler 小结、Janeway 斑、Roth 斑、甲下线状出血。

4. 脾 30% 的患者脾大,与病程有关。

5. 贫血 为轻、中度。

(六)常见并发症

1. 心脏 心力衰竭(首位死亡原因)、心肌脓肿、心包炎、心肌炎。

2. 动脉栓塞　占 5％～30％,见于任何器官组织。

3. 细菌性动脉瘤　较少见,占 3％～5％。

4. 转移性感染　可在任何部位形成(金葡菌及念珠菌常见)。

5. 神经系统　约 30％;脑栓塞、脑膜炎、脑出血、细菌性动脉瘤、脑脓肿、癫痫样发作。

6. 肾　肾动脉栓塞、肾炎、肾脓肿。

(七)辅助检查

1. 尿液检查　血尿、蛋白尿。

2. 血液检查　WBC 升高、核左移、血沉快。

3. 免疫学检查　丙种球蛋白增高、补体降低、类风湿因子阳性。

4. X 线检查　心肺膈未见异常。

5. 心电图　AMI、传导阻滞。

6. 超声心动图　可见赘生物。

7. 血培养　是诊断 IE 的重要方法,也是药敏实验的基础(图 7-7)。

(八)改良的 Duke 诊断标准

1. 主要标准

(1)血培养阳性(符合下列至少一项标准):①两次不同时间的血培养检出同一典型 IE 致病微生物(如草绿色链球菌、链球菌、金黄色葡萄球菌);②多次血培养检出同一 IE 致病微生物(两次至少间隔＞12 小时的血培养阳性,所有 3 次血培养均为阳性,或 4 次及 4 次以上的多数血培养阳性);③伯纳特立克次体一次血培养阳性或第一相免疫球蛋白 G (IgG)抗体滴度＞1∶800。

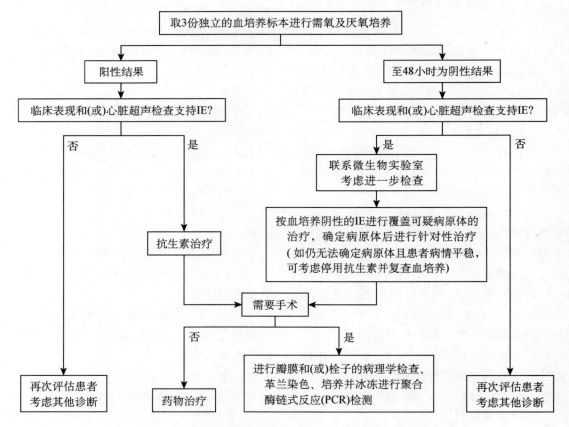

图 7-7　IE 血培养微生物学诊断流程

（2）心内膜受累的证据（符合以下至少一项标准）：①超声心动图异常（赘生物、脓肿、人工瓣膜裂开）；②新发瓣膜反流。

2. 次要标准

（1）易感因素：易患IE的心脏病变、静脉药物成瘾者。

（2）发热：体温≥38℃。

（3）血管征象：主要动脉栓塞、化脓性肺栓塞、霉菌性动脉瘤、颅内出血、结膜出血、Janeway结。

（4）免疫性征象：肾小球肾炎、Olser结、Roth斑、类风湿因子阳性等。

（5）微生物证据：血培养阳性但不满足以上的主要标准或与感染性心内膜炎一致的急性细菌感染的血清学证据。

确诊IE：符合2项主要标准或1项主要标准＋3项次要标准或5项次要标准；可能的IE：1项主要标准＋1项次要标准或3项次要标准。

（九）超声心动图

经胸超声心动图（TTE）和经食管超声心动图（TEE）对IE诊断的敏感度分别为40%～63%和90%～100%，主要诊断依据为赘生物、脓肿及新出现的人工瓣膜瓣周瘘（图7-8）。

超声心动图和血培养是诊断IE的两块基石。

瓣膜或栓子的病理学检查是诊断IE的金标准，还可指导药物治疗。

电子显微镜检查敏感度高，但耗时且昂贵。

直接免疫荧光及酶联免疫吸附测定法也可检测病原体，但有待进一步试验确定其诊断意义。

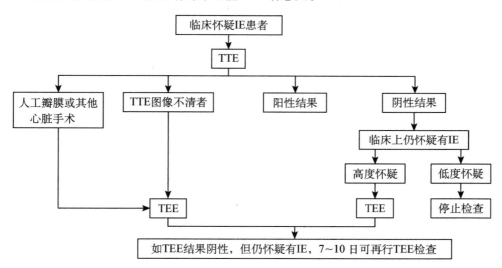

图 7-8 超声心动图诊断 IE 的检查流程

（十）总体治疗原则

感染性心内膜炎的抗生素治疗。IE治愈的关键在于清除赘生物中的病原微生物。抗感染治疗基本要求如下。

1. 应用杀菌剂。

2. 联合应用2种具有协同作用的抗菌药物。

3. 大剂量，需高于一般常用量，使感染部位达到有效浓度。

4. 静脉给药。

5. 长疗程，一般为4～6周，人工瓣膜心内膜炎（PVE）需6～8周或更长，以降低复发率。有些患者需外科手术，移除已感染材料或脓肿引流，以清除感染灶。

(十一)经验治疗(表 7-2)

以血培养和药敏结果指导选用抗生素，如结果未报或不能确定致病菌时，可经验性给药(表 7-3－表 7-5)。

表 7-2　IE 的经验治疗(等待血培养结果)

病种及抗生素	剂量及给药途径	备注
NVE,轻症患者		
阿莫西林[a]	2g,4 小时 1 次,静脉滴注	如果患者病情稳定,等待血培养结果
或氨苄西林	3g,6 小时 1 次,静脉滴注	对肠球菌属和许多 HACEK 微生物的抗菌活性优于青霉素
或青霉素	一日 1200 万～1800 万 U,分 4～6 次静脉滴注	如青霉素过敏,可选用头孢曲松每日 2.0g,静脉滴注,亦可采用方案 2
联合庆大霉素[a]	1mg/kg 实际体质量,静脉滴注	在获知培养结果前,庆大霉素的作用存在争论
NVE,严重脓毒症(无肠杆菌科细菌、铜绿假单胞菌属感染危险因素)		
万古霉素[a]	15～20mg/kg,8～12 小时 1 次,静脉滴注	需覆盖葡萄球菌属(包括甲氧西林耐药菌株)。如万古霉素过敏,改用达托霉素 6mg/kg,12 小时 1 次,静脉滴注
联合庆大霉素[a]	1mg/kg 理想体质量,12 小时 1 次,静脉滴注	如担心肾毒性或急性肾损伤,改为环丙沙星
NVE,严重脓毒症,并有多重耐药肠杆菌科细菌、铜绿假单胞菌感染危险因素		
万古霉素[a]	15～20mg/kg,8～12 小时 1 次,静脉滴注	需覆盖葡萄球菌属(包括甲氧西林耐药菌株)、链球菌属、肠球菌属、HACEK、肠杆菌科细菌和铜绿假单胞菌
联合美罗培南[a]	1g,8 小时 1 次,静脉滴注	
PVE,等待血培养结果或血培养阴性		
万古霉素[a]	1g,12 小时 1 次	在严重肾损伤患者中使用小剂量利福平
联合庆大霉素[a] 和利福平[a]	庆大霉素 1mg/kg,12 小时 1 次,静脉滴注;利福平 300～600mg,12 小时 1 次,口服或静脉滴注	

注:[a] 根据肾功能调整剂量。

表 7-3　葡萄球菌心内膜炎的治疗

病种及抗生素	剂量及给药途径	疗程(周)	备注
NVE,甲氧西林敏感			
氟氯西林	2g,4～6 小时 1 次,静脉滴注	4	如体质量>85kg,采用 4 小时 1 次方案
NVE,甲氧西林耐药,万古霉素敏感(MIC≤2mg/L),利福平敏感或青霉素过敏			
万古霉素	1g,12 小时 1 次,静脉滴注	4	根据肾功能调整剂量,并且维持谷浓度 15～20mg/L

(续　表)

病种及抗生素	剂量及给药途径	疗程(周)	备注
联合利福平	300～600mg,12 小时 1 次,口服	4	如肌酐清除率每分钟＜30ml,采用小剂量利福平
NVE,甲氧西林、万古霉素耐药(MIC＞2mg/L)、达托霉素敏感(MIC≤1mg/L)或不能耐受万古霉素者			
达托霉素	6mg/kg,24 小时 1 次,静脉滴注	4	每周监测磷酸肌酸激酶。根据肾功能调整剂量
联合利福平或庆大霉素	利福平 300～600mg,12 小时 1 次,口服,或庆大霉素 1mg/kg,12 小时 1 次,静脉滴注	4	如肌酐清除率每分钟＜30ml,采用小剂量利福平
PVE,甲氧西林、利福平敏感			
氟氯西林联合利福平和庆大霉素	氟氯西林 2g,4～6 小时 1 次,静脉滴注;利福平 300～600mg,12 小时 1 次,口服;庆大霉素 1mg/kg,12 小时 1 次,静脉滴注	6	如体质量＞85,氟氯西林采用 4 小时 1 次方案;如肌酐清除率每分钟＜30ml,采用小剂量利福平
PVE,甲氧西林耐药、万古霉素敏感(MIC≤2mg/L)或青霉素过敏			
万古霉素	1g,12 小时 1 次,静脉滴注	6	根据肾功能调整剂量,并且维持谷浓度 15～20mg/L
联合利福平	300～600mg,12 小时 1 次,口服	6	如肌酐清除率每分钟＜30ml,采用小剂量利福平
联合庆大霉素	1mg/kg,12 小时 1 次,静脉滴注	≥2	如无毒性症状或体征,继续完整疗程
PVE,甲氧西林耐药、万古霉素耐药(MIC＞2mg/L)、达托霉素敏感(MIC≤1mg/L)葡萄球菌或不能耐受万古霉素者			
达托霉素	6mg/kg,24 小时 1 次,静脉滴注	6	如肌酐清除率每分钟＜30ml,延长达托霉素给药间隔至每 48 小时
联合利福平	300～600mg,12 小时 1 次,口服	6	如肌酐清除率每分钟＜30ml,采用小剂量利福平
联合庆大霉素	1mg/kg,12 小时 1 次,静脉滴注	≥2	如无毒性症状或体征,继续完整疗程

注:MIC. 最低抑菌浓度。

表 7-4　链球菌心内膜炎的治疗

方案	抗生素	剂量及给药途径	疗程(周)	备注
敏感菌株				
1	青霉素	1.2g,4 小时 1 次,静脉滴注	4～6	首选窄谱治疗方案,尤其是有艰难梭菌感染风险或肾毒性高风险患者
2	头孢曲松	2g,1 日 1 次,静脉滴注或肌内注射	4～6	有艰难梭菌感染风险的患者,不建议使用;适用于门诊治疗

（续　表）

方案	抗生素	剂量及给药途径	疗程（周）	备注
3	青霉素 a	1.2g，4小时1次，静脉滴注	2	有心外感染病灶、有手术指征、肾毒性高风险
	联合庆大霉素	1mg/kg，12小时1次，静脉滴注	2	有艰难梭菌感染风险的患者，不建议使用
4	头孢曲松联合庆大霉素	头孢曲松2g，1日1次，静脉滴注或肌内注射；庆大霉素1mg/kg，12小时1次，静脉滴注	2	有心外感染病灶、有手术指征、肾毒性高风险；有艰难梭菌感染风险的患者，不建议使用
相对敏感菌株				
5	青霉素 a	2.4g，4小时1次，静脉滴注	4～6	首选治疗方案，尤其是艰难梭菌感染风险
	联合庆大霉素	1mg/kg，12小时1次，静脉滴注	2	
营养不足和苛养颗粒链球菌的治疗（营养变异链球菌）				
6	青霉素 a	2.4g，4小时1次，静脉滴注	4～6	首选治疗方案，尤其是艰难梭菌感染风险
	联合庆大霉素	1mg/kg，12小时1次，静脉滴注	4～6	
耐药菌株，青霉素过敏患者				
7	万古霉素	1g，12小时1次，静脉滴注	4～6	根据当地建议给药
	联合庆大霉素	1mg/kg，12小时1次，静脉滴注	≥2	
8	替考拉宁	10mg/kg，12小时1次×3剂，继以10mg/kg，1日1次，静脉滴注	4～6	肾毒性高危患者首选
	联合庆大霉素	1mg/kg，12小时1次，静脉滴注	≥2	

注：所有药物剂量根据肾损伤调整；应监测庆大霉素、万古霉素和替考拉宁血药浓度；^a 阿莫西林2g，4～6小时1次给药，可用于替代青霉素1.2～2.4g，4小时1次给药。

表 7-5　肠球菌心内膜炎的治疗

方案	抗生素	剂量/给药途径	疗程（周）	备注
1	阿莫西林	2g，4小时1次，静脉滴注	4～6	用于阿莫西林敏感（MIC≤4mg/L），青霉素MIC≤4mg/L 和庆大霉素敏感（MIC≤128mg/L）菌株
	或青霉素	2.4g，4小时1次，静脉滴注	4～6	PVE疗程6周
	联合庆大霉素 a	1mg/kg，12小时1次，静脉滴注	4～6	
2	万古霉素 a	1g，12小时1次，静脉滴注	4～6	用于青霉素过敏的患者或阿莫西林或青霉素耐药菌株，保证万古霉素 MIC≤4mg/L

方案	抗生素	剂量/给药途径	疗程（周）	备注
	庆大霉素[a]	1mg/kg 理想体质量，12 小时 1 次，静脉滴注	4～6	PVE 疗程 6 周
3	替考拉宁[a]	10mg/kg，24 小时 1 次，静脉滴注	4～6	方案 2 的替换方案，参见方案 2 的评价
	庆大霉素[a]	1mg/kg，1 次/12 小时，静脉滴注	4～6	保证替考拉宁 MIC≤2mg/L
4	阿莫西林[a,b]	2g，4 小时 1 次，静脉滴注	≥6	用于阿莫西林敏感（MIC≤4mg/L）和高水平庆大霉素敏感（MIC 128mg/L）菌株

注：[a] 根据肾功能调整剂量；[b] 如菌株敏感，可增加链霉素 7.5mg/kg，12 小时 1 次，肌内注射。

（十二）手术治疗

1. 外科手术主要适用于左心瓣膜 IE，左心瓣膜 IE 累及二尖瓣占 50%～56%，累及主动脉瓣占 35%～49%，同时累及以上 2 个瓣膜的约占 15%。约一半的 IE 患者由于存在严重并发症需手术治疗（表 7-6）。

2. 活跃期接受手术治疗存在显著的风险，年龄本身不是禁忌证。

表 7-6　左心瓣膜心内膜炎的手术适应证与时机

外科推荐适应证	手术时机	推荐级别	证据水平
心力衰竭			
瓣膜急性反流或梗阻导致顽固性肺水肿或心源性休克	急诊	I	B
瘘入心腔或心包导致顽固性肺水肿或休克	急诊	I	B
瓣膜急性重度反流或梗阻，持续心力衰竭或心脏超声血流动力学恶化	急诊	I	B
瓣膜重度反流，无心力衰竭	择期	Ⅱa	B
不易控制的感染			
局灶性不易控制的感染（脓肿、假性动脉瘤、瘘管、赘生物增大）	亚急诊	I	B
持续发热或血培养阳性＞10 天	亚急诊	I	B
真菌或多重耐药菌感染	亚急诊/择期	I	B
预防栓塞			
抗感染治疗后赘生物仍增大，1 次或以上栓塞事件	亚急诊	I	B
赘生物＞10mm 伴其他高危因素	亚急诊	I	C
孤立性赘生物＞15mm	亚急诊	Ⅱa	C

注：急诊手术为 24 小时内的外科手术；亚急诊手术为数天内的外科手术；择期手术为至少 1～2 周抗生素治疗后的外科手术。

(十三)抗凝治疗

1. 除非发生大块肺梗死,应禁忌应用肝素抗凝,因为可增加致死性脑出血危险。

2. 如有华法林应用指征(已置换机械瓣),调整 INR 在 2.5～3.5。

3. 出现中枢神经症状尽量不用抗凝药。

4. 如必须抗凝治疗,避免肌内注射。

备注:由加拿大 18 个中心和美国 1 个中心共同参与进行的一项随机、双盲、安慰剂对照的研究表明,对已经接受抗生素治疗的感染性心内膜炎患者,给予阿司匹林治疗,并不能降低栓塞事件发生率,反而会有增加出血的倾向。

(十四)治愈标准

1. 应用抗生素 4～6 周后体温和红细胞沉降率恢复正常。

2. 自觉症状改善和消失。

3. 脾缩小。

4. 红细胞、血红蛋白上升。

5. 尿常规转阴。

6. 停药后第 1、第 2、第 6 周做血培养阴性。

(冯惠平　李金凤)

参 考 文 献

[1] 李燕,李纲,李玉东.亚急性感染性心内膜炎的临床分析.中华医院感染学杂志,2014,24(5):1166-1168.

[2] 王跃波,王士雯,刘玲玲,等.亚急性感染性心内膜炎临床分析.首都医药,2001,1:47.

病例 51　恩格列净引发酮症酸中毒一例

2019 年 11 月 28 日,众多医师的朋友圈被国家医保谈判视频刷屏! 原价 16.29 元/片的达格列净(10mg)直降至 4.36 元,5mg/片以 2.56 元成交,为全球最低价!

此类降糖药共有三种即达格列净、恩格列净和卡格列净。3 个月前更新的欧洲糖尿病、糖尿病前期与心血管病管理指南,推荐合并心血管病或具有心血管高危/极高危因素 2 型糖尿病患者首选此类钠-葡萄糖共转运蛋白 2 抑制药(SGLT2i)单药治疗,若血糖不能达标,可联用二甲双胍,因具有降糖效果可靠、安全性良好,以及肯定的心、脑、肾保护作用,正式成为心血管病及其高危人群的首选药物。

SGLT2i 由于价格因素,以前在我国临床应用很少,由于近期指南推荐级别明确和提高,受到了医师和患者的青睐。越来越多合并心血管疾病的患者被推荐或自行服用,据了解,现阶段,有些医师尤其是心血管医师尚缺乏对此类药物的认识和使用经验。

近期我们诊治了一位正在服用恩格列净"血糖轻度升高"严重"酮症酸中毒"的典型案例,经诊治好转出院。在"我国糖尿病防治领域值得纪念一天"日子里,希望能引起广大医师尤其是心血管医师、"糖友"和家人注意。患者必须在医师指导下服药,服药期间注意多饮水;医师应充分了解该类药物特性,需根据每个患者情况,平衡"获益与风险",对此类药物的不良反应和可能出现严重情况加以注意,确保给患者带来最大程度获益。

一、病史

患者:女性,57 岁,乡村医生。

主诉:主因发作性胸闷、胸痛 7 年,食欲缺乏 7 天,心悸伴头晕、全身乏力 5 小时,于 2019 年 11 月 19 日门诊入院。

现病史:患者于 7 年前因"不稳定型心绞痛"在我科于冠脉前降支植入 3.0mm× 24mm 支架 1 枚,常规随访病情稳定。此次入院前 7 天进食辣鸭头后出现恶心、呕吐伴腹胀，无发热及腹泻，未引起注意，还按平常剂量服用恩格列净。入院前 5 小时前出现心悸伴头晕、乏力，无腹痛、胸痛及头痛，无黑矇、大汗及呼吸困难，由门诊入院。

既往史：既往"糖尿病"病史 20 年，长期使用"二甲双胍"及"胰岛素"控制血糖，近 2 个月来停用胰岛素，经好友推荐网购"恩格列净"10mg，晨起口服，每日 1 次，空腹血糖控制在 10.0mmol/L 左右。

二、体格检查

体温 37.0℃，脉搏 110 次/分，呼吸 25 次/分，血压 130/80mmHg，BMI 28.3kg/m²，腰臀比 103∶106。

三、辅助检查

1. **急查血气＋乳酸危急值** pH 7.02，血糖 10.4mmol/L，PCO_2 12mmHg，PO_2 147mmHg，血氧饱和度 98%，AB：SBE－27.9mmol/L，BEB－25.9mmol/L，乳酸 1.1mmol/L，钾 3.8mmol/L，钠 134mmol/L，氯 105mmol/L，游离钙 1.12mmol/L，血糖 10.4mmol/L（图 7-9）。

2. **急查尿常规** pH 5.2，酮体（＋＋＋），提示存在失代偿性代谢性酸中毒合并呼吸性碱中毒。

条码号：1048060339			标本类型：动脉血	采集时间：2019-11-19 20:37			申请医生：张芳	
备注：								
检验项目	结果	参考区间 单位		检验项目		结果	参考区间 单位	
01. 酸碱度	7.02 ↓	7.35～7.45		13. 离子钙		1.12	0.79～1.35mmol/L	
02. 二氧化碳分压	12 ↓	35-45mmHg		14. 校正后离子钙		0.96	0.79～1.35mmol/L	
03. 氧分压	147.00 ↑	80.00～100.00mmHg		15. 乳酸		1.1	0.0～1.3mmol/l	
04. 实际碳酸氢根	3.10 ↓	21.0～28.0mmol/l		16. 红细胞比积		50.0	37.0～51.0%	
05. 二氧化碳总量	4 ↓	24-32mmol/L		17. 葡萄糖		10.4 ↑	3.6-5.2mmol/L	
06. 标准碳酸氢盐	4.7 ↓	21.0～25.0mmol/L		18. 血红蛋白总量		14.6	11.7-17.4g/dl	
07. 细胞外液碱储量	-27.90 ↓	-3.00～3.00mmol/l		19. 氧合血红蛋白		96.7	95.0-98.0%	
08. 剩余碱	-25.90 ↓	-3.00-3.00mmol/l		20. 还原血红蛋白		3.0	0.0-5.0%	
09. 氧饱和度	98.00	91.90～99.00%		21. 一氧化碳血红蛋白		0.3 ↓	0.5-1.5%	
10. 钾离子	3.8	3.5～5.3mmol/l		22. 高铁血红蛋白		0.0	0.5-1.5%	
11. 钠离子	134 ↓	136-145mmol/l		23. 阴离子隙		30.00 ↑	10.00-14.00mmol/L	
12. 氯离子	105.0	98.0-107.0mmol/L						
接收时间：2019-11-19 21:47		报告时间：2019-11-19 21:11			检验者：龙天林		审核者：刘晓丹	

图 7-9 血气分析

四、诊治经过

患者近 7 天进食差合并 2 型糖尿病，一直服用"恩格列净"治疗，入院化验检查提示存在"低血糖"性酮症酸中毒。近 3 天体重下降 5kg，存在低容量状态，立即予停用恩格列净更改胰岛素控制血糖，同时补液消酮、积极纠酸、护胃、抗氧化、抗血小板、抗凝、稳定斑块等综合治疗，患者病情逐渐稳定，酮症及酸中毒纠正，电解质等指标稳定，进食好转，血糖未达标，嘱甘精胰岛素和普通胰岛素皮下注射，住院 5 天好转出院，嘱家庭监测血糖调整剂量。

恩格列净是一种 SGLT2i，钠-葡萄糖共转运体-2（SGLT-2）是将肾小球滤液中的葡萄糖重吸收进入血液循环的主要转运蛋白，SGLT2i 通过抑制近端肾小管钠-葡萄糖重吸收、降低肾糖阈、促进尿糖排出，从而降低血糖浓度。该类药有效降低 HbA1c、低血糖风险低、减轻体重、降低血压、降低心血管事件和终末期肾病风险。由于其药理作用依赖一定水平肾小球滤过率（eGFR），故对患者 eGFR 要求＞60ml/(min·1.73m²)或 45ml/(min·1.73m²)。

我国医师使用该药经验较少，虽然该药并发症发生率低，但需对恩格列净不良反应，如低血压、泌尿系感染和低血糖发生加以注意；严重情况如糖尿病酮症酸中毒（DKA）发生概率更低(约 1/1000),但其可能会危及生命,甚至造成患者死亡,需特别引起注意。2013 年 3 月—2014 年 6 月,美国 FDA 发现有 20 例使用 SGLT2i 患者发生 DKA。于是2015 年 5 月发出警告;2017 年 9 月,中国台湾地区报道了首例使用 SGLT2i 出现 DKA-T2DM 患者。同年,澳大利亚研究人员展开了一项大型、回顾性、多中心队列研究,发表于 *J Clin Endocrinol Metab*,他们利用墨尔本和基隆公立医院网络数据库,收集了在2015 年 9 月 1 日—2017 年 10 月 31 日(26个月的时间),在 2 型糖尿病(T2DM)患者人群中,发生 DKA 事件(只有经医师确诊的T2DM 和 DKA 才被纳入研究),将使用SGLT2i 发生 DKA 患者纳入试验组,未使用SGLT2i 而发生 DKA 患者纳入对照组。使用 SGLT2i 的 T2DM 患者,DKA 总体发病率每 1000 人约发生 1.02 件,在未使用SGLT2i 的患者中这个数字为 0.69,OR 为1.48(1.02~2.15,$P = 0.037$)。因此,相对于未使用 SGLT-2 抑制药的患者来说,使用SGLT2i 者发生 DKA 风险更高,有统计学差异。更进一步证实,试验组 37 例 DKA 中,入院后 DKA 发病 14 例(38%),对照组 125例 DKA 中,入院后 DKA 发病 2 例(2%),具有显著差异性($P < 0.001$)。本研究是目前为止第一项对使用 SGLT2i 与 DKA 风险相关性进行量化的研究。目前认为,SGLT2i可能通过多种机制引起 DKA:①降低胰岛素分泌并促进胰高血糖素分泌;②增加游离脂肪酸氧化;③降低肾酮体清除率;④降低血容量。多数存在手术、过度运动、心肌梗死、卒中、严重感染、长时间禁食或极低糖类摄入量和其他生理及病理压力等诱因,部分联合使用胰岛素患者胰岛素减量过快。此类患者症状不典型,因为其血糖水平低于糖尿病酮症酸中毒通常预期的血糖水平(250mg/dl,13.9mmol/L),被称之为"血糖不高 DKA",相关酮症酸中毒也可能存在,可能被医师忽

略而导致延迟治疗,这一点尤其需要引起注意。

从现有的数据看,从使用 SGLT2i 治疗到发生 DKA 平均时间约为 2 周。如果患者出现和 DKA 相关症状,如腹痛、恶心、呕吐、乏力、呼吸困难,需要考虑患者是否出现DKA,并检测血酮体和动脉血酸碱度以明确诊断。一旦明确诊断,应立即停用 SGLT2i,并按照传统 DKA 治疗程序进行治疗。

五、病例总结及讨论

2016 年 2 月 12 日,欧洲药品管理局(EMA)发布信息称,药物警戒风险评估委员会(PRAC)已完成对 SGLT2i 的审查,并提出使糖尿病酮症酸中毒风险最小化的建议。结合本病例,笔者结合我国相关领域的专家建议,对减少使用 SGLT2i 期间发生 DKA注意事项总结如下。

1. 对于院外服用 SGLT2i 的患者,医师应告知其 DKA 的常见症状,包括快速消瘦、恶心、呕吐、腹痛、极度口渴、呼吸深快、意识混乱、异常困倦、呼吸烂苹果味,或是在尿液或汗液中有不同气味。如果出现这些症状,立即就医。

2. 不管是院内还是院外,服用 SGLT2i的患者,即使血糖水平不高,如症状符合条件,医师也应考虑发生 DKA 的可能性。

3. 如果患者被怀疑或确认为 DKA,应立即停用 SGLT2i,除非确认 DKA 是由其他原因引起的或已解决,方可重新开始治疗。

4. 如果患者存在 DKA 的危险因素,应慎重给药。这些因素包括胰岛 B 细胞储备量少(胰岛功能较差)、病情限制食物摄入或可导致严重脱水,由于疾病、手术或乙醇滥用使胰岛素突然较少或对胰岛素的需求增加。

5. 因重大外科手术或严重疾病住院的患者,暂时停止 SGLT2i 治疗。

6. 在紧急、择期手术或大的应激状态,需立即停用 SGLT2i,采用其他合适降糖

措施。

7. 剧烈体力活动,如马拉松比赛前 24 小时,应停用 SGLT2i,同时注意停药后的后续效应。

8. 避免停用胰岛素或过度减量。

9. 口服 SGLT2i 期间,避免过多饮酒及极低糖类饮食。

(赵文萍)

参考文献

[1] Markey A G,Scott T A,Killen J C,et al. Sodium-glucose cotransporter 2 inhibitors:Think twice about diabetic ketoacidosis. Aust J Gen Pract,2018,4(4):223-225.

[2] Lin Y H. Sodium-glucose cotransporter-2 inhibitors induced euglycemic diabetic ketoacidosis:The first report in a type 2 diabetic(T2D) Taiwanese and literature review of possible pathophysiology and contributing factors. J Formos Med Assoc,2018.

[3] 纪立农,郭立新,郭晓蕙,等.钠-葡萄糖共转运蛋白2(SGLT_2)抑制剂临床合理应用中国专家建议.中国糖尿病杂志,2016,24(10):865-870.

[4] 刘敏,苏娜,徐斑.SGLT_2抑制剂引发糖尿病酮症酸中毒的机制研究进展.中国医院药学杂志,2018(03):1-5.

[5] 本刊讯.欧盟拟采取措施降低钠-葡萄糖2型转运体抑制剂的酮症酸中毒风险.中国药房,2016,27(16):2217.

[6] Peter S H,Rosemary W,Elif I E,et al. SGLT_2 Inhibitors Increase the Risk of Diabetic Ketoacidosis Developing in the Community and During Hospital Admission. The Journal of Clinical Endocrinology & Metabolism,2019,104(8):3077-3087.

病例 52　心律失常合并精神障碍猝死一例

一、病史

患者: 女性,38 岁。

主诉: 发作性胸闷、气短 1 年余,加重 2 个月,晕厥 8 小时。

现病史: 患者于 1 年前无明显诱因出现胸闷、气短,呈持续性,无胸痛,无晕厥及黑蒙,未予重视。2 个月前患者再次出现胸闷、气短,伴出汗、头晕、头痛,持续不缓解,多于情绪激动后出现。无胸痛,间断应用中药治疗(具体不详),患者症状无明显改善,伴食欲缺乏、乏力,并出现言语混乱、失眠、幻听、被害妄想等。曾于多家医院精神科就诊并给予奥氮平等药物治疗,上述精神症状无缓解。2 天前就诊于河北省某医院并住院治疗,住院次日外出检查过程中患者再次出现胸闷、气短,伴头晕及心悸,随后出现晕厥,伴肢体抽搐,面色苍白。持续约 20 分钟患者意识逐渐转清,自觉胸闷、气短症状好转,遂就诊于我院急诊。查血常规、凝血四项、心肌三项、电解质、随机血糖,以及血气、超声等,给予"门冬氨酸钾镁、葡萄糖酸钙、低分子肝素、阿司匹林、氯吡格雷、阿托伐他汀"等药物治疗,患者胸闷、气短好转,未再出现晕厥,为进一步治疗急诊以"胸闷、晕厥待查"收住入院。

既往史: 既往体健。

二、体格检查

体温 36.6℃,脉搏 123 次/分,呼吸 19 次/分,血压 128/104mmHg。神清,懒言,精神萎靡,查体不配合,未见颈静脉怒张及颈动脉异常搏动,双肺呼吸音清,未闻及干、湿啰音。心音可,心率 123 次/分,心律齐,各瓣膜听诊区未闻及病理性杂音。腹平软,肝脾肋下未触及,肠鸣音正常存在,双下肢无水肿。神经系统检查未见异常。

三、辅助检查

1. 急诊检查

血常规:WBC 10.92×10^9/L,RBC 3.50×10^{12}/L,HGB 112g/L,PLT 194×10^9/L,N% 87.6%,L% 33%,M% 1%。

凝血四项:FIB 1.40g/L。

心肌三项:CKMB 4.35ng/ml,cTnI 1.180ng/ml。

电解质:钾 3.0mmol/L,钙 1.98mmol/L。

随机血糖:11.55mmol/L。

血气分析:pH 7.45,PCO_2 29mmHg,PO_2 84mmHg,SEB-3.80mmol/L。

超声:右室稍大(2.5cm),三尖瓣少量反流,肺动脉压增高(35mmHg),左室舒张功能减低,EF 60%,肝静脉稍宽。

2. 入院后检查

血常规、血糖、血脂、甲功五项均正常。

总蛋白61g/L,白蛋白35g/L。

血钾 3.9mmol/L。

甲状旁腺素、ANA两项、安卡正常。

四、初步诊断

1. 冠状动脉性心脏病。

急性心肌梗死?

心律失常。

窦性心动过速。

2. 电解质代谢紊乱。

低钾血症。

五、诊治经过

患者女性,38岁;既往体健。以发作性胸闷、气短1年余,加重2个月,晕厥8小时入院。查体心界不大,心音可,心率123次/分,心律齐,各瓣膜听诊区未闻及病理性杂音。超声示右室稍大(2.5cm),三尖瓣少量反流,肺动脉压增高(35mmHg),左室舒

张功能减低,EF 60%,肝静脉稍宽。入院心电图示窦性心动过速,Ⅱ、Ⅲ、aVF导联ST段轻度压低,T波倒置(图7-10)。血常规,WBC 10.92×10^9/L,RBC 3.50×10^{12}/L,HGB 112g/L,PLT 194×10^9/L,N% 87.6%,L% 33%,M% 1%。凝血四项,FIB 1.40g/L。心肌三项,肌酸激酶同工酶 4.35ng/ml,肌钙蛋白 1.180ng/ml。电解质,钾 3.0mmol/L,钙1.98 mmol/L。入院后复查电解质:钾 3.9mmol/L。随机血糖 11.55mmol/L。血气分析,pH 7.45,PCO_2 29mmHg,PO_2 84.00 mmHg,SEB-3.80mmol/L。

入院后给予低盐、低脂饮食,阿司匹林、硫酸氢氯吡格雷抗血小板聚集,瑞舒伐他汀调脂稳定斑块、单硝酸异山梨酯口服及硝酸异山梨酯氯化钠静脉滴注扩冠、琥珀酸美托洛尔降压抑制交感活性、肌氨肽苷营养心肌等综合治疗。入院胸闷发作,心电图Ⅲ、

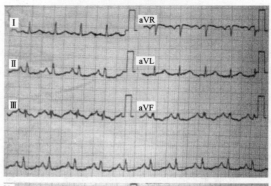
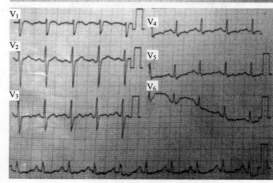

图7-10 急诊心电图

aVF、V_1～V_3 导联 T 波倒置（图 7-11），含服硝酸异山梨酯后症状缓解。

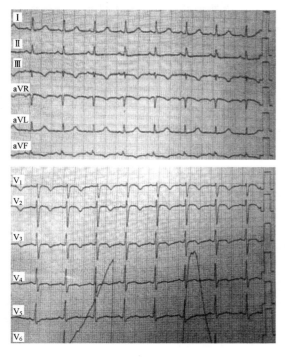

图 7-11　胸闷发作时心电图

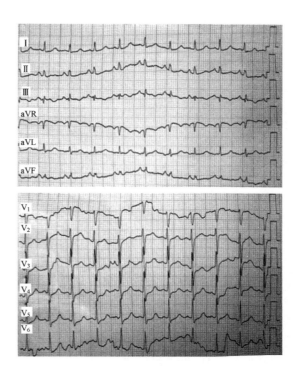

图 7-12　入院后夜间抽搐发作心电图

患者入院后夜间出现极度烦躁，发作性抽搐，心率快，指脉氧低，高流量面罩吸氧状态下可达 90%，不吸氧状态下 85% 左右（图 7-12）。次日查房患者仍烦躁、拒绝监护吸氧及相关治疗，拟行肺动脉及冠脉 CTA 检查未果。急请精神科医师会诊，考虑为急性而短暂的精神病性障碍，建议口服奥氮平，必要时静脉应用镇静药物。中午 12:17 如厕过程中突然出现晕倒、意识丧失、四肢抽搐、大便失禁，查瞳孔扩大，对光反射迟钝（图 7-13），即刻进行抢救，抢救约 2.5 小时，抢救无效死亡。

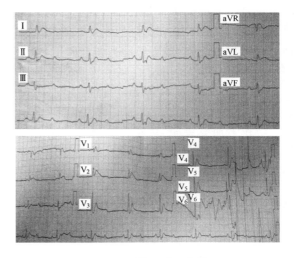

图 7-13　晕厥后心电图

六、死亡诊断

1. 心律失常。
室性心动过速。
心室颤动。

二度房室传导阻滞。
窦性心动过速。
心源性晕厥。
2. 电解质代谢紊乱。

247

低钾血症。

3. 急性而短暂的精神病性障碍。

七、病例总结及讨论

1. 心脏性猝死是指急性症状出现 1 小时内发生以意识丧失为特征、由心脏原因导致的自然死亡,死亡的时间与形式都在意料之外。90%的心脏性猝死因心律失常所致,其 80%由快速性心律失常(室速、室颤)引起,20%由缓慢性心律失常引起。另外 10%的心脏性猝死由其他原因引起,包括心脏破裂、心脏压塞、急性左心衰竭等。

2. 精神性疾病患者心脏性猝死原因分析显示,精神情绪紧张、过度激动可影响大脑皮质兴奋延髓的心血管中枢和缩血管中枢,使交感-肾上腺素神经张力增高,引起心率加快、血管收缩、血压升高,导致急性心力衰竭而猝死。同时,患者交感神经过度兴奋时,心室肌不应期缩短,特殊传导系统的传导速度加快,发生心脏性猝死的危险增大。电解质紊乱钾离子的失衡常是心源性猝死的重要触发因素。高钾血症,钾离子对心肌的兴奋性有抑制作用,易导致心脏停搏于舒张期;低钾血症,钾离子不足引起心肌细胞膜的自律性和兴奋性增高直接导致心律失常而发生猝死。

已有研究表明,抗精神病药物可使心脏的电生理活动改变,抑制神经肌肉细胞膜上

"钠泵"的作用导致心电改变,引发尖端扭转型室颤、心肌炎和心肌病等,这可能与精神病患者心源性猝死有关。对慢性精神病患者猝死原因分析有报道显示,心电图异常主要以 T 波改变(低平、增宽、倒置)、ST 段下移、传导阻滞、心动过速为表现,考虑抗精神病药造成心肌复极化障碍及奎尼丁样作用是主要原因。其次,应用非典型药物治疗、冬季、入院小于 3 个月或大于 8 年者,可能是慢性精神病患者发生猝死的相关因素。拒食、营养不良的患者,多存在电解质和酸碱平衡紊乱,且过度兴奋、躁狂的患者可能发生脱水、过度消耗,心脏功能和代谢能力差,易发生心电异常。本例患者有精神异常及院外应用精神类药物史,且有近期进食差、过度兴奋等表现,发生心脏性猝死风险高。

(张岭楠)

参 考 文 献

[1] 郭继红.中国心脏性猝死现状与防治.中国循环杂志,2013,28(5):323-326.

[2] 彭华生,吴光怀.较大剂量氯氮平对心电图 QT 离散度的影响.临床精神医学杂志,2002,12(4):201-202.

[3] 朱洪,林丽群,张小云.慢性精神病患者猝死的相关因素分析.中国民康医学,2006,18(12):1011-1013.